LE GRAND LIVRE
DE LA THÉOLOGIE

Groupe Eyrolles
61, bd Saint-Germain
75240 Paris Cedex 05

www.editions-eyrolles.com

Mise en pages : Facompo

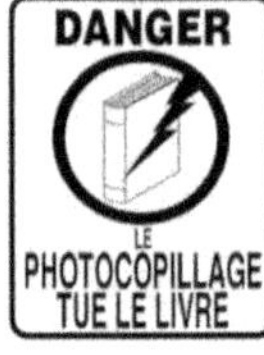

© Groupe Eyrolles, 2008, 2015
ISBN : 978-2-212-56026-8

Jean-Marc AVELINE | Jean COMBY | Gilbert DAHAN | François EUVÉ
Michel FÉDOU | Étienne NODET | Anne-Marie PELLETIER | Patrick PRÉTOT
Emmanuel RENAULT | Luc-Thomas SOMME | Patrick VALDRINI | Maurice VIDAL

LE GRAND LIVRE
DE LA THÉOLOGIE

EYROLLES

Note de l'éditeur

Les annexes et les bibliographies sont accessibles en ligne à l'adresse : www.editions-eyrolles.com

Vous pouvez également avoir un accès direct sur votre smartphone grâce aux codes QR. Un code QR est un code-barres à deux dimensions permettant d'accéder à un contenu en ligne via votre smartphone simplement en le photographiant. Vous trouverez les codes QR dans cet ouvrage sous cette forme :

Pour les lire, vous devrez télécharger une application dédiée, telle que MobileTag, qui est compatible avec la plupart des smartphones (iPhone, Androïd, BlackBerry, Windows Phone, Nokia).

Pour la télécharger, vous pouvez passer par le portail d'application de votre smartphone ou vous rendre à l'adresse suivante : http://mobile-tag.com/telecharger-fr.html

Une fois l'application installée, lancez-la et passez simplement votre téléphone sur un code QR. Vous serez alors automatiquement redirigé vers l'annexe ou la bibliographie choisie.

Sommaire

Vue d'ensemble

LA THÉOLOGIE EST L'EFFORT DE L'INTELLIGENCE pour comprendre une révélation divine. Toute théologie s'inscrit dans une religion, qui la détermine. La théologie chrétienne, fondée sur une révélation historique, s'est façonnée au cours des siècles dans le christianisme, grâce en particulier à l'apport de philosophies venues de divers horizons. Elle est centrée sur la personne de Jésus-Christ, vrai Dieu et vrai homme, « sans confusion ni mélange ». Saint Paul disait déjà que s'attacher à un Messie crucifié est un scandale pour les Juifs et une folie pour les Grecs. Pourtant, la fécondité de la foi très réelle de beaucoup, sous divers cieux, constitue toujours un défi que les théologiens se doivent de relever.

En effet, le christianisme est la proclamation d'une union à Dieu par-delà la mort, ou vie éternelle, mais avec une anticipation sur terre. Le jour ultime du jugement annoncé par les prophètes, ou Jour du Seigneur, est devenu le dimanche, mot dérivant de *dies dominica*.

L'expression visible de cette réalité est l'Église qui la célèbre, ce qui s'exprime typiquement dans l'eucharistie, qui est à la fois louange et action salvatrice. Ce mystère est toujours inachevé et à répéter, car l'homme est pécheur.

L'examen de la célébration eucharistique met en œuvre et manifeste tous les compartiments de la théologie. Elle est présentée ici sous la forme d'un schéma suivi d'un tableau explicatif en deux colonnes :
- à gauche, les « éléments de la célébration », intelligibles pour tous ; la numérotation renvoie aux chiffres indiqués dans le schéma ;
- à droite, les divers compartiments de la théologie ; ils résultent d'études spécialisées qui peuvent paraître éloignées les unes des autres, mais la liturgie en manifeste l'unité, en accord avec l'ancienne maxime *lex orandi, lex credendi*.

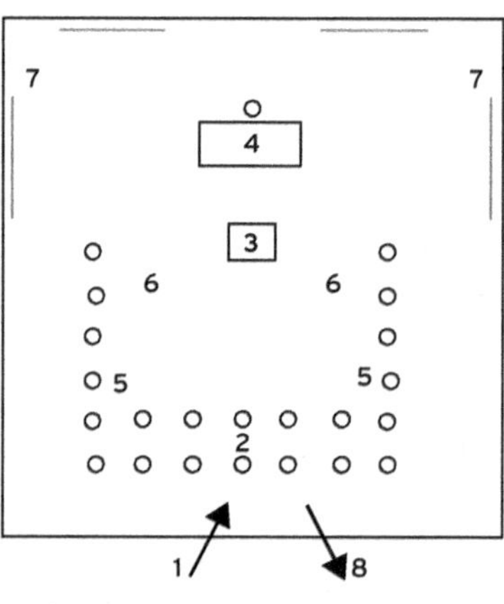

Éléments de la célébration	Matière théologique
1. L'accès suppose le baptême (eau), passage par la mort. L'eau bénite à l'entrée le rappelle	Catéchèse, Trinité, foi, sacrements, sacramentaux
2. L'homme se présente comme pécheur. L'assemblée n'est qu'une foule éparse	Anthropologie, péché originel, théologie morale
3. Proclamation de l'Écriture, qui devient Parole de Dieu (prolongement = *lectio divina*) – AT = l'histoire d'une promesse – Psaume = orchestration, avec une dimension existentielle – Épître = tout s'accomplit maintenant (*kérygme*) – Évangile, avec salutation = présence de Jésus-Christ par la parole – Homélie = partage d'Évangile	Inspiration de l'Écriture (Esprit saint) Théologie fondamentale, Dieu, révélation Prière (office quotidien, antiennes, etc.), théologie spirituelle Théologie dogmatique Christologie Exégèse
4. Bénédiction du pain et du vin, produits de la Terre promise Consécration = présence réelle du ressuscité (prolongement = adoration du Saint Sacrement) Autel, souvenir de la mise à mort de Jésus par tous = table avec reliques, *cf.* 7	Bénédiction, parole autorisée et efficace Création Sacerdoce, droit canon Esprit saint Christologie, sotériologie, théologie de l'histoire.
5. Paix, réconciliation = l'assemblée se forme comme corps du Christ (le prêtre est la tête)	Église, ecclésiologie
6. Communion = consommation des prémices du Royaume (analogie avec la Terre promise, *cf.* 4)	Sacrement, rédemption
7. Icônes = communion avec les saints (vie éternelle, milieu divin), exprimant que la mort est vaincue	Communion des saints, eschatologie Théologie mystique
8. Envoi en mission (*ite missa est*), vers les déshérités, les pécheurs, etc.	Missiologie, religions non chrétiennes Action dans le monde, doctrine sociale, culture chrétienne (famille, ouverture à la vie, refus des rites magiques, liberté par rapport aux morts, etc.)

Chapitre 1

Histoire de l'Église

JEAN COMBY

Professeur émérite à la faculté de théologie
de l'Université catholique de Lyon

Au commencement, Jésus le Christ

Le christianisme, religion du Christ

Le christianisme est la religion des disciples de Jésus le Christ, qui a prêché en Palestine, est mort sous l'empereur Tibère (vers l'an 30). Très tôt, ses disciples ont reçu le nom de « chrétiens » (Ac **11** 26). Le mot « christianisme » lui-même semble être utilisé dès les débuts du 2ᵉ siècle (Ignace d'Antioche).

Jésus est bien le fondement du christianisme mais il n'est pas un fondateur de religion au sens de Mahomet, de Bouddha et d'un certain nombre d'autres. Bouddha a prêché son message pendant cinquante ans ; Mahomet a eu vingt-deux ans pour annoncer sa révélation et codifier une société. Jésus, en revanche, a proclamé sa Bonne Nouvelle (l'Évangile) dans l'espace de deux à trois ans. Il n'a rien écrit ni mis en place aucune organisation. Il n'est jamais sorti de son petit pays. Il s'est simplement considéré comme l'héritier de la religion de la Bible en voulant la purifier et la conduire à son aboutissement.

À la suite des anciens prophètes et de Jean Baptiste, le dernier d'entre eux, Jésus a proposé un Évangile de conversion et de salut, une révélation de Dieu son Père, un changement dans les rapports humains, et invité ses auditeurs à faire passer cette bonne nouvelle dans leur vie.

Jésus manifeste à la fois de grandes exigences morales et se montre en même temps miséricordieux pour les personnes, quelle que soit leur situation morale. Jésus annonce un royaume qui commence dans l'immédiat pour s'épanouir dans l'avenir. La lecture des quatre évangiles, écrits plusieurs dizaines d'années après sa mort, et qui ont gardé le souvenir de ses paroles et de ses actes, est à la portée de tous, petits et grands, riches et pauvres.

Beaucoup se scandalisèrent de ce que Jésus rencontrait des gens de mauvaise réputation et de ce qu'il critiquait le formalisme et l'hypocrisie de certains comportements religieux. Considéré comme un perturbateur, il est mis à mort sur la croix par les Romains vers l'an 30. Mais, trois jours après sa mort, il se manifeste à ses disciples désespérés. Il est vivant, ressuscité. Il est important de bien comprendre la place essentielle de la résurrection de Jésus pour la naissance du christianisme. Citons le propos de l'historien Marcel Simon :

> *Il n'est pas au pouvoir de l'historien ni d'établir ni d'infirmer la réalité de la résurrection ; l'affirmation comme la négation dépassent le plan de l'histoire. [...] Tout ce que l'historien peut et doit noter et affirmer, c'est que quelque chose s'est passé sans quoi tout le développement ultérieur du christianisme devient proprement impensable. [...] Ce qui est important, c'est la foi des disciples, la foi de Pâques.*
>
> (Les premiers chrétiens, *QSJ 551, p. 39-40*)

Ils en ont reçu un tel dynamisme qu'ils ont passé le reste de leur vie à proclamer leur témoignage, qui a passé de générations en générations.

◾ Pentecôte de l'an 30 : naissance d'une communauté nouvelle

L'Église, la communauté des disciples de Jésus, naît le jour de la Pentecôte d'une année qui se situe autour de l'an 30. Les douze apôtres, les plus proches de Jésus, ont été transformés par la venue mystérieuse de l'Esprit saint qui les a remplis de courage. En un discours, l'apôtre Pierre (Ac **2** 22–36) dit l'essentiel du message chrétien, ce que l'on appelle le *kérygme*, la proclamation du héraut : Jésus de Nazareth a été un envoyé de Dieu, un prophète. Il l'a montré par des signes et des miracles. Il a été condamné à mort sur la croix par des impies. Mais Dieu l'a ressuscité, il est vivant ; nous, les Douze, nous en sommes témoins. Cette résurrection montre que Jésus est plus grand que tous les prophètes de la Bible. Jésus a reçu l'Esprit de Dieu et il le répand par le message des apôtres. Dieu a fait Jésus Seigneur et Christ ; « Seigneur », c'est le titre que les Juifs réservent à Dieu. « Christ » en grec veut dire *oint* (messie en hébreu). Jésus a reçu l'onction messianique ou royale réservée au Messie attendu par le peuple de la Bible. Les auditeurs demandent : « Que faut-il faire ? » Pierre répond : « Convertissez-vous, changez de vie. Faites-vous baptiser (plonger dans l'eau) au nom de Jésus. Vous recevrez le pardon et une vie nouvelle par le don de l'Esprit de Dieu. »

Les Actes des Apôtres (**2, 4**) nous donnent une image de la communauté nouvelle, sans doute embellie. Ceux qui deviennent disciples de Jésus continuent à pratiquer la religion juive. Ils fréquentent toujours le Temple de Jérusalem. Mais ils ont des comportements nouveaux. Ils sont assidus à l'enseignement des apôtres, témoins de la vie, de la passion et de la résurrection de Jésus. Ils leur font connaître les paroles de Jésus, l'Évangile, d'abord oralement. Un peu plus tard, les souvenirs de ceux qui ont connu Jésus seront mis par écrit dans les quatre Évangiles du Nouveau Testament, rédigés en grec, la langue universelle du Bassin méditerranéen. Ils sont fidèles à la communion fraternelle ; ils mettent en commun leurs biens. Ils sont fidèles à la fraction du pain et aux prières.

Ainsi débute un geste religieux particulier aux chrétiens que l'on appellera l'Eucharistie (action de rendre grâce, de se réjouir, de remercier) et plus tard la messe en Occident. L'apôtre Paul qui en fait la description (1Co **11** 23–33) dit que ce repas rappelle le dernier repas de Jésus avec ses disciples avant sa mort. « Chaque fois que vous mangez ce pain et que vous buvez cette coupe, vous annoncez la mort du Seigneur jusqu'à ce qu'il vienne. » Cette célébration est l'occasion de faire une offrande pour les plus pauvres de la communauté. Ainsi deux gestes s'intègrent à la nouvelle communauté : le baptême et le repas du Seigneur (la cène, l'eucharistie).

■ De la secte juive à la religion universelle

Les premiers disciples de Jésus de culture hébraïque sont considérés pendant quelque temps comme une nouvelle secte juive parmi d'autres : pharisiens, sadducéens, zélotes, esséniens, etc. L'Évangile plonge ses racines dans la culture biblique et juive. Les premiers chrétiens héritent de la cosmologie, de l'anthropologie et de la conception de Dieu de l'Ancien Testament. Ils conservent les signes d'appartenance au judaïsme : circoncision, interdits alimentaires, règles matrimoniales, prière au Temple.

Très vite deviennent disciples de Jésus des Juifs de culture grecque, les « hellénistes ». La première Église connaît alors une tension entre les deux mondes culturels, l'hébraïque et l'hellénique. La crise est résolue par l'institution des Sept autour d'Étienne pour le service des « hellénistes » (Ac **6**). La relativisation de certains aspects de la tradition juive, comme la place du Temple, entraîne la lapidation d'Étienne et la dispersion des « hellénistes » (Ac **7-8**), qui se font les premiers missionnaires de l'Évangile à partir de la grande ville cosmopolite d'Antioche.

Au même moment, Paul, qui avait persécuté les disciples de Jésus, a l'expérience de la rencontre du Christ sur le chemin de Damas (Ac **9**) et va désormais consacrer sa vie à annoncer l'Évangile.

Paul et ses disciples ont la conviction que la mort et la résurrection de Jésus sont un événement unique et de portée universelle : Jésus le Christ est l'aboutissement de toute l'histoire biblique et de l'histoire du monde. Ils relativisent le rôle de Jérusalem et les pratiques juives, comme il était arrivé à Jésus de le faire. On peut annoncer l'Évangile à tous, même aux gens de langue grecque qui ne sont pas juifs.

Il s'ensuit une tension à l'intérieur des communautés chrétiennes. À Antioche, des hommes et des femmes attirés par le message de Jésus répugnent à la circoncision et aux usages juifs (interdits alimentaires) qui les séparent de leurs concitoyens. À Jérusalem, ceux qui sont attachés au judaïsme estiment que l'abandon des pratiques juives est une menace pour la foi. Pour la paix et l'unité de la communauté, les responsables de l'Église élaborent le compromis de Jérusalem (Ac **15**). La foi chrétienne, libérée de ses attaches juives les plus voyantes, peut devenir une religion universelle.

L'aboutissement en est la rupture progressive entre Juifs et chrétiens, rupture consommée avec la destruction de Jérusalem par les Romains (70). Tout en se considérant héritière de la Tradition biblique, l'Église chrétienne s'organise selon ses propres normes. Cette première rupture culturelle sera suivie de beaucoup d'autres. L'histoire du christianisme est l'histoire des passages successifs de l'Évangile d'une culture à une autre, entraînant chaque fois une tension entre la volonté de trouver un langage entendu par des peuples particuliers et le souci de sauvegarder la spécificité du message.

En effet, Jésus n'est atteint qu'à travers la traduction. Les livres de la Révélation chrétienne (Nouveau Testament) sont écrits en grec, la langue commune de toute la Méditerranée. C'est un événement capital pour la compréhension de l'expansion chrétienne : nous n'accédons à Jésus que par la traduction, à travers une autre culture que celle qui fut la sienne. Toutes les traductions peuvent donc transmettre la Parole de Dieu.

Les disciples de Jésus, Paul puis Jean, ont relu la Bible à la lumière de sa Résurrection. Ils élaborent une première théologie chrétienne (science de Dieu). Paul montre que le Christ existe depuis toujours auprès de Dieu comme son Fils, qui devient sauveur par son incarnation et sa mort pour le péché. Le baptême fait participer le croyant à la mort et à la résurrection du Christ. Quant à l'évangéliste Jean, en disant que Jésus est Logos, Parole ou Verbe de Dieu fait homme, il rejoint un thème de la philosophie grecque.

Jusqu'au milieu du 2e siècle, et parfois au-delà, coexistent plusieurs courants chrétiens. Les disciples de Jean Baptiste, les judéo-chrétiens, sont toujours fidèles au judaïsme. Un courant est plus attaché à la mémoire de Pierre, chef des douze apôtres. Le courant johannique, plus spéculatif, s'inspire des écrits du Nouveau Testament mis sous le nom de Jean Apôtre. Ces différents courants ou tempéraments chrétiens s'acheminent peu à peu vers l'unité au cours des 2e et 3e siècles.

■ Église locale et Église universelle

Le mot « église » vient de *ekklèsia*, assemblée : groupe de ceux qui, appelés par Dieu au salut en Jésus-Christ, se rassemblent en un lieu :

> *Paul, appelé à être apôtre du Christ Jésus [...] à l'église de Dieu qui est à Corinthe, à ceux qui ont été sanctifiés en Christ Jésus, appelés à être saints avec tous ceux qui invoquent en tous milieux le nom de Notre Seigneur Jésus Christ.*
>
> *(1Co **1** 2)*

Tel est le premier sens du mot « église », la communauté des croyants en une ville ou en une contrée. L'église étant constituée par les personnes qui se réunissent en un lieu, ce lieu devient alors une « maison d'église ». Ensuite, « église » en vient à signifier le bâtiment. L'Église, c'est aussi l'ensemble des croyants du monde entier.

Jésus annonçait un royaume très proche, et les premiers chrétiens croyaient à un retour imminent du Christ. La communauté chrétienne a continué son expansion de cité en cité. Se mettent en place peu à peu des ministères pour gérer les communautés. Après la floraison des ministères itinérants (apôtres, prophètes, docteurs, évangélistes) du Nouveau Testament, les institutions se stabilisent au cours du 2e siècle avec trois ministères principaux, les épiscopes (évêques) chefs des églises locales – ils se considèrent comme les successeurs des apôtres –, les presbytres (prêtres) et les diacres. Dans la suite, certains évêques prendront plus d'importance, comme celui de Rome à qui l'on réservera le nom de « pape » (père).

Jésus n'a composé aucun rituel ni codifié aucun geste, mais il a pardonné aux pécheurs, guéri des malades, redonné l'espérance et la vie. En s'inspirant de Jésus, l'Église va donner des règles pour l'entrée dans l'Église avec le baptême d'eau (plongeon), qui est le premier pardon des péchés et le don d'une vie nouvelle. Les chrétiens refont le repas du Seigneur, chaque dimanche, l'eucharistie (action de grâces) en souvenir de lui comme il l'avait demandé ; ils composent des prières, intègrent des gestes d'offrande, organisent le partage en faveur des plus pauvres. Le Christ avait donné à ses disciples le pouvoir de pardonner les péchés. L'Église institue la pénitence (ou réconciliation) qui dérive du baptême et connaîtra des formes très différentes au cours de l'histoire. Le Christ avait guéri les malades. L'Église proposera une onction des malades. Comme Jésus avait parlé de la grandeur et des exigences du mariage voulu par Dieu à l'origine du monde et que Paul avait comparé l'amour des époux à celui du Christ pour l'Église, l'Église prendra peu à peu en main le mariage des chrétiens. Au long des siècles, tous ces gestes qui transmettaient la vie du Christ s'enrichirent et l'on donna une place particulière à certains que l'on appela « sacrements » (chose sainte ou sacrée) dont on fixa le nombre au chiffre symbolique de sept au 11e siècle.

De la Palestine à l'Occident méditerranéen et à l'Orient asiatique

■ Première expansion chrétienne

Le christianisme s'est développé d'abord tout autour de la Méditerranée, dans l'Empire romain qui constituait une seule unité politique. L'Évangile est aussi annoncé vers l'Orient, en Mésopotamie, dans le Caucase (Arménie v. 300 ; Géorgie, v. 330), en Éthiopie (v. 330) et jusqu'en Inde par l'apôtre Thomas selon certaines traditions plus ou moins légendaires.

S'il y eut des hommes qui consacrèrent toute leur vie à l'annonce de l'Évangile, le christianisme s'est répandu moins par des missionnaires de métier que par le bouche-à-oreille, par sa force de persuasion, en tache d'huile ou par osmose. Marchands, soldats, fonctionnaires, esclaves chrétiens se déplaçant d'un bout à l'autre de l'Empire annonçaient en même temps l'Évangile.

Le grec, langue des marchands et des philosophes, est la langue des écrits chrétiens, qui furent rapidement traduits en latin, langue officielle de l'administration romaine et utilisée dans l'ouest de la Méditerranée, en Italie, en Gaule et en Afrique du Nord. En Orient, des langues locales, copte, syriaque, arménien, géorgien, etc. devinrent des langues d'Église.

■ Chrétiens dans l'Empire romain : de la persécution à la religion d'État

Le christianisme s'est répandu rapidement dans tous les milieux ethniques et sociaux de l'Empire romain. L'auteur de l'écrit adressé *À Diognète* (vers 200) souligne à la fois que les chrétiens sont parfaitement insérés dans toutes les sociétés, mais en même temps que l'Évangile porte un jugement sur ces sociétés et maintient une distance.

> *Voir le Texte 1 (**À Diognète**) en ligne et p. 281.*

Cependant, dans les trois premiers siècles, les chrétiens sont mal acceptés dans l'Empire romain, calomniés et persécutés. Beaucoup de chrétiens vont témoigner du Christ jusqu'à la mort, devenant ainsi des « martyrs », mot grec qui signifie « témoin ». Avec la persécution de Dioclétien (303–313), la plus terrible, le pouvoir romain voulait éradiquer définitivement ce qui lui semblait la subversion de la civilisation traditionnelle. Le nombre des chrétiens n'en continue pas moins d'augmenter.

En 313, l'empereur Constantin donne la liberté religieuse à tous et devient lui-même chrétien. Les empereurs favorisent désormais l'Église chrétienne, lui donnent des basiliques pour le culte et interviennent dans son fonctionnement. En 380, l'empereur Théodose décide que le christianisme sera désormais la religion de l'État. Les autres religions sont seulement tolérées et bientôt persécutées.

■ Naissance d'une pensée chrétienne, la théologie

La révélation de Jésus est reçue tout au long des vingt siècles de christianisme par des hommes de différentes langues et cultures, dans des sociétés qui évoluent. Les chrétiens veulent comprendre, puis exprimer leur foi avec leurs propres mots. On parle aujourd'hui d'inculturation, c'est-à-dire de l'entrée de l'Évangile dans une culture, puis de l'expression de cet Évangile avec les mots de cette culture.

Les disciples de Jésus s'efforcent d'établir des liens entre l'événement absolu et fondamental de la manifestation du Christ d'une part, et la révélation biblique et l'histoire du monde d'autre part. Nous avons déjà évoqué Paul. Dès le 2ᵉ siècle, les apologistes, tel Justin, découvrent des convergences entre la sagesse grecque et le message chrétien. L'austère morale des stoïciens et leur soumission à l'ordre du monde rencontrent le Dieu créateur et Providence des chrétiens. Ainsi s'élabore notre « morale chrétienne ». L'anthropologie chrétienne s'infléchit. Les penseurs chrétiens font subir aux concepts grecs des modifications sémantiques pour traduire leur foi, et en même temps ils « hellénisent » le christianisme.

Devant certaines dérives, Irénée, évêque de Lyon (2ᵈᵉ partie du 2ᵉ siècle), s'inquiète. Dans son grand ouvrage *Contre les hérésies*, il dit ce qu'est la vraie doctrine, celle qui nous vient des apôtres par la transmission des évêques, et il indique quelles écritures chrétiennes doivent être reconnues, celles qui constituent notre Nouveau Testament.

Voir le Texte 2 **(Contre les hérésies)** *en ligne et p. 281.*

Les chrétiens doivent expliquer comment leur Dieu est toujours le Dieu unique de la Bible, mais qu'en même temps Jésus et l'Esprit saint envoyé par Jésus et reçu par les apôtres à la Pentecôte sont Dieu. Avec beaucoup de difficultés, les conciles œcuméniques, assemblées d'évêques venus de toute l'Église et convoqués par les empereurs – Nicée (325), Constantinople (381), Éphèse (431), Chalcédoine (451) – élaborent la doctrine de la Trinité (le Dieu unique en trois personnes) et définissent Jésus comme une seule personne en deux natures, Dieu et homme. Le symbole (signe de reconnaissance) de Nicée-Constantinople, proclamé à l'eucharistie du dimanche, résume la foi des chrétiens. Les Églises qui n'acceptent pas les définitions conciliaires se séparent des autres : Églises monophysites (il n'y a qu'une seule nature en Jésus-Christ), Églises nestoriennes (il y a deux personnes en Jésus-Christ).

Les Pères de l'Église

On donne aux théologiens et écrivains chrétiens des sept premiers siècles le nom de « Pères de l'Église ». Les Pères sont souvent des évêques qui commentent pour les chrétiens les textes de l'Écriture.

Les premiers écrivent en langue grecque : Irénée, Origène, Athanase, Basile, Grégoire de Nazianze, Grégoire de Nysse, Jean Chrysostome… Bientôt le latin devient la langue des chrétiens d'Occident avec Tertullien, Cyprien, Ambroise, Augustin, Jérôme… D'autres comme Éphrem, Aphraate… écrivent dans des langues orientales : syriaque, copte, arménien.

Le développement d'une spiritualité et la naissance du monachisme

Après le temps des martyrs, certains chrétiens, craignant la médiocrité de la paix, décident de faire un choix radical pour le Christ en se retirant dans les déserts d'Égypte et de Syrie. Les uns vivent seuls en ermites, tel Antoine (mort en 356). D'autres organisent des communautés, tel Pacôme (246–346). Leur exemple est suivi en Occident par Benoît (480–547), qui compose une règle qui inspirera presque tous les monastères d'Occident jusqu'au 12ᵉ siècle. Certains vont aller très loin dans l'union au Christ, dans l'application des conseils du Christ sur le service des autres, l'amour des pauvres, le pardon… On peut suivre le développement de la sainteté et de la mystique chrétiennes au cours des siècles.

Les déplacements géographiques et culturels du Moyen Âge

De la Méditerranée vers l'Europe du Nord et vers l'Asie

Le sort de l'Église et celui de l'Empire romain semblaient définitivement liés quand viennent les grandes invasions germaniques et l'écroulement de l'Empire en Occident (476). Panique chez les chrétiens. Peut-on imaginer l'Église dans un autre cadre politique et culturel ? Désormais, les chrétiens évoluent dans des mondes culturels qui s'ignorent ou s'opposent. L'Église latine d'Occident joint à l'héritage romain les apports des peuples germaniques nouvellement convertis. Le baptême du roi franc Clovis dans les années 500 prend une signification symbolique.

*Voir le Texte 3 (**Histoire contre les païens**) en ligne et p. 282.*

Aux 7ᵉ et 8ᵉ siècles, les Arabes islamisés conquièrent les rivages de l'est et du sud de la Méditerranée et montent à travers l'Espagne (711). L'Église disparaît peu à peu de plusieurs de ces régions. Au 11ᵉ siècle, tous les peuples de l'Europe du Centre et du Nord sont devenus chrétiens.

Le centre de gravité du christianisme d'Occident s'est déplacé de la Méditerranée vers le nord, entre Loire et Rhin. Les apports chrétiens, latins et germaniques se fondent en un creuset, et l'on parle dès lors de la chrétienté.

Du côté de l'Asie, des chrétiens nestoriens de Mésopotamie annoncent l'Évangile en Chine dès le 8ᵉ siècle (stèle de Xi'ang). Au cœur du Moyen Âge des frères mineurs (franciscains) et prêcheurs (dominicains) partent à leur tour à travers l'Asie centrale, jusqu'en Chine.

La chrétienté, une réalité politico-religieuse : une civilisation chrétienne

Le terme de « chrétienté » définit un mode de relation entre la société politique et l'Église, qui atteint son apogée aux 12ᵉ et 13ᵉ siècles. Ce sont les deux faces d'une réalité à la fois temporelle et spirituelle, à l'image du corps et de l'âme : d'un côté les princes et surtout le premier d'entre eux, l'empereur germanique, de l'autre l'Église et son chef, le pape. On distingue les domaines.

Mais comme la foi est le ciment de la société, la distinction du religieux et du profane n'est pas aisée. Les papes peuvent déposer les princes s'ils sont des obstacles au salut de leur peuple. Les conflits ne manquent pas entre les papes et les empereurs. L'empereur Henri IV doit se soumettre à Canossa en 1077. Le pape Innocent IV dépose Frédéric II au concile de Lyon en 1245.

Mais bientôt les rois prennent leur revanche : Philippe le Bel sur le pape Boniface VIII. La papauté s'installe à Avignon pour plus de soixante-dix ans (1305-1377), puis le Grand Schisme divise l'Église autour de deux, puis de trois papes (1378-1417).

La foi imprègne toute la vie. L'église (bâtiment) est le lieu de la messe dominicale et de la réception des sacrements. On y célèbre ainsi les grandes étapes de la vie : la naissance par le baptême, le mariage et les funérailles. On souhaite être enterré à l'intérieur ou autour de l'église. Plus largement encore, elle est la maison du peuple, lieu d'asile, lieu de réjouissances pour les fêtes liturgiques et les fêtes des saints qui rythment l'année.

Devenir moine donne l'assurance du salut. L'abbaye de Cluny, fondée en 910, restaure les grands principes de la règle bénédictine et devient la tête d'un ordre qui essaime dans toute l'Europe, un « état clunisien » de cinquante mille moines. La fondation de l'abbaye de Cîteaux (1098) est le point de départ de l'ordre cistercien auquel Bernard (1090-1153), abbé de Clairvaux, donne un rayonnement considérable. Ce sont encore les chartreux (Bruno, 1084), les chanoines réguliers (prémontrés, Norbert, 1126). Au début du 13e siècle, les ordres mendiants : frères prêcheurs de Dominique, frères mineurs de François d'Assise, renouvellent profondément la vie religieuse en intégrant les courants de pauvreté dans l'Église qui en avait rejeté un grand nombre (Valdo…).

L'Église transmet en Occident la culture antique : langue latine, droit romain réutilisé par le droit canonique, une certaine conception de l'art. Les monastères sont les conservatoires de cette culture. Les penseurs chrétiens, les théologiens, tel Thomas d'Aquin (1227-1274) dans sa *Somme théologique*, entreprennent la synthèse de la science antique et de la révélation chrétienne. Ils systématisent la théologie à l'aide de la philosophie grecque : c'est la scolastique.

L'expression artistique du Moyen Âge est d'abord religieuse. Ce sont les innombrables constructions d'églises et de cathédrales, l'art roman monastique puis l'art gothique des villes. La foi chrétienne inspire aussi les peintres de fresques, les musiciens (chant grégorien), le théâtre religieux.

La grandeur de cette unanimité chrétienne a son revers. Dans le contexte de chrétienté, mettre en cause les doctrines communes, c'est porter atteinte à la foi. Professer des opinions hérétiques, c'est menacer l'ordre social. Il est plus grave de falsifier la foi que de falsifier la monnaie.

L'hérétique impénitent peut être condamné à mort, comme mauvais citoyen. La mise à mort des hérétiques, longtemps refusée par les responsables religieux, entre dans le droit et la pratique de l'Église avec l'Inquisition, organisée au 13e siècle.

En Orient, la première grande cassure du christianisme en Europe (1054)

L'Empire romain a continué une existence fragile en Orient, devenant un empire grec ou byzantin dont la capitale est Constantinople, bientôt séparé de l'Occident barbare par l'invasion des Slaves. Pour la conversion de ces derniers, Cyrille et Méthode (9e siècle) créent un alphabet, mais les Slaves vont se partager entre l'Église romaine latine (Polonais, Tchèques, Croates, Slovènes… qui écrivent leur langue en caractères latins) et l'Église grecque de Constantinople (Bulgares, Serbes, Russes… qui utilisent l'alphabet cyrillique).

La vie monastique tient une grande place dans les Églises orthodoxes, où les monastères fournissent les évêques. Ce sont des lieux de création artistique, de théologie, de spiritualité et de production littéraire. Le plus célèbre des ensembles monastiques de l'orthodoxie est le mont Athos, au nord de la Grèce, fondé en 963, qui rassembla jusqu'à plusieurs dizaines de milliers de moines venus de tous les pays de l'orthodoxie.

L'Empire byzantin, qui arrive au sommet de sa gloire autour de l'an 1000, s'est éloigné profondément de l'Occident latin. Les incompréhensions politiques, culturelles, théologiques, liturgiques aboutissent à la rupture symbolique de 1054 : l'excommunication du patriarche Michel Cérulaire par le cardinal Humbert, représentant du pape. En théologie, les Églises grecques n'ont pas accepté que les Latins aient ajouté dans le credo de Nicée-Constantinople le terme *filioque* : « Le Saint-Esprit procède du Père » dit le credo d'origine ; « et du Fils », ont ajouté les Latins.

Désormais il y a une Église latine ou romaine, et une Église grecque qui se dénomme « orthodoxe » (celle qui a gardé la doctrine droite).

Constantinople se veut la « seconde Rome ». Quand de nouveaux peuples se convertissent au christianisme en Orient, par l'intermédiaire des Grecs, ils deviendront à leur tour des Églises autonomes, conservant même leur langue. C'est le cas des Slaves, des Bulgares, des Russes devenus chrétiens un peu avant l'an 1000. L'aboutissement, aujourd'hui, c'est une quinzaine d'Églises orthodoxes autocéphales, autonomes, la principale étant l'Église de Russie.

Les tentatives de réconciliation aux conciles de Lyon (1274) et de Florence (1438) furent sans lendemain. À la fin du concile Vatican II (7 décembre 1965), le pape Paul VI et le patriarche de Constantinople, Athénagoras, exprimèrent dans une déclaration commune leurs regrets des injures réciproques de 1054.

Les temps modernes, les chrétiens au bout du monde (fin des 15e-18e siècles)

Renaissance et Réforme

La Renaissance des 15e et 16e siècles est le point de départ d'une nouvelle culture européenne, humaniste puis scientifique, qui veut revenir aux sources de l'Antiquité classique et chrétienne. L'imprimerie naissante joue un grand rôle pour répandre ces textes sources : les auteurs classiques grecs et latins, la Bible retrouvée dans ses langues originelles (grec et hébreu) et les Pères de l'Église. Un écrivain de premier plan, le Néerlandais Érasme (1469–1536), propose la « philosophie du Christ » pour la paix de l'Europe.

*Voir le Texte 4 (**Lettre à Carondelet**) en ligne et p. 282.*

Le renouvellement de la sensibilité religieuse et la conscience plus aiguë des abus (richesses de l'Église, interventions politiques des papes et des évêques) font ressentir l'urgence d'une réforme de l'Église. Une foule de personnages : Savonarole, Luther qui proteste contre les indulgences (1517), Zwingli, Calvin… et bien d'autres proposent la réforme de l'Église par un retour à l'Évangile.

▌ *Voir le Texte 5 (**Institution chrétienne**) en ligne et p. 283.*

La chrétienté éclate. Une grande partie des chrétiens de l'Europe du Centre et du Nord rompt avec l'Église romaine : ils se dénomment « évangéliques », « réformés » ou « protestants ». La plupart des communautés de la Réforme s'organisent à l'intérieur des États : Allemagne, Hollande, pays scandinaves, une partie de la Suisse et de la France. La Réforme prend en Angleterre une forme particulière, l'anglicanisme (1534).

Cette division entraîne des guerres de religion en Allemagne et en France, terminées par des accords insatisfaisants : la paix d'Augsbourg (1555) et l'édit de Nantes (1598).

Protestants et catholiques

Les Réformateurs ont voulu revenir à l'Écriture et purifier l'Église de tout ce qui n'est pas dans l'Évangile, selon le principe : *la grâce seule, la foi seule, l'Écriture seule*. Ne sont retenus que deux sacrements : le baptême et la cène (eucharistie). Les réformateurs ne reconnaissent que le sacerdoce des fidèles, seul attesté dans l'Écriture, et refusent le sacerdoce des prêtres et des évêques de l'Église romaine, ainsi que le célibat des ministres de la Parole (pasteurs), la vie monastique et le culte des saints.

Dans l'Église romaine, les initiatives de réforme se multiplient avec des évêques, des mouvements de piété, de nouveaux ordres religieux dont le plus célèbre est la Compagnie de Jésus fondée par Ignace de Loyola (1540), etc. Le concile de Trente (1545-1563) se propose de réformer l'Église en profondeur.

Cependant, les deux réformes, protestante et catholique, sœurs ennemies, ont beaucoup de points communs : volonté de purification religieuse, développement de la formation des ministres, éducation des fidèles, composition de catéchismes, etc. La réforme catholique s'épanouit au 17e siècle avec la fondation des séminaires, ses nombreux auteurs spirituels et ses saints comme François de Sales, Bérulle, Vincent de Paul... Le terme « catholique », qui définissait aux origines toute l'Église en ce sens qu'elle est universelle, désigne depuis le 16e siècle les chrétiens restés fidèles à Rome.

◼ Le christianisme, religion mondiale

La découverte des routes maritimes de l'Asie et de l'Amérique (Christophe Colomb, 1492) ouvre des champs immenses à l'évangélisation. Dans un premier temps, la papauté confie l'organisation des territoires conquis (création d'évêchés, envoi de missionnaires) aux rois d'Espagne et de Portugal. Ce sont les patronats. Plus tardivement, la papauté affirma sa responsabilité directe de l'évangélisation par la création de la Congrégation de la propagande, une sorte de ministère des missions, en 1622. Le nouvel organisme se préoccupa d'envoyer des missionnaires, de créer des collèges pour former des prêtres originaires des pays évangélisés, une imprimerie polyglotte, etc.

Rupture culturelle : table rase ou adaptation ?

L'évangélisation est subordonnée aux intérêts économiques : « L'or, le poivre et les âmes. » Les responsables religieux doivent accepter la violence des conquêtes, l'esclavage et la traite des Noirs.

▍ *Voir le Texte 6* (**Bernardin de Saint-Pierre**) *en ligne et p. 283.*

On oppose alors souvent deux méthodes d'évangélisation : table rase ou adaptation. Dans la perspective de la « table rase », les nouvelles Églises sont bâties sur les ruines des religions traditionnelles considérées comme diaboliques. Comme religions et cultures sont indissociables, la ruine des religions, c'est aussi la ruine des cultures. Les convertis doivent adopter une autre culture, la culture chrétienne, c'est-à-dire européenne. Un débat est ouvert sur les liens entre la conquête et l'évangélisation. Bartolomé de Las Casas (1484–1566), prêtre séculier puis dominicain et évêque, commence un combat d'un demi-siècle pour la justice et le respect des cultures indigènes.

Voir le *Texte 7* (Bartolomé de Las Casas) *en ligne et p. 283.*

En Asie, les missionnaires, François Xavier (mort en 1552) au Japon, Mateo Ricci (mort en 1610) en Chine, Roberto de Nobili (mort en 1656) en Inde, qui rencontraient des civilisations brillantes, pensèrent vite qu'il fallait connaître ces civilisations et leur proposer un christianisme adapté. Ils s'efforcent de découvrir des correspondances entre les sagesses d'Asie et le christianisme. Ils composent des ouvrages en chinois, en tamoul. Les convertis ne sont pas contraints d'abandonner leurs usages. La Congrégation de la propagande envoie des évêques, les vicaires apostoliques, pour ordonner des prêtres autochtones. En 1659, elle leur adresse une célèbre instruction.

Voir le *Texte 8* (Instruction à l'usage des vicaires apostoliques) *en ligne et p. 284.*

Au terme de ces efforts, beaucoup de missionnaires demandaient que l'on réponde à un certain nombre de questions : ne faut-il pas respecter les coutumes de ces peuples ? Ne faut-il pas une adaptation des formes extérieures du christianisme ? Ne pourrait-on pas traduire la liturgie latine dans leur propre langue ? Des essais sont tentés, qui rencontrent l'opposition d'autres missionnaires et de théologiens européens qui voient dans l'adaptation une trahison du message chrétien. De là naît la querelle des Rites, commencée en 1645, qui se solde par les condamnations romaines (de 1704 à 1744) des rites chinois et malabars (indiens), c'est-à-dire des concessions aux traditions et des adaptations.

Églises des mondes nouveaux

Dans l'Amérique espagnole, en un siècle, 34 évêchés sont créés depuis Saint-Domingue (1511) jusqu'à Buenos Aires (1620). Les couvents se multiplient mais aussi les universités et l'Inquisition. La France amorce l'évangélisation du Canada avec les jésuites, les sulpiciens et les premières religieuses missionnaires (Marie de l'Incarnation).

Les colonies anglaises d'Amérique accueillent une foule de dissidents qui y trouvent la liberté qu'ils n'ont pas en Angleterre. Les premiers et les plus célèbres furent les « Pères pèlerins » du *Mayflower*, des puritains qui débarquèrent dans le Massachusetts en 1620. Le quaker William Penn fonde en 1682 la colonie qui deviendra la Pennsylvanie, où la liberté de conscience est garantie pour tous. Le premier évêché catholique est fondé en 1789 à Baltimore.

Les Églises aux prises avec la modernité (fin du 18ᵉ-début du 20ᵉ siècle)

■ Les tensions entre l'Église et la société

Les Lumières à l'assaut du christianisme

Au 18ᵉ siècle, les « philosophes » des Lumières exaltent les progrès de la science, le primat et l'autonomie de la raison, l'affirmation de la liberté, le refus de l'intolérance : « *Sapere aude!* Aie le courage de te servir de ton propre entendement! Voilà la devise des Lumières » (Kant). Les milieux religieux traditionnels se situent mal dans ces changements de mentalité.

Beaucoup de « philosophes », particulièrement en France – Voltaire, d'Alembert, Diderot… –, se livrent à une critique acerbe du christianisme et surtout du catholicisme accusé de pratiquer l'intolérance, de s'opposer à la raison, à la nature et au bonheur de l'homme. L'*Encyclopédie* (1751–1764) apparaît comme la machine de guerre antichrétienne des Lumières en France. En Allemagne, on parle d'*Aufklärung*. Des catholiques et des protestants pensent que la religion doit être transformée par les Lumières : étude critique des sources historiques, développement d'une pédagogie religieuse œcuménique.

La Révolution française et la revendication de la liberté

La Révolution française de 1789, considérée comme l'aboutissement des Lumières avec la Déclaration des droits de l'homme et du citoyen (1789), fonde la nouvelle société sur la liberté des opinions politiques et religieuses et l'égalité de tous devant la loi. Les protestants puis les Juifs obtiennent la pleine liberté de culte et l'égalité citoyenne. La constitution civile du clergé (1790) entre dans les perspectives du gallicanisme politique (contrôle de l'Église par l'État), avec la volonté de rationaliser l'organisation de l'Église, d'y introduire la démocratie par les élections des évêques et des curés.

Le pape condamne la nouvelle organisation de l'Église et la Déclaration des droits de l'homme. Puis ce furent le schisme et les violences de la déchristianisation sous la Terreur (1793–1794), qui fit des martyrs. Le Concordat entre Bonaparte et le pape Pie VII (1801) rétablit la paix religieuse. Le catholicisme français et européen sort transformé de la Révolution et de l'Empire. Une large sécularisation a commencé. La liberté des cultes est intégrée dans les législations. Par la création de l'état civil, les étapes de l'existence humaine échappent au contrôle de l'Église. La Révolution avait purifié l'Église de France, mais aussi divisé profondément les Français et les Européens.

Les confrontations politico-religieuses du 19ᵉ siècle

Sous la Restauration, l'Église se reconstitue avec un clergé nombreux. Des congrégations naissent par centaines. Les missions paroissiales donnent l'impression d'un retour de la foi. Jean-Marie Vianney, curé d'Ars, attire les foules. Les pouvoirs ne peuvent mettre en question la liberté religieuse, mais s'efforcent d'endiguer la liberté de la presse et de contrer les soulèvements des peuples en quête de leur indépendance. Les révolutions de 1830 violemment anticléricales s'étendent à travers l'Europe. Des catholiques « libéraux » comme Lamennais affirment que les principes de 1789 ne sont pas incompatibles avec l'Évangile. Ils mettent en exergue de leur journal *L'Avenir* : « Dieu et la liberté. »

Voir le *Texte 9* (Le livre du peuple) *en ligne et p. 284.*

Si le trône et l'autel, le sabre et le goupillon se confortent pendant une bonne partie du 19e siècle, si les révolutions de 1848 donnent l'impression d'une réconciliation entre l'Église et la liberté, les tensions se multiplient également. Le pape Pie IX, dépossédé de ses États en deux temps (1860 et 1870), réagit contre les erreurs modernes politiques et philosophiques dans le *Syllabus* (1864). La définition de l'Immaculée Conception (1854) par Pie IX, comme celle de l'infaillibilité pontificale par le concile du Vatican (1870) confortent l'autorité du pape dans l'Église, alors qu'il perd ses pouvoirs politiques.

Le développement des sciences de la nature, de l'histoire et de l'exégèse (Renan, *Vie de Jésus*, 1863) entraîne une critique des données traditionnelles de la Révélation. Lorsque des théologiens catholiques (Loisy…) veulent concilier les acquisitions récentes du savoir et les exigences permanentes de la foi, leurs ouvrages sont condamnés à plusieurs reprises. Au terme, c'est la condamnation générale du modernisme par Pie X en 1907.

Le pape, « prisonnier du Vatican » depuis la prise de Rome par le roi d'Italie (1870), demande aux catholiques italiens de s'abstenir de la vie politique : « Ni électeurs ni élus. » En Allemagne, les catholiques, accusés d'opposition à l'unité allemande, subissent le *Kulturkampf* (combat pour la culture).

En France, la Commune de Paris (1871) se montre violemment antireligieuse en confisquant les églises et en exécutant 24 prêtres dont l'archevêque de Paris, Mgr Darboy, dans le contexte d'une répression impitoyable. Si le temps de « l'ordre moral » qui suit la défaite de la Commune est bienveillant pour l'Église (construction de la basilique du Sacré-Cœur…), dans les années 1880, tous les rouages de l'État passent entre les mains des « républicains » avec le slogan de Gambetta : « Le cléricalisme, voilà l'ennemi ». La création de lycées de filles, les lois de 1881-1882 qui mettent en place un enseignement primaire « gratuit, laïque et obligatoire », la suppression des prières à la rentrée des assemblées, le service militaire imposé aux séminaristes, l'introduction du divorce sont autant de mesures pour séculariser ou laïciser la société française. L'Église répond en essayant de constituer une contre-société chrétienne, en multipliant écoles libres catholiques, patronages, sociétés de gymnastique.

Le pape Léon XIII invite les catholiques français à accepter la République (encyclique *Au milieu des sollicitudes*, 1892). Cela stimule une nouvelle génération de catholiques déjà séduits par les perspectives sociales de l'encyclique *Rerum novarum* (1891). Au moment de l'affaire Dreyfus (1898), des catholiques manifestent une violente opposition au régime républicain. La réaction gouvernementale se traduit par les lois contre les congrégations religieuses (1903-1904) puis, en 1905, par la séparation des Églises et de l'État. Vécue d'une manière dramatique, la séparation montra bientôt les effets bénéfiques de la liberté retrouvée et de la distinction des domaines.

■ Missions et colonisation

Tout au long des deux derniers siècles, l'expansion chrétienne se réalise par les 40 millions d'émigrants européens qui s'établissent au-delà des mers : États-Unis, Canada, Australie, Nouvelle-Zélande, Afrique australe, Afrique du Nord. Ces nouvelles Églises non européennes restent souvent attachées à leurs particularismes importés d'Europe, irlandais, slaves, italiens. L'Église francophone du Québec s'enrichit moins de l'apport d'immigrés que de son étonnante progression démographique interne.

La Révolution française et l'Empire ont ralenti l'activité missionnaire des pays catholiques. Dans le même temps, des sociétés missionnaires protestantes naissent en Angleterre. Dans le contexte de la Restauration, à partir de 1815, l'intérêt pour les missions lointaines renaît à travers toute l'Europe et particulièrement en France. Les sociétés d'aide aux missions – la catholique Association de la propagation de la foi (Lyon, 1822), la protestante Société des missions évangéliques de Paris (1822) – rendent populaires les missions dans le grand public. Les congrégations missionnaires masculines et féminines se multiplient. Les directives de l'Instruction de la Congrégation de la propagande, *Neminem Profecto* (23 novembre 1845) sont claires. Les territoires de mission doivent devenir le plus tôt possible de véritables diocèses avec leurs évêques et leur clergé indigène. Du côté protestant, Henry Venn propose la « triple autonomie » – financière, administrative, missionnaire – comme programme des sociétés missionnaires à l'égard des Églises indigènes (1850).

Ces perspectives sont oubliées quand la fièvre coloniale saisit les pays d'Europe à la fin du 19e siècle. Les missions y voient un facteur providentiel pour leur action. Le missionnaire n'est plus seulement prédicateur et civilisateur mais aussi l'envoyé de sa patrie. Même si certains missionnaires sont de bons linguistes et de bons ethnologues, la perspective d'une expression autochtone de la foi chrétienne reste le plus souvent absente. Quelques missionnaires réagissent, comme le lazariste belge Vincent Lebbe. Dans l'encyclique *Maximum illud* (1919), le pape Benoît XV s'élève vigoureusement contre cet état d'esprit : les missionnaires ne sont pas les agents de leur patrie d'Europe ; il faut mettre en place de véritables Églises locales avec leur propre clergé. La concrétisation vient avec la consécration des six premiers évêques chinois en 1926 par le pape Pie XI.

■ Naissance de l'œcuménisme

La concurrence entre les différents groupes protestants dans les missions donne naissance à l'œcuménisme. À Édimbourg en 1910, des chrétiens protestants d'Asie se sont étonnés que l'Évangile soit annoncé par des groupes concurrents.

Voir le Texte 10 (Déclaration d'un délégué chinois) en ligne et p. 285.

D'où la naissance d'un Conseil international des missions (1921) qui présente un visage pacifique et homogène du christianisme. Ces efforts ont suscité de nombreuses réunions des chrétiens de diverses confessions dont l'aboutissement a été le Conseil œcuménique des Églises, fondé en 1948, qui siège à Genève. Les chrétiens ont voulu souligner qu'ils croyaient tous en Jésus Sauveur et que c'était plus important que leurs petites différences historiques. Mais le pape Pie XI en 1928 (encyclique *Mortalium animos*) ne veut pas que les catholiques participent au mouvement puisque le catholicisme est pour eux la seule vraie religion. Cependant des rapprochements ont eu lieu, les papes ont même accepté de rencontrer les chefs des autres Églises. Beaucoup d'événements des trente dernières années ont amené les chrétiens à plus de compréhension entre eux.

Du 20ᵉ au 21ᵉ siècle

▮ D'une guerre à l'autre

Première Guerre mondiale

Avec les deux guerres mondiales et leurs séquelles, le 20ᵉ siècle apparaît comme le plus sanglant de l'histoire humaine et donne le sentiment d'une faillite du christianisme. La Première Guerre mondiale (1914–1918) oppose des peuples qui avaient conscience de partager le même héritage chrétien et européen. La naissance des mouvements socialistes était encore l'affirmation d'une conscience commune : « Prolétaires de tous les pays, unissez-vous! » Le nationalisme emporta tout. La foi fut subordonnée au service des nations. Craignant d'être considérés comme des tièdes ou des lâches, catholiques et protestants – français et allemands – rivalisent par leurs écrits dans la violence nationaliste et protestent contre les propositions de paix du pape Benoît XV (1917).

La Révolution russe de 1917 est le début d'une longue persécution des Églises dans les régimes communistes, qui va durer avec une intensité variable jusqu'en 1989. Les difficultés de l'Italie puis de l'Allemagne engagent ces pays dans la voie totalitaire : fascisme de Mussolini (1922) et nazisme de Hitler (1933). L'Église pense pouvoir limiter la nocivité de ces régimes antichrétiens en signant des concordats avec eux (accords du Latran en 1929 et concordat allemand en 1933). Le résultat fut négatif et le pape Pie XI fut contraint de condamner les agissements du fascisme en 1931, du communisme et du nazisme en 1937.

Les chrétiens d'Europe, prenant conscience de l'effacement de la chrétienté, avaient compté d'abord rétablir leur influence par les moyens politiques. Le pape Pie XI les en dissuade (condamnation de l'Action française en 1926) et les invite à mettre l'accent sur le témoignage de la foi dans un monde qui n'est plus chrétien. Telle est l'origine des mouvements d'Action catholique spécialisés qui débutent dans la jeunesse, ouvrière, agricole, étudiante (JOC, JAC, JEC, etc.). En même temps, les catholiques poursuivent leurs réflexions sur les problèmes économiques et sociaux avec les encouragements pontificaux (encyclique *Quadragesimo anno*, 1931).

Seconde Guerre mondiale

Dans cet affrontement aux totalitarismes et des totalitarismes entre eux, en un temps où les trois quarts de l'Europe étaient tombés sous la domination nazie, la conscience chrétienne fut placée devant des choix difficiles. L'autorité de fait est-elle légitime ? Comment réagir à l'élimination des Juifs ? Le chrétien peut-il s'engager dans la résistance armée pour la libération de sa patrie ?… Les attitudes ont varié selon les pays ; il y eut de nombreux martyrs, chrétiens ou non. Les controverses ont fleuri après-guerre, notamment sur l'attitude des évêques français devant le gouvernement de Vichy (1940–1944) et sur celle de Pie XII face à la Shoah.

Avec les accords de Yalta (février 1945), l'URSS étend son emprise sur une grande partie de l'Europe de l'Est. Les chrétiens derrière le rideau de fer subissent une persécution ouverte ou larvée jusqu'à la chute du mur de Berlin (novembre 1989). La République populaire de Chine née en 1949 entreprend de couper les chrétiens chinois de leurs liens avec l'Europe et particulièrement avec Rome.

La guerre opéra un grand brassage des chrétiens avec ceux qui ne l'étaient pas : soldats et prisonniers, déportés dans les camps de concentration… La réaction aux progrès du communisme entraîne dans divers pays de l'Europe de l'Ouest la constitution de partis démocrates chrétiens mais aussi, chez d'autres chrétiens, la volonté d'être présents dans un monde sécularisé et indifférent à l'Évangile. Tous ces efforts se traduisent dans un renouveau aux formes multiples : Action catholique, prêtres-ouvriers, catéchèse, liturgie, redécouverte de la Bible, théologie, œcuménisme, etc. Il en naît aussi des tensions et des crises : l'encyclique *Humani generis* (1950) qui est une réaction contre des théologiens engagés, la condamnation des prêtres-ouvriers (1954)…

▨ Les réajustements du concile Vatican II (1962–1965)

Le concile Vatican II (1962–1965) se définit comme œcuménique. Il ne concerne que l'Église catholique, mais des représentants des autres Églises y ont été invités. De la volonté du pape Jean XXIII, le concile se proposait deux buts : d'une part, un *aggiornamento*, une mise à jour, une adaptation de l'Église catholique dans un monde qui a changé, pour une meilleure annonce de l'Évangile ; d'autre part, une mise en marche du retour à l'unité des chrétiens. L'Église catholique remet en valeur des aspects traditionnels un peu oubliés à cause des polémiques anti protestantes ou anti orthodoxes : le sacerdoce universel des chrétiens, qui a été minimisé par la valorisation du sacerdoce ministériel ; l'Église comme peuple de Dieu plutôt que comme organisme juridique et hiérarchique ; la collégialité épiscopale (les évêques égaux entre eux comme collègues). Cette revalorisation favorise le rapprochement des catholiques avec les protestants et les orthodoxes.

Dans la constitution *Gaudium et Spes*, « L'Église dans le monde de ce temps », le concile engage les catholiques dans un dialogue avec le monde. Il faut considérer l'athéisme avec objectivité et en rechercher les causes. Quelques problèmes de ce temps sont examinés de manière plus particulière : mariage et famille, culture, économie, construction de la paix… La création du Secrétariat pour les non-croyants (avril 1965) répond à ces préoccupations.

Vatican II n'édicte aucune condamnation et manifeste une large ouverture. Plusieurs textes témoignent d'un changement radical des comportements passés. La *Déclaration sur la liberté religieuse* est un renversement de l'attitude catholique traditionnelle, qui voulait que seule la vérité catholique ait des droits. Désormais l'Église catholique veut prendre d'abord en considération les droits de la personne, libre dans ses choix.

▌ *Voir le Texte 11 (Déclaration sur la liberté religieuse) en ligne et p. 285.*

Le *Décret sur l'œcuménisme* demande que les différentes confessions chrétiennes considèrent d'abord ce qu'elles ont en commun : le Christ et l'Évangile. Les catholiques doivent reconnaître leurs déficiences et leurs responsabilités dans les divisions et les conflits. C'est le but de la déclaration commune de Paul VI et d'Athênagoras, patriarche de Constantinople, du 7 décembre 1965. Dans la *Déclaration sur les religions non chrétiennes*, le concile reconnaît ce qu'il y a de bon dans toutes les religions et condamne l'antisémitisme.

■ Quelques évolutions communes à toutes les confessions chrétiennes

Jeunes Églises

L'indépendance des anciennes colonies européennes d'Afrique et d'Asie entraîne par le fait même l'autonomie des Églises missionnaires qui deviennent des Églises à part entière. La Congrégation de la propagande devient la Congrégation de l'évangélisation des peuples. Dans le monde protestant, des sociétés missionnaires deviennent les partenaires des nouvelles Églises : par exemple la CEVAA (Communauté évangélique d'action apostolique), fondée en 1971, regroupe 46 Églises héritières de la Société des missions évangéliques de Paris. Le christianisme, religion européenne, doit s'exprimer dans les cultures des autres continents. C'est la contextualisation des protestants et l'inculturation des catholiques.

La chute du mur de Berlin

La chute du mur de Berlin (1989) et la fin du communisme ont des conséquences pour toutes les Églises chrétiennes, plus particulièrement pour les Églises orthodoxes. C'est le point de départ d'un renouveau religieux indéniable ; mais souvent les nationalismes et leurs violences, le libéralisme économique effréné remplacent le communisme. Dans ce contexte, beaucoup de chrétiens pensent que leur foi les engage au service de la justice et des pauvres. Les théologies de la libération, apparues dans les années 1968 en Amérique latine, en sont une expression. Cette lutte pour la justice a conduit beaucoup de chrétiens, de prêtres et de religieuses jusqu'au martyre. Elle a rencontré souvent l'opposition de l'Église officielle qui y flaire le marxisme.

Dépérissement de la religion et retour du religieux

Les trente dernières années ont été marquées en Occident (Europe et Amérique du Nord) par un large dépérissement religieux, un recul de la pratique dans toutes les confessions traditionnelles, et une diminution rapide du nombre des prêtres. L'Église catholique a quelques consolations dans les voyages du pape Jean-Paul II, le succès des grands pèlerinages : Lourdes, Fatima, Compostelle, Czestochowa, les Journées mondiales de la jeunesse, l'augmentation du nombre des séminaristes et des prêtres en Asie et en Afrique.

Parallèlement, depuis les années 1970, se manifeste un retour du religieux qui ne profite pas forcément aux confessions traditionnelles mais davantage aux Églises évangéliques protestantes et aux mouvements charismatiques catholiques. Se développent beaucoup d'éléments parareligieux plutôt que religieux, avec le Nouvel Âge, les sectes, l'astrologie, la voyance ou la cartomancie. Les Églises historiques s'interrogent : pourquoi n'arrivent-elles plus à répondre aux attentes des hommes et des femmes de maintenant ?

Certains catholiques ont voulu voir dans ce dépérissement religieux une conséquence du concile, bien qu'en réalité l'évolution ait commencé avant. En revanche, d'autres ont pensé que l'évolution de l'Église n'avait pas été assez rapide pour répondre aux attentes des hommes d'aujourd'hui. D'où les tensions dans le catholicisme, mais également dans le protestantisme avec toutes les nuances qui vont de l'intégrisme ou du traditionalisme jusqu'au « progressisme ».

Foi chrétienne et problèmes de l'heure

À partir de la prédication de Paul, le message chrétien apparaît à la fois comme universel – un seul Seigneur, une seule foi, un seul baptême – et en même temps enraciné dans toutes les cultures des croyants rassemblés dans l'Église concrétisée par ses implantations à Corinthe, à Éphèse… et dans toutes les contrées du monde. De Jérusalem, l'Évangile est arrivé jusqu'aux extrémités de la Terre. Dans l'éventail culturel des Églises, l'Europe occidentale a pris une place prépondérante. Sa puissance politique, économique et culturelle a fait que l'on a confondu son christianisme avec l'universalité chrétienne. Au cours des siècles, cependant, beaucoup d'évangélisateurs se sont efforcés de traduire le message dans les langages des peuples rencontrés et de confier leurs Églises aux nouveaux croyants. Le christianisme est en passe de devenir une religion non occidentale.

*Voir le Texte 12 (**Missions étrangères des États-Unis**) en ligne et p. 286.*

Il n'est plus possible à l'heure actuelle de penser la foi chrétienne à l'intérieur d'une seule confession. Dans un monde souvent indifférent, les chrétiens se rendent compte que leurs particularismes n'intéressent pas les hommes d'aujourd'hui. Les chrétiens ont un riche héritage à transmettre dans un monde pluraliste où le dialogue interreligieux est devenu une nécessité. Les rencontres d'Assise (1986…) en sont une illustration. Pour reprendre une phrase de la sociologue Danièle Hervieu-Léger : « L'Église catholique se pense toujours comme porteuse du sens plénier des valeurs dont les hommes ont besoin dans un monde incertain. » Mais l'Église catholique n'en a pas l'exclusivité. Elle a conscience qu'elle ne peut proposer son message qu'en union avec les autres chrétiens et même avec tous les hommes de bonne volonté, particulièrement quand il s'agit de la défense des droits de l'homme et de la justice.

Pour aller plus loin, consulter la bibliographie en ligne et p. 303.

PREMIÈRE PARTIE

L'ÉCRITURE SAINTE

Chapitre 2

La Bible

Étienne Nodet, o.p.

Professeur à l'École biblique de Jérusalem

La Bible chrétienne comprend deux parties, l'Ancien et le Nouveau Testament (AT et NT), le second centré sur Jésus-Christ, mais adossé au premier. Deux séries de questions sont abordées :

– Comme œuvre littéraire, la Bible, peu unifiée, a une origine complexe. La formation de l'AT met en jeu l'histoire des Israélites, unifiés d'abord puis divisés en Samaritains et Juifs. De même, le NT est né dans la postérité très diverse de Jésus. L'information directe fait souvent défaut, et l'on est conduit à des hypothèses qui rassemblent au mieux les données disponibles.

– Comme œuvre religieuse canonisée, l'AT s'enracine dans les cultures voisines, mais s'en démarque pour annoncer un monothéisme historique strict, luttant contre l'idolâtrie, avec un horizon universel. Le NT proclame que les espérances sont accomplies, mais sous la forme déroutante d'un Messie crucifié, « scandale pour les Juifs et folie pour les gentils ». Il s'insère dans le témoignage des premiers Pères de l'Église.

La Bible est un gros livre, au contenu varié mais au langage sobre et concret, et qui a profondément marqué la civilisation occidentale. Elle se compose de deux parties indissociables, l'Ancien Testament (AT), qui est d'origine israélite et juive, et le Nouveau Testament (NT), qui est proprement chrétien mais déclare que Jésus-Christ a accompli les espérances et les promesses énoncées dans l'AT. La Tradition invite constamment à rapprocher les deux, car il s'agit de la révélation du même Dieu.

Les livres composant ces deux parties ont eu une histoire souvent complexe, et n'ont pas tous la même autorité ; ils sont entourés d'une périphérie de « livres à lire » apparentés, parfois mal conservés. Il existe en outre toute une littérature juive dite « intertestamentaire », qui fournit assez souvent des éclairages utiles pour le NT. On en parlera peu ici, mais les textes les plus intéressants sont les fragments de manuscrits découverts près de la mer Morte depuis 1947, en particulier à Qumrân.

La chronologie des événements bibliques est malaisée à établir, non moins que la datation des divers livres. En outre, il y a souvent des divergences d'un passage à l'autre. Cette imprécision est si constante qu'elle ne peut être fortuite : la Bible est davantage une série d'icônes diversement coordonnées, devant lesquelles on médite, plutôt qu'un journal. Le Dieu dont elle parle, à la fois transcendant et proche de l'histoire contingente, ne se laisse pas réduire à une somme d'informations énonçables.

Dans l'exposé qui suit, les dates connues et les faits établis, peu nombreux, sont indiqués, mais l'accent est mis sur les questions en suspens, avec diverses simplifications.

Liste des livres bibliques et apparentés (abréviations)

Sous AT et NT figurent les livres bibliques, acceptés ou non par tous, mais connus en grec. Les livres apparentés sont mis en *italique*.

AT (ayant eu ou non un original hébreu) : Abdias (Abd), Aggée (Ag), Amos (Am), Baruch (Ba), Cantique des Cantiques (Ct), 1–2 Chroniques (1–2 Ch), Daniel (Dn, avec des additions propres au grec), Deutéronome (Dt), Ecclésiaste ou Qohélet (Qo), Ecclésiastique ou Siracide (Si), Esdras (Esd), Esther (Est, avec des additions propres au grec), Exode (Ex), Ézéchiel (Ez), Genèse (Gn), Habaquq (Ha), Isaïe (Is), Job (Jb), Judith (Jdt), Juges (Jg), Joël (Jl), Jonas (Jon), Josué (Jos), Jérémie (Jr), Jude (Jd), Lamentations (Lm), Lévitique (Lv), 1–2 Maccabées (1–2 M), Malachie (Ml), Michée (Mi), Nahum (Na), Néhémie (Ne), Nombres (Nb), Osée (Os), Proverbes (Pr), Psaumes (Ps), Qohélet (Qo), 1–2 Rois (1–2 R), Ruth (Rt), Sagesse (Sg), 1–2 Samuel (1–2 S), Siracide (Si), Sophonie (So), Tobie (Tb), Zacharie (Za).

Rattachés à l'AT (apocryphes grecs, ayant ou non un original hébreu) : Épître de Jérémie (Ep-Jr), Assomption de Moïse (As-Mo), Esdras A (1 Esd), 3–4 Maccabées (3–4 M), Odes de Salomon (Od), Prière de Manassé (Mn), Ps 151.

Inclus dans l'AT éthiopien (traduits de l'hébreu) : Hénoch (Hen), Jubilés (Jub).

NT : Actes des Apôtres (Ac), Apocalypse (Ap), 1–2 Corinthiens (1–2 Co), Colossiens (Col), Éphésiens (Ep), Galates (Ga), Hébreux (He), Jacques (Jc), Jean (Jn), 1–2–3 Jean (1–2–3 Jn), Jude (Jd), Lc (Lc), Marc (Mc), Matthieu (Mt), Philémon (Phm), Philippiens (Ph), 1–2 Pierre (1–2 P), Romains (Rm), 1–2 Thessaloniciens (1–2 Th), 1–2 Timothée (1–2 Tm), Tite (Tt).

Rattachés au NT : Actes de Paul (Ac-Pl), Apocalypse de Pierre (Ap-P), 1–2 Clément (1–2 Cl), Didachè (Di), Épître de Barnabé (Bar), Pasteur d'Hermas (Her), Protévangile de Jacques (Pr-Jc) ; Protévangile de Thomas (Pr-Th).

Nombreux évangiles apocryphes, le plus souvent dissidents et mal conservés : principalement Marcion (Ev-Mar), Mathias (Ev-Mat), Nicodème ou Actes de Pilate (Ev-Ni), Philippe (Ev-Ph), Pierre (Ev-P), Thomas (Ev-Th).

Les écritures israélites, l'Ancien Testament

L'AT chrétien dérive largement des Écritures hébraïques, mais la différence est nette, aussi bien pour la liste des livres que pour les détails de texte. Aussi celles-ci méritent-elles d'être examinées en premier.

Il faut distinguer deux branches, correspondant l'une aux Juifs, centrés sur Jérusalem, et l'autre aux Samaritains, centrés sur Sichem et le temple du mont Garizim.

Par commodité, on part des textes actuels, qui sont clairement définis, pour remonter ensuite aux témoignages plus anciens, nettement plus fragmentaires.

■ Les Écritures juives

Pour les Juifs, il n'y a pas *une* Bible au sens d'un tout homogène, mais une collection d'écrits en trois parties d'importance décroissante : la Tora, les Prophètes et les Écrits. Les sources rabbiniques désignaient le tout comme « Lectionnaire », par allusion à l'usage synagogal. Le plus ancien témoignage explicite de cette division tripartite figure dans le prologue du traducteur de Si, daté de – 132.

Le texte hébreu actuel

Ce texte, dit « massorétique » (TM), est remarquablement conservé depuis le 2e siècle. Les manuscrits de référence, distincts des rouleaux utilisés dans les synagogues, regroupent les trois parties en un volume relié *(codex)*.

1) La Tora, terme signifiant « Loi, enseignement », comprend cinq livres, d'où le nom de « Pentateuque » : Gn, Ex, Lv, Nb, Dt. C'est un récit qui court depuis la Création, inscrite dans une semaine ordinaire, jusqu'à la mort de Moïse face à la Terre promise. Les moments principaux sont : un ensemble de fautes, d'Adam à la tour de Babel, puis l'appel par Dieu (Yahweh) d'Abraham, en qui toutes les nations seront bénies ; il reçoit l'Alliance de la circoncision. Puis l'ensemble culmine avec le don de la Loi au désert du Sinaï, par l'intermédiaire de Moïse, l'Alliance étant étendue à tout le peuple des Israélites, répartis en douze tribus. L'établissement d'une législation complète en plein désert, couvrant le culte et une vie civile surtout rurale et sédentaire, est fait en vue de la création d'un État ailleurs (en Canaan) et plus tard (après quarante ans d'errance) ; c'est une singularité, qui a l'allure d'une recréation à partir d'un lieu vide.

2) Les Prophètes, où l'on distingue deux ensembles :
- Les Prophètes antérieurs (Jos, Jg, 1-2 S, 1-2 R), qui forment un récit qui va de la conquête de la Terre promise par Josué, successeur de Moïse, jusqu'à la chute de Jérusalem et à l'Exil. Après une période diffuse, avec des chefs occasionnels ou « juges », mais sans gouvernement central, David devenu roi réussit à réunir les tribus et à créer Jérusalem comme capitale. Son fils Salomon bâtit le Temple, mais son extrême sagesse aboutit à l'idolâtrie, et après lui le royaume se divise entre Israël au nord, avec dix tribus, et Juda-Benjamin au sud, autour de Jérusalem, et malgré quelques sursauts le déclin se poursuit jusqu'à la chute et la déportation d'Israël en – 722, puis de Jérusalem en – 587. Le tout forme l'histoire d'un échec, mais la figure de David domine.
- Les Prophètes postérieurs, œuvres surtout poétiques mettant en scène chacune un prophète, personnage inspiré et indépendant du pouvoir sacerdotal ou royal, qui pratiquement seul dénonce inlassablement les infidélités d'Israël et de Jérusalem, promettant un châtiment mais aussi une restauration ultime, avec un nouveau David ; ils s'égrènent pendant la monarchie et ensuite (Is, Jr, Ez

et une série de douze « petits prophètes » : Os, Jl, Am, Abd, Jon, Mi, Na, Ha, So, Ag, Za, Ma, les trois derniers postérieurs à l'Exil). Ils s'adressent à la fois à leurs contemporains et aux générations futures : aussi les prophéties sont-elles écrites, ce qui assure leur permanence (*cf.* Ha **2** 2).

La réunion sous un même titre d'historiens et de prophètes proprement dits exprime la perception typiquement biblique qu'ils sont analogues : le prophète est historien, puisqu'il exprime une révélation de Dieu dans des circonstances contingentes ; et l'historien est prophète, car ses récits, qui mettent en relief les interventions de Dieu dans le temps ordinaire, ont en même temps une valeur typologique pour le futur, bien différente d'une simple archive. C'est à l'opposé de la conception grecque puis romaine, où le meilleur historien est le témoin oculaire, alors que la mythologie baigne dans un temps reculé et irréel.

3) Les Écrits ou Hagiographes constituent un ensemble assez disparate, mais largement postexilique :
- Ps, comprenant cent cinquante hymnes qui mêlent des souvenirs bibliques à des circonstances existentielles propres à la prière ;
- Jb, long poème sur les souffrances incompréhensibles d'un homme juste ;
- cinq « rouleaux » très différents : Pr (proverbes très généraux), Rt (une étrangère, ancêtre de David), Ct (chant d'amour), Qo (sur la vanité de toutes choses), Lm (sur le poids actuel du péché des ancêtres) ;
- Est (une persécution des Juifs en Orient, qui se résout sur place, sans allusion à une Terre promise) ;
- Dn, avec des parties en araméen (visions énigmatiques et persécutions d'un page juif de la cour du roi perse) ;
- Esd-Ne, avec des parties en araméen (récits assez confus de retour partiel d'Exil, suivi du rétablissement du Temple ; les Juifs rapatriés, se fiant à leur généalogie et non à la circoncision, refusent de se mêler aux Israélites locaux [Esd **2** 2], et introduisent des coutumes ancestrales non bibliques ; Néhémie, laïc babylonien, prend autorité même sur les prêtres. C'est l'origine lointaine des pharisiens, terme qui signifie « séparés ») ;
- 1-2 Ch (reprise de toute l'histoire depuis la Création jusqu'à l'annonce du retour d'Exil et de la reconstruction du Temple, en – 538, avec insistance sur le culte lévitique institué par David et la volonté de fédérer tout Israël autour de Jérusalem).

4) Le canon du judaïsme rabbinique. Les sources indiquent des discussions au début du 2e siècle, précisant les Écrits à retenir. Plusieurs d'entre eux, pourtant rédigés en hébreu, n'ont pas été inclus dans le TM, mais ont été conservés en traduction grecque (Jdt, Tb, 1M, Si) ou éthiopienne *(Jub, Hen)*. Dans certains cas, on peut discerner pourquoi.

- 1M, récit de fondation de l'État juif établi à la suite d'une guerre présentée comme sainte contre l'occupant syrien, et modèle de la révolte messianisante de Bar Kokhba contre les Romains en 132 ; il a été écarté ensuite, car l'accent a été mis sur l'étude et la sanctification.
- Si, qui s'adresse aux « craignant-Dieu », catégorie mitoyenne entre Juifs et païens, et qui évoque des mystères cachés, a été écarté, car le judaïsme rabbinique maintient des frontières précises et déclare que la révélation est close depuis Moïse. Pourtant, le Talmud cite parfois Si comme Écrit.
- On doit noter aussi que Dn, un prophète selon tous les autres témoins, a été déclassé en Écrit, car, explique le Talmud, il annonce des révélations secrètes.

Traces de textes hébreux différents

Les principaux témoins anciens directs sont les manuscrits de la mer Morte, à Qumrân et autour. Il faut y ajouter des traductions anciennes plus ou moins littérales qui reflètent un hébreu différent du TM : en grec, la principale traduction globale est celle dite des Septante (LXX), commencée au 2e siècle av. J.-C., mais elle sera présentée plus loin (*cf.* § « L'Ancien Testament, ou la Bible grecque ») ; il faut lui ajouter la paraphrase faite par l'historien Flavius Josèphe. En araméen, signalons pour mémoire plusieurs traductions appelées *targums*, souvent amplifiées de développements homilétiques, et remontant peut-être au 2e siècle ou même avant, mais qui supposent un original hébreu très proche du TM. Les autres traductions anciennes dépendent le plus souvent de la LXX, avec une exception majeure : au 4e siècle, à Bethléem, Jérôme a fait, pour remplacer une traduction latine plus ancienne, une nouvelle version d'après le TM, appelée « Vulgate », qui est devenue la Bible officielle de l'Église catholique romaine pendant quinze siècles.

1) Qumrân, près de la mer Morte. Le site, connu depuis longtemps, a livré des manuscrits à diverses époques.

- Au 4ᵉ siècle, on en avait présenté à Jérôme, mais il les avait refusés, se fiant à l'autorité du TM, apparemment sur les conseils de son fidèle *hebraeus meus*.
- Au 8ᵉ siècle, on en recueillit d'autres, en particulier Si en hébreu, qui fut mis à l'honneur au Caire par une dissidence juive, les qaraïtes. Ceux-ci, tels les sadducéens auparavant et les réformateurs bien plus tard, voulaient revenir à l'Écriture en s'affranchissant de la tradition orale rabbinique, et s'indignaient que l'on ait fait disparaître un livre biblique.
- Au 20ᵉ siècle, des fouilles systématiques ont permis de recueillir des milliers de fragments, datés pour la plupart du 1ᵉʳ siècle av. J.-C. Ils ont été patiemment réunis, alors que les découvertes anciennes s'étaient bornées à des manuscrits directement lisibles, malheureusement perdus depuis. En dehors de textes propres au groupe établi à Qumrân (les esséniens, *cf.* § « Institutions chrétiennes »), on a pu identifier des passages de tous les livres du TM (sauf Est), ainsi que des livres hébreux absents du TM (sauf 1M). La forme du texte est parfois proche du TM, parfois très éloignée ; certaines variantes montrent que les textes n'étaient pas encore « intouchables », et Dn est cité comme prophète. De plus, le cas de *Jub* et *Hen* indique que le périmètre du canon scripturaire n'était pas encore stabilisé, au moins pour les Écrits.

2) Flavius Josèphe, prêtre juif né à Jérusalem en 37 et rallié aux Romains en 67, publia en 93 à Rome un gros ouvrage, *les Antiquités judaïques (AJ)*, où il relate l'histoire de sa nation depuis la Création, ainsi que ses « constitutions politiques ». Il paraphrase en grec une Bible hébraïque, souvent de façon assez lâche, en la complétant jusqu'à son temps par d'autres sources recueillies en Judée ou à Rome. Sa Bible comprenait des gloses et des traces de vétusté. C'était un exemplaire de référence pris au Temple par Titus, lors de la chute de Jérusalem en 70. Très proche du TM pour le Pentateuque, elle s'en écarte parfois notablement pour la suite, surtout pour Est, Esd-Ne, 1–2 Ch. Il a aussi des contacts avec la source de la LXX et avec des fragments de Qumrân. Curieusement, il ne connaît pas Jdt et Tb, alors qu'il peine à remplir la période postexilique perse, qui n'est guère documentée après Esd-Ne.

L'intérêt de ces témoins latéraux peut être illustré par un exemple, qui montre que les textes devenus officiels ne sont pas forcément les plus primitifs. Selon Lc **1** 14 Jean-Baptiste est consacré dès le sein de sa mère. Les détails rituels donnés obligent à conclure que le seul précédent biblique identifiable dans les textes reçus est le juge Samson (Jg **13** 5), un géant infantile et violent, ce qui n'est guère satisfaisant. En revanche, un manuscrit de Qumrân *(4 QSam[a])*, qui concorde avec Josèphe *(AJ* **5** 347) et avec lui seul, donne une forme de 1S **1** 11 disant clairement qu'Anne voulait consacrer son futur fils Samuel pour toujours auprès du prêtre Éli à Silo, avec les mêmes détails typiques, absents du TM et de la LXX. Cela convient parfaitement au récit de l'enfance de Lc **1-2**, où Jean-Baptiste précurseur de Jésus est manifestement mis en parallèle avec Samuel précurseur de David. Il faut conclure aussi que le TM et la LXX, inconnus de Lc au moins sur ce point, ne représentaient pas nécessairement le texte le plus répandu aux 1er et 2e siècles.

◼ Les Écritures samaritaines

Le terme « Samaritain » dérive de Samarie, qui avant de désigner la région fut la capitale du royaume d'Israël (nord) depuis sa fondation par le roi Omri vers – 884 jusqu'à sa chute en – 722. Ensuite, des colons mésopotamiens furent installés ; ils pratiquèrent un culte hybride, vénérant Yahweh le Dieu d'Israël et d'autres divinités, ce qu'indique 2R **17** 24-41 LXX et que confirme l'archéologie.

Cependant, la désignation comme Samaritains des fidèles du Temple du Garizim à Sichem est inadéquate, car péjorative. Eux-mêmes se présentent comme « Sidoniens de Sichem », c'est-à-dire Cananéens ou Phéniciens. L'écriture samaritaine est le paléohébreu, dérivant d'une ancienne forme sémitique « occidentale » (phénicienne), alors que l'écriture carrée juive est en réalité araméenne, c'est-à-dire « orientale » ou « assyrienne ».

L'importance de Sichem

Sichem, « Nombril de la Terre » (Jg **9** 37), est un lieu essentiel de la mémoire biblique : c'est là qu'est d'abord arrivé Abraham ; c'est là que Jacob s'est installé ; c'est là encore, entre les monts Ébal et Garizim, que devait être le point d'arrivée des Israélites sortis d'Égypte (Dt **11** 29-30). C'est bien là que Josué arrive avec les Israélites (Jos **8** 30-35) et plus tard qu'il prononce, au terme de la conquête de Canaan, un discours solennel invitant les Israélites à être fidèles à Yahweh (Jos **24** 2-15), tout cela bien avant la création de Jérusalem par David. On peut ajouter que c'est encore là que Jésus, qui porte le même nom que Josué (« Yahweh sauve »), suscite la plus solennelle confession de foi après avoir rencontré une Samaritaine (Jn **4** 42).

Le Temple du Garizim fut détruit par Jean Hyrcan en − 129, mais les Samaritains ont conservé une lignée de grands prêtres et continuent à faire des sacrifices, en particulier pour l'agneau pascal.

Les adversaires israélites des Juifs rapatriés d'exil, vilipendés dans Esd-Ne, ne sont autres que ces Samaritains, circoncis comme eux le huitième jour.

Le texte hébreu actuel

En dehors de textes médiévaux, légaux et liturgiques, la bibliothèque ancienne des Samaritains en matière biblique est courte.

1) La Tora, ou Pentateuque, texte sacré mais moins minutieusement conservé que le TM. Le Décalogue y contient un précepte ordonnant de faire des pèlerinages au mont Garizim. On a cependant relevé de nombreux contacts de détail avec la LXX contre le TM, ce qui prouve une origine antérieure à la fixation de ce dernier.

Un détail textuel mérite d'être signalé, car il a d'importantes conséquences. Le Dt, qui s'oppose énergiquement à la multiplicité des lieux de culte, mentionne une vingtaine de fois « le lieu que Yahweh choisira pour y faire résider son nom », selon le TM et la LXX, mais le Samaritain met au passé « le lieu que Yahweh a choisi »; en hébreu, la différence tient en une lettre. Cette variante a le plus souvent été considérée comme un « samaritanisme » délibéré. Pourtant, elle correspond bien au point d'arrivée des Israélites sortis d'Égypte indiqué plus haut (Dt et Josué), et une étude récente très technique a montré qu'il fallait préférer comme primitive la leçon « a choisi ». La forme « choisira » est alors une altération juive, destinée à neutraliser Sichem et le Garizim. D'ailleurs, le choix effectif du lieu selon la perspective juive figure en 1R **8** 16 où, lors d'une vision, Dieu dit à Salomon qui vient d'achever le Temple de Jérusalem : « Depuis le jour où j'ai fait sortir d'Égypte mon peuple Israël, je n'ai choisi aucune ville parmi les tribus d'Israël pour y faire bâtir un temple où résiderait mon nom, puis j'ai choisi David… » En clair, le choix porte bien sur Jérusalem ; il devait être mis au futur dans le Dt, puisque Jérusalem est ignorée du Pentateuque.

2) Une Chronique, qui s'étend de Josué… jusqu'à Napoléon, au moins pour certains exemplaires, car elle a été constamment recopiée et prolongée. Ce texte, d'autorité modeste et diversement altéré, explique que les Samaritains sont les rescapés des tribus de Manassé et d'Éphraïm, et que la dissidence juive a commencé avec le prêtre Éli, qui fonda le temple de Silo où fut recueilli le jeune Samuel, qui devait plus tard oindre David roi d'Israël…

Cette *Chronique*, conservée sans beaucoup de soin, a rarement été prise au sérieux, à cause de l'opinion dominante, dépendant de Josèphe, qui fait des Samaritains une dissidence juive méprisable. Pourtant, la première partie en est une forme courte de Jos, qui montre bien plus clairement une tradition ancienne montrant Josué comme législateur d'Israël, instituant le culte de Yahweh à Sichem, sans allusion ni à Abraham ni à Moïse (Jos 24). De plus, cette forme courte a de remarquables contacts avec la paraphrase de Josèphe, pourtant peu suspect d'être favorable aux Samaritains.

■ Chronologie, rédaction, sources historiques

Les textes bibliques donnent des indications chronologiques, mais ce ne sont jamais des rapports de témoins oculaires. La mise par écrit est largement postérieure, d'après des sources écrites ou des traditions orales.

Chronologies traditionnelles

En combinant les indications dispersées données par les textes et en réduisant de menues contradictions, on peut établir des chronologies absolues traditionnelles. Dans le tableau ci-dessous, on met en regard le TM, la LXX et les calculs minutieux de Josèphe, ainsi que quelques dates précises connues d'ailleurs (historiens grecs, tablettes mésopotamiennes).

la bible

Les chronologies traditionnelles (AT)

(Dates rétablies dans le calendrier grégorien)	TM	LXX	Josèphe	Histoire
Création	– 3952	– 5318	– 5687	
Déluge	– 2296	– 3076	– 3031	
Naissance d'Abraham	– 2014	– 2004	– 2038	
Sortie d'Égypte (Moïse a 80 ans)	– 1474	– 1474	– 1538	
Mort de Salomon (scission du royaume)	– 928	– 928	– 962	– 931
Chute de Samarie (royaume du Nord)			– 738	– 722
Chute de Jérusalem (Juda et Benjamin)			– 607	– 587
Cyrus décrète le retour d'Exil			– 556	– 538
Rétablissement du Temple	– 515	– 515	– 537	
Arrivée d'Alexandre			– 303	– 332
Établissement de l'État asmonéen (Simon)		– 141	– 141	– 141

La chronologie interne du Pentateuque varie selon les sources, et elle n'a aucune attache extérieure ferme avant Salomon.

D'autres ancrages du TM ont été faits : la tradition rabbinique met la Création en – 3760, en contractant la période perse, du retour d'Exil à Alexandre ; la tradition samaritaine la met en – 4159, en s'inspirant de computs musulmans.

La tradition rabbinique déclare que l'ensemble du Pentateuque fut révélé à Moïse au Sinaï, ce qui est une manière de dire que les récits depuis la Création ne sont pas des chroniques impartiales, mais des exposés théologiques.

Sources, rédaction, autorité

La Bible centre la Création sur l'homme. Galilée l'astronome avait proclamé à ses dépens, au 17e siècle, que la science la contredisait. Pourtant, les découvertes archéologiques du 19e siècle ont largement reculé l'âge de l'humanité, qui n'est qu'une parcelle infime du monde. En outre, diverses trouvailles ont montré de nombreuses similitudes entre les récits ou les lois du Pentateuque avec des récits ou des lois du Proche-Orient ancien. Comme en outre la Bible contient de nombreuses difficultés et discordances, petites ou grandes, on a voulu en rechercher les éléments constituants, avec l'idée romantique que ces sources plus anciennes devaient être plus pures.

L'examen des fêtes et des lois, ainsi que des heurts narratifs et des variations de style ont conduit au 19e siècle à distinguer quatre documents primitifs, sous forme d'ébauches ou de textes rédigés : le yahwiste et l'élohiste, d'après la désignation de Dieu comme Yahweh ou *Élohim* (« Dieu »), l'un et l'autre situés à l'époque royale, puis le Dt lié à la réforme centralisatrice du roi Josias, et enfin un bloc sacerdotal important, introduit après l'Exil, avec culte, généalogies et chronologies. Les deux derniers représentent en fait des écoles, qui sont intervenues dans les passages rattachés aux deux premiers. De plus, l'école du Dt a arrangé des sources plus anciennes, en particulier des archives royales, pour donner l'ensemble des Prophètes antérieurs (de Jos à 2S).

Cette hypothèse est encore discutée, à cause de nombreuses difficultés de détail. De plus, les deux points fermes utilisés pour la datation sont l'un la réforme de Josias, liée à la découverte du Dt en 622 (2R **22**–**23**), et l'autre l'arrivée du prêtre Esdras de Babylonie, en 458 sous Artaxerxès Ier (ou 398 sous Artaxerxès II), qui apportait le Pentateuque achevé et instaura un régime très sacerdotal à Jérusalem. Cette théorie suppose une forte activité littéraire juive pendant l'Exil.

Cependant, ces vues judéo-centrées sont fragiles. D'une part, elles ignorent l'importance des Samaritains, évoquée plus haut, en particulier à propos du Dt. D'autre part, la notion d'un Pentateuque mis au point en Exil est douteuse, puisque les rapatriés le découvrent à Jérusalem (Ne **8** 1–17 ; **13** 1–3). D'autres théories ont vu le jour. La plus extrême veut qu'il ait été entièrement composé au 3e siècle av. J.-C., à la bibliothèque d'Alexandrie, à partir de sources hébraïques et d'ouvrages grecs présentant en bloc l'ensemble des traditions anciennes du Proche-Orient. Le débat est loin d'être clos.

Si l'on considère non plus la rédaction mais l'autorité du Pentateuque, on voit qu'elle fut lente à se généraliser. Au 2e siècle av. J.-C., lors de la crise maccabéenne, 2M **5** 22–23 déclare que les Syriens persécutent la nation et ses deux Temples, à Jérusalem et au Garizim ; l'auteur paraît ignorer que ce dédoublement est incompatible avec le Dt. Au temps d'Hérode le Grand, au 1er siècle, Hillel l'Ancien, Babylonien appelé à être l'un des Pères de la tradition rabbinique, ignore si la préparation de la Pâque peut se faire un jour de sabbat, phénomène pourtant fréquent puisque, dans le calendrier lunaire babylonien, l'occurrence tombe une année sur sept en moyenne. Le cas de Hillel n'est pas isolé : lors des persécutions à Suze au temps d'Esther, celle-ci proclame un jeûne de trois nuits et trois jours le 13 du premier mois (Nissân, *cf.* Est **3** 12), ce qui est incompatible avec la Pâque du 14. Il y avait donc toute une tradition juive babylonienne ignorant Ex, délibérément ou non.

■ L'Ancien Testament ou la Bible grecque

Les livres hébraïques ont été traduits en grec avant notre ère et après ; les variations de style, parfois dans un même livre, prouvent que les traducteurs ont été nombreux. Dans certains cas, les originaux hébreux ont disparu, en dehors de quelques fragments retrouvés à Qumrân. D'autres livres ont été écrits directement en grec. C'est cet ensemble, conservé par les chrétiens, qui constitue l'AT ; la liste en est donnée dans le tableau initial. Cependant, les principaux manuscrits anciens incluent aussi d'autres écrits d'allure biblique, mais qui sont en marge de l'AT (« rattachés à l'AT » dans le tableau).

Par ailleurs, on observe une coupure, que l'on peut situer au début du 2ᵉ siècle : à cette époque, qui correspond à la fixation du canon biblique juif en hébreu, l'on voit apparaître des traductions systématiques d'origine juive, puis des révisions chrétiennes périodiques. Auparavant, les témoignages sont partiels et assez peu cohérents.

Les premiers avatars de la Bible grecque

Pour combiner l'affirmation de l'extrême antiquité du Pentateuque et le fait qu'il était inconnu des auteurs grecs jusqu'au 2ᵉ siècle av. J.-C., une tradition voulait qu'il ait été interdit de le traduire. En même temps, une tradition concurrente affirmait que Platon s'était inspiré de Moïse, ce qui supposait des traductions anciennes, au moins partielles.

Vers - 150, Eupolème, un notable juif cité par Eusèbe, composa en grec une histoire depuis les origines jusqu'à la chute de Jérusalem, où il combine avec une extrême liberté des éléments apparentés à la Bible (TM et LXX) avec des données inconnues autrement. Tout est mis sur le même plan.

Le prologue déjà cité du traducteur de Si, daté de - 132, déclare que les traductions grecques de la Loi, des Prophètes et des Écrits sont insatisfaisantes. Pourtant, la *Lettre d'Aristée*, un ancien écrit juif connu de Josèphe, rapporte que le roi d'Égypte Ptolémée II, fondateur de la bibliothèque d'Alexandrie, fit faire vers - 280 une traduction grecque du Pentateuque par soixante-douze savants, soit six pour chaque tribu d'Israël. Ils travaillèrent indépendamment, et leurs résultats, concordants, furent jugés parfaits. (C'est de ces soixante-douze qu'a été tirée l'expression simplifiée « Septante », laquelle a fini par désigner la traduction grecque globale la plus ancienne, et même tout l'AT.)

Les grottes de Qumrân ont livré quelques fragments bibliques en grec, datés du 1er siècle av. J.-C., mais ils correspondent imparfaitement aux autres témoins connus, grecs ou hébreux. Ce sont certainement des traductions privées.

Philon d'Alexandrie, philosophe juif contemporain de Jésus, rédigea de vastes commentaires allégoriques du Pentateuque grec, mais il ignore entièrement les livres historiques (Prophètes antérieurs et postérieurs), soit qu'ils ne soient pas traduits, soit qu'il ne leur attribue aucune autorité. Au lieu d'Exil, il parle de la nécessité de diffuser dans le monde la loi de Moïse, seule capable de mettre un terme aux guerres.

De son côté, Josèphe déclare, dans l'introduction à sa paraphrase biblique dans *Les Antiquités judaïques*, qu'il est le premier à rendre en grec les livres postérieurs au Pentateuque. Les livres hébreux qu'il connaît correspondent en gros au TM, avec quelques écarts : il connaît une forme courte de Jos, ainsi que 1M et des suppléments de Est, mais il ignore Esd et Ne, qu'il remplace par *1 Esd*. En outre, sa chronologie ancienne est différente.

Le NT cite l'AT grec, mais parfois selon des formes inconnues, peut-être directement traduites de l'hébreu. Il cite abondamment le Pentateuque (souvent appelé « Moïse »), les Prophètes postérieurs et les Ps, le reste étant rarissime, sauf quelques versets de 2S relatifs à David. En revanche, Jd cite *As-Mo* et *Hen*, deux livres en marge de l'AT grec, mais évoqués aussi par *Bar*.

Ces flottements montrent qu'il est malaisé de définir clairement un AT grec *officiel* antérieur au christianisme. En tout cas, il faut distinguer les traductions proprement dites, qui peuvent avoir été privées ou officielles, de leur autorité reconnue. On ignore quel était l'usage du grec dans les synagogues.

Renouveau des traductions juives

Au début du 2ᵉ siècle ont été réalisées trois traductions grecques, par Aquila, Symmaque (un judéo-chrétien) et Théodotion. Elles sont très littérales et dépendent d'un hébreu très proche du TM : même liste de livres et texte très semblable.

Ce fait est remarquable, car le judaïsme rabbinique du temps s'est éloigné du grec, et même l'a proscrit vers 120 en Judée. Un passage du Talmud permet de comprendre qu'il s'agissait d'une mesure de protection contre d'autres traductions grecques, réputées déviantes. Il y a lieu de supposer que cela visait les traductions largement utilisées par les chrétiens, ce qui confirme l'existence à ce moment d'une LXX plus ou moins globale, mais peu officielle, puisque Josèphe à Rome en ignore tout et ne craint pas que l'on compare son œuvre à une traduction préexistante, ce qui d'ailleurs aurait été désastreux pour lui.

Révisions chrétiennes. Canonisation

Vers 390 Jérôme, le traducteur de la Vulgate latine, signale qu'il existait trois formes reconnues de la Bible grecque : en Égypte, la LXX ancienne ; de Constantinople à Antioche, la version du martyr Lucien ; en Palestine et ailleurs, la recension d'Origène.

1) **Origène**, le fondateur de la théologie biblique au début du 3ᵉ siècle, était convaincu de l'autorité du TM face à la variété des traductions grecques en circulation en Orient. Il composa à Césarée Maritime une énorme synopse en six colonnes, appelée « Hexaples », mettant en regard le TM, une transcription grecque, Aquila, Théodotion, la LXX et Symmaque. Sauf quelques traces d'une traduction syriaque, l'ouvrage est perdu, ainsi que la traduction révisée qui en sortit. Cette disparition est probablement due au fait que la doctrine d'Origène fut condamnée au 6ᵉ siècle.

2) Sous le nom du prêtre **Lucien** (4ᵉ siècle) s'abrite une révision partielle de la LXX, faite d'après une traduction grecque antérieure (peut-être au 2ᵉ siècle), qui a laissé des traces ailleurs. Cette traduction antérieure dépend d'un hébreu différent du TM, mais qui a de remarquables parentés avec la source hébraïque de Josèphe.

3) La LXX ancienne est restée, non sans quelques contaminations dues aux autres formes. L'ordre des livres avait depuis longtemps pris une tournure chrétienne : le Pentateuque, puis tous les livres historiques dans l'ordre chronologique, les Écrits, et enfin les Prophètes (postérieurs), placés le plus près possible du NT.

4) Canon. Les grands manuscrits grecs complets les plus anciens (4ᵉ siècle) mêlent les livres proprement canoniques, utilisés dans la liturgie, et les « livres à lire ». Telle est restée la tradition orientale, sans autre définition que l'usage.

C'est Jérôme qui par sa traduction latine, commandée en 383 par le pape Damase Iᵉʳ, a fixé une liste qui fut confirmée en 397 et 419 par les conciles de Carthage, sous l'autorité d'Augustin d'Hippone. Cette liste, devenue le canon catholique latin, fut officiellement définie bien plus tard, au concile de Trente (1546). Conservant l'ordre des livres du grec mais attentif à l'*hebraica veritas*, Jérôme a retenu les livres du TM, ainsi que Jdt, Tb, 1–2 M, Sg et Si, quoique contre son gré : il jugeait ces derniers secondaires, car ils ne pouvaient servir aux débats avec les Juifs, mais il était obligé d'admettre qu'ils étaient utilisés partout dans la liturgie et la prédication. L'occasion de la définition du concile de Trente fut la Réforme, qui soulignait aussi le caractère secondaire de ces livres mais, après quelques aléas dans les Bibles imprimées anglicanes et luthériennes, c'est la Bible Society britannique qui, à partir du début du 19ᵉ siècle, les supprima des Bibles, progressivement traduites et répandues dans toutes les langues.

Le Nouveau Testament

Il faut s'étonner qu'il y ait un NT! En effet, Paul ne veut rien savoir du « Christ selon la chair » (2Co **5** 16). Ses lettres, comme celles des premiers Pères avant 150 qui le citent, sont des écrits de circonstance qui se fondent sur l'AT et sur le *kérygme*, c'est-à-dire la proclamation surtout orale que la résurrection du Christ accomplit le jugement ultime annoncé par l'Écriture.

Pourtant un recueil fut constitué, appelé « Nouveau Testament » ou plus anciennement « Nouvelle Alliance », qui présente en grec la vie de Jésus et l'enseignement des premiers apôtres, mais ce fut après un processus de canonisation assez long, portant à la fois sur la sélection des livres retenus et la mise au point de leur texte. De nombreux livres éliminés, qualifiés d'apocryphes, ont cependant laissé des traces.

■ Les livres du Nouveau Testament et les aléas du canon

Autour et à la suite de Jésus se sont développées des communautés, que l'on peut regrouper selon deux directions principales, plutôt antagonistes.

- Un mouvement juif de disciples de Jésus, qui n'était venu que « pour les brebis perdues d'Israël » (Mt **10** 5-6) ; ils ont reçu comme lui le baptême de Jean, connaissent ses enseignements, mais ne voient pas que la résurrection de Jésus en fasse le Messie définitif en acte. Apollos d'Alexandrie (Ac **18** 24-25) ou Ananie de Damas, qui accueillit Paul (Ac **9** 17), en sont de bons représentants. Liés finalement à Jacques, le « frère du Seigneur », ils ont constitué les judéo-chrétiens, attendant un Messie (ou Christ) qui soit évident pour tous.
- Un mouvement d'abord minoritaire, puis développé par Pierre et surtout Paul, qui annonce le *kérygme* sous l'influence de l'Esprit saint ; en particulier, la résurrection du Christ est l'amorce d'un nouveau monde ou d'une nouvelle Création, fondée sur la communion entre nations et non plus sur la séparation. C'est devenu le christianisme proprement dit.

Ces deux tendances ont produit divers écrits, dont la différence est illustrée par le prologue de Lc, qui déclare qu'après les nombreux récits des faits et paroles de Jésus rédigés par des témoins oculaires, il juge nécessaire d'en composer un nouveau pour un certain Théophile (« ami de Dieu », probablement un nom générique), à qui il s'adresse, pour lui confirmer par écrit l'enseignement oral qu'il a reçu. Les témoins oculaires représentent le mouvement juif, alors que l'enseignement oral est le *kérygme* de Paul.

La formation du canon du NT a, pour une large part, été en réaction contre divers courants jugés hétérodoxes.

Le Nouveau Testament actuel

Le NT canonique actuel, défini au concile de Trente, est maintenant celui de pratiquement toutes les Églises. Il comprend vingt-sept livres :

- Quatre « évangiles », d'un terme grec signifiant « bonne nouvelle » : Mt, Mc, Lc et Jn ; sous le grec, on discerne parfois de l'araméen, langue vernaculaire de la Galilée. La Tradition affirme que les auteurs Matthieu et Jean sont les disciples de Jésus, alors que Marc rapporte l'Évangile de Pierre, et Luc celui de Paul ; aussi sont-ils d'autorité apostolique. Ces livrets relatent avec une sobriété très biblique les principaux moments de la vie de Jésus, en particulier discours et miracles, depuis le baptême de Jean jusqu'à la Passion, qui inclut la dernière cène, arrestation, condamnation, crucifixion et sépulture ; viennent enfin la Résurrection et l'envoi en mission des disciples. Les trois premiers sont dits « synoptiques », car ils sont assez semblables pour que l'on puisse les mettre en regard ; ils ne rapportent qu'une seule montée de Jésus à Jérusalem, où il mourut. Mt et Lc mettent en préface un récit de la naissance de Jésus à Bethléem, ville d'où était David, et donnent une généalogie de Jésus, qui en descend. Le quatrième évangile (Jn) est très différent, et se concentre sur un drame au sein du judaïsme : il comporte peu de miracles mais d'importants discours ; le Temple de Jérusalem, « patrie » de Jésus, est à l'honneur, le grand prêtre est prophète sans le savoir (Jn **11** 49–52) et le récit est rythmé par des fêtes de pèlerinages ; Bethléem est ignoré (Jn **7** 41–42), mais le récit de la Passion a la même allure générale que celui des synoptiques.
- Ac, connu sous deux formes textuelles assez différentes, est du même auteur que Lc et adressé au même Théophile. Il montre un parcours d'évangélisation qui va de Jérusalem à Rome. Sont relatées une Pentecôte où se réalise une communion improbable entre nations de langues diverses, puis des persécutions dans Jérusalem, d'où dispersion et prédication. Il s'agit en fait de l'activité d'abord de Pierre, qui fait des guérisons comme son maître, puis qui fait un pas décisif en visitant, poussé par l'Esprit, un officier romain. Ensuite Paul, persécuteur devenu missionnaire, tient une place majeure ; ses nombreux voyages l'amènent un peu

partout, d'Antioche à Corinthe, mais surtout dans les synagogues, où sont ensemble, mais séparés, des Juifs et des « craignant-Dieu », païens attirés par le judaïsme. Il échoue à Athènes devant les Grecs. Finalement, c'est enchaîné qu'il arrive à Rome.

- Treize épîtres de Paul (Rm, 1-2 Co, Ga, Ep, Ph, Col, 1-2 Th, 1-2 Tm, Tt, Phm), et une d'un style très différent, He ; la tradition la lui rattache, mais des doutes s'étaient élevés dès le 3e siècle. Les commentateurs modernes ont aussi des doutes divers sur l'authenticité de Ep, Col, 2Th, et surtout sur les trois dernières épîtres, dites « pastorales », 1-2 Tm et Tt, car elles ne reprennent pas les grands thèmes de Paul. Toutes sont adressées à des destinataires précis.
- Sept épîtres dites « catholiques », adressées à toutes les Églises : Jc, 1-2 P, 1-2-3 Jn, Jd, attribuées traditionnellement à Jacques et Jude (frères de Jésus) et aux apôtres Pierre et Jean.
- Ap, attribuée traditionnellement à l'apôtre Jean. C'est à la fois une catéchèse nourrie d'AT mettant en garde contre les séductions trompeuses d'un monde agité et clinquant, et une prophétie annonçant sa fin dans les catastrophes, avec la victoire ultime de l'Agneau immolé (Jésus).

Sauf pour Paul, les attributions traditionnelles sont maintenant jugées douteuses. La datation des textes est assez précise pour Paul, entre 50 (1Th) et 63, mais bien plus incertaines pour les autres lettres : entre 70 et 150 selon les diverses opinions modernes. Quant aux évangiles, on avance depuis un siècle 65-75 pour Mc, 70-85 pour Mt, 80-95 pour Lc-Ac, et vers 100 pour Jn ; ces dates seront discutées plus loin (*cf.* § « Jésus historique. Questions de méthode »), car elles ne tiennent pas compte de la différence entre rédaction et canonisation.

Débats anciens sur la canonicité de certains livres

Quelques points de repères jalonnent une longue histoire.
- Vers 150, Marcion fut le premier à établir à Rome un canon des Écritures, fondé sur la conviction que le Dieu révélé par Jésus était entièrement différent de celui des Juifs. Il rejetait l'AT et ne retenait qu'une forme arrangée de Lc, seulement connue par les citations de ses adversaires, ainsi que dix épîtres de Paul, excluant les pastorales, mais on ignore sous quelles formes

exactes, car on sait qu'il en avait fabriquées. Cette tentative a certainement contribué, par réaction, à la formation d'un canon chrétien orthodoxe, avec AT et NT. À la même époque et ensuite, les judéo-chrétiens rejetaient entièrement Paul et Ac, c'est-à-dire la mission aux païens ; certains avaient un Mt araméen. Peu après, Irénée de Lyon s'indignait que l'on puisse accepter les Évangiles et rejeter Ac, de même auteur que Lc.

- Vers 190 un texte mutilé, le *Canon du Muratori*, donne une liste de livres autorisés : on retrouve le NT actuel, mais sans Ac, He, Jc ni 2P ; il signale que le cas de Ap est discuté, que *Her* est trop récent pour être lu dans la liturgie ; il cite deux fausses lettres marcionites de Paul.

- Le cas des Églises orientales de langue syriaque (l'araméen chrétien) est particulier. Vers 170, Tatien composa pour elles en syriaque une harmonie des quatre Évangiles, appelée *Diatessaron*, mais jusqu'au 4e siècle elles ignorèrent au moins Paul, Ac et Ap, ce qui les rapproche des judéo-chrétiens. Ensuite vint la traduction syriaque du NT (Peshitta), qui supplanta le *Diatessaron*, mais elle ignore 2P, 2–3 Jn, Jd et Ap ; c'est d'ailleurs un NT de ce type qu'utilisaient en grec les Pères antiochiens (Chrysostome, Théodoret), qui ne voulaient pas de Jc. Tel restera le canon de l'Église orthodoxe syrienne.

- En 325, l'historien Eusèbe de Césarée donne une liste de livres « acceptés » : c'est le NT moins les livres « discutés », qui sont les mêmes 2P, 2–3 Jn, Jd et Ap, ainsi que Jc, *Ac-Pl*, *Ap-P*, *Bar*, *Di*, ce qui prouve que pour ces derniers la question s'était posée. Le problème vient de ce que tous ces livres étaient lus dans les Églises, mais que l'on n'était pas certain qu'ils proviennent de la génération des apôtres, critère essentiel d'autorité et d'inspiration. Dans le cas de Ap, révélation privée à Jean, il y avait en outre une méfiance générale à l'égard de telles révélations, sources de toutes les hérésies depuis le 2e siècle, et l'on n'était pas sûrs que ce Jean soit bien le disciple de Jésus. Sont rejetés comme hérétiques les évangiles apocryphes (*Ev-Mat*, *Ev-P*, *Ev-Th*), qui contiennent surtout des discours de Jésus, sans récit de la Passion, ainsi que quelques autres.

- En 367, Athanase d'Alexandrie donna une liste de livres « canonisés » (terme employé pour la première fois), avec le NT actuel et un AT très semblable à celui des protestants.

- Vers 380, cependant, les *Constitutions apostoliques* et Grégoire de Nazianze décrivent un NT sans Ap.

- En 397 et 419 les conciles de Carthage fixèrent le canon catholique actuel, AT et NT, pendant et après l'œuvre de traduction latine de Jérôme. Les discussions sur Jc, 2P, 2-3 Jn, Jd et Ap continuèrent cependant, car même si ces livres étaient canonisés, le doute sur leur authenticité apostolique n'était pas levé.

Bien plus tard, vers 1520, Luther proposa de retirer du canon He, Jc, Jd et Ap comme contraires à la doctrine de la *sola gratia, sola fides*. Il fut peu suivi.

■ Les Évangiles, Jésus, la Galilée

Comme le *kérygme*, avec le sens donné à la mort et à la résurrection du Christ, a marqué une rupture entre d'une part Jésus et son mouvement d'origine, prolongé par les judéo-chrétiens, et d'autre part le christianisme proprement dit, on se demande depuis longtemps si celui-ci est resté fidèle à son fondateur. Dans l'Antiquité, on a vu naître, avant et après Marcion, divers mouvements gnostiques ou manichéens qui avaient en commun de couper Jésus de tout contexte juif significatif.

Le même problème est revenu sous un autre angle, dans les temps modernes, en séparant les Évangiles de la Tradition, antérieure ou postérieure. Pourtant, il y a un gain appréciable à la réintroduire, aussi bien du côté du judaïsme prérabbinique que de la patristique ancienne.

Les recherches historiques modernes

Au 18ᵉ siècle, au temps des Lumières, la critique historique des Évangiles a commencé en Prusse luthérienne : il s'agissait d'établir les fondements rationnels de l'éthique sur le christianisme originel, c'est-à-dire sur le pur enseignement de Jésus, ses *ipsissima verba*, en contournant et la foi des théologiens et la Tradition des catholiques. On chercha à retrouver un « évangile primitif » à partir des synoptiques, en écartant d'emblée Jn, jugé trop théologique. Comme Mc contient peu de discours de Jésus, et que l'historien Eusèbe signale qu'il avait existé une collection de paroles de Jésus, les travaux aboutirent au 19ᵉ siècle à la théorie dite « des deux sources » : Mt et Lc dérivent indépendamment de Mc et de cette collection reconstituée à partir des passages communs à Mt et Lc. Il en est résulté de nombreux portraits de Jésus.

Par ailleurs, le judaïsme rabbinique (actuel) exclut qu'un homme puisse avoir un rang divin, et l'on a cru longtemps qu'il reflétait bien le milieu entourant Jésus ; aussi a-t-on conclu, au 20ᵉ siècle, que la divinisation de Jésus était un développement ultérieur, sous influence gréco-romaine. Résultat : seul Mc compte pour retrouver l'homme Jésus, y compris pour la dernière Cène ; l'Évangile véritable est son enseignement, prêché dans une Galilée faiblement juive et ouverte aux nations (*cf.* Mc **1** 14) ; ensuite, il a été mis à mort à Jérusalem, à cause de l'étroitesse bornée des Juifs de Judée. De plus, comme Mt, qui a une couleur plus juive que Mc, inclut l'institution de Pierre comme chef de l'Église, une conclusion annexe est que le catholicisme serait une sorte de néojudaïsme bardé de lois…

Mais en fait, tout cela n'est nullement démontré, et l'on en discute encore. La théorie des deux sources est facile à réfuter, d'autant plus qu'elle oblige à faire des hypothèses *ad hoc* sur des états non attestés des Évangiles. La théorie adverse, dite « des deux Évangiles », qui fait dépendre Mc de Mt et Lc, n'est pas moins probable. En prenant les choses à l'envers, on peut montrer qu'il y a beaucoup à apprendre du judaïsme de Galilée, et plus généralement que l'ensemble des institutions chrétiennes est d'origine juive, mais avec une transformation majeure due au *kérygme*.

Par ailleurs, mais c'est un argument d'autorité, il faut observer que pour la tradition des conciles, ce n'est pas ce qu'a pu dire Jésus qui est inspiré, mais ce qu'en rapportent les Évangiles canoniques. De plus, les épîtres et les premiers Pères, contrairement aux évangiles apocryphes, ignorent l'enseignement de Jésus, sauf sur l'eucharistie et le divorce.

Galilée juive

Les Juifs de Galilée ne peuvent avoir été les descendants des anciens Israélites du Nord, sinon ils seraient samaritains. On peut montrer qu'il s'agit de vagues de rapatriés de Babylonie, que l'on peut suivre depuis - 200 ; de tendance nettement pharisienne, ils étaient venus en Terre promise pour la cultiver, conformément aux préceptes bibliques, et à distance respectueuse de Jérusalem, trop cosmopolite. C'est là que sont nés les zélotes, à partir de la domination romaine en - 63. Ils ne voulurent jamais reconnaître Hérode le Grand comme roi, car bien que circoncis comme Iduméen il n'était pas d'origine juive. Pour les neutraliser, celui-ci installa de l'autre côté du lac d'autres Juifs de même origine, mais entièrement centrés sur la vie communautaire et la sanctification. Tel était l'horizon rural assez étroit de Jésus, de part et d'autre du lac; il n'est entré ni à Séphoris, ni à Tibériade, les capitales romanisées.

L'expression « Galilée des nations » (Mt **4** 15), qui en Is **8** 23 signifie « cercle des nations ennemies », a pris le sens d'un pays ouvert sur l'étranger. Ce sens n'est que possible dans le NT, mais il a été consolidé par un passage de Josèphe à qui l'on a voulu faire dire à tort que les Galiléens avaient été circoncis de force vers - 104, et qu'ils étaient prêts à abandonner la Loi.

Jésus historique. Questions de méthode

La quête du Jésus historique a été renouvelée par la prise en compte des textes apocryphes, puis deux éléments nouveaux sont intervenus pour déplacer les problèmes : d'une part, on a remarqué que sur bien des détails de topographie ou d'usages juifs Jn était plus exact que les synoptiques; d'autre part, les trouvailles de Qumrân et certains textes mal connus de Josèphe ont montré que dans certaines zones du judaïsme du temps, on pouvait créditer des personnages exceptionnels d'un rang divin. Ainsi, le témoignage de Jn reprend de l'importance, comme reflétant mieux les origines. De plus, on voit que Paul et les premiers chrétiens insistent sur l'humanité de Jésus, pour prouver que la Passion n'était pas un simple théâtre.

On peut le montrer par un exemple. Pour les synoptiques, la dernière Cène de Jésus, un jeudi soir, fut un repas pascal (le 14 Nissân), et il fut crucifié le lendemain vendredi. Pour Jn, la Pâque tombait un sabbat cette année-là, et le repas pascal était le vendredi soir 14 Nissân. Ce décalage d'un jour a donné lieu à bien des hypothèses cherchant à sauver l'historicité des synoptiques, mais Jn résiste. En prenant en compte certains témoignages patristiques, une solution très simple apparaît.

Vers 165, l'évêque Apollinaire de Hiérapolis critique les ignorants qui s'appuient sur Mt pour prétendre que le 14 Nissân Jésus a mangé la

Pâque avec ses disciples. Il affirme que la vraie Pâque du 14, c'est Jésus crucifié qui a remplacé l'agneau pascal. Il est clair que les « ignorants » s'appuient sur Mt actuel, alors qu'Apollinaire, qui suit la chronologie de Jn, a une autre forme de Mt. De même Papias, un autre évêque de Hiérapolis (vers 100–120), connaissait Mt et Mc, et il lui est attribué un récit de la mort de Judas qui ne concorde pas avec ce qu'on lit en Mt **27** et Ac **1**. C'était donc un autre Mt. Le témoignage de Justin, vers 150, éclaircit le flottement chronologique. Il apostrophe le Juif Tryphon : « C'est le jour de la Pâque que vous l'avez arrêté, et de même c'est dans la Pâque que vous l'avez crucifié. » Autrement dit, il superpose le jour de la Pâque et le jour de l'immolation de l'agneau pascal (la pâque), alors que dans le rite juif l'immolation a évidemment lieu *avant* la Pâque, comme pour Jn. C'est donc une Pâque christianisée, culminant dans la crucifixion. C'est justement ce que l'on trouve dans les synoptiques, où cette Pâque de Jésus commence par un repas pascal doublé d'un rite de mémorial. Cela signifie que les récits de la Passion, pourtant constellés de détails d'origine juive, sont le résultat d'une réélaboration due à la mémoire croyante, combinant la prédication et la liturgie.

Il faut donc considérer que le texte des évangiles, certainement commencé avec des témoins oculaires, a continué d'évoluer en ordre dispersé pendant le 2ᵉ siècle. Les traductions faites à cette époque (latin, arménien, copte, etc.) sont donc très utiles, car les problèmes de critique textuelle et de critique littéraire se mélangent. Justin lui-même est le premier à mentionner des évangiles ou *Mémoires des apôtres*, mais ce ne sont pas pour lui des Écritures canoniques. De plus ses citations, apparentées au *Diatessaron* de Tatien, ne concordent pas avec les évangiles actuels.

Un résultat annexe est que la datation des évangiles donnée plus haut est trop tardive pour les témoins oculaires et trop précoce pour la fixation des textes, liée à leur autorité croissante (par l'usage) et à leur canonisation.

Institutions chrétiennes

Les institutions importantes sont par nature stables, et tout changement notable implique un débat, alors que les paroles qui les accompagnent peuvent plus facilement évoluer insensiblement.

Dans le NT, on ne relève que deux discussions, l'une sur la nécessité ou non de la circoncision pour les nouveaux croyants, l'autre sur la commensalité entre Juifs et incirconcis (Ac **11** 3, Ga **2** 11-13). Ces deux questions, essentielles pour le judaïsme, sont liées : le *kérygme* annonce une nouvelle Création, fondée sur l'abolition de la barrière entre Israël et les nations.

Plus tard, Marcion et d'autres groupes veulent abandonner l'Écriture, d'où des réactions énergiques. C'est une institution, car l'accomplissement de l'Écriture se fait d'abord au présent, dans la liturgie et la prédication.

Plus tard encore, en 1054, lors du schisme, les orthodoxes reprochent aux Latins de faire l'eucharistie avec du pain azyme, ce qui rend le Christ « sans âme ». De fait, le pain azyme a été introduit quelques siècles plus tôt en Occident parce qu'il est plus blanc et se conserve mieux, mais les Pères attestent qu'il n'y en avait pas à l'origine.

Pour le reste, on ne relève pas de mutation majeure. L'institution chrétienne centrale est l'eucharistie, dont la porte d'accès est le baptême. Si l'on cherche un précédent dans le judaïsme ancien, on tombe directement sur les esséniens, groupes marginaux dont le baptême de Jean était proche : outre ces rites, ils se considéraient comme le véritable Israël, ils n'accordaient pas de valeur à la circoncision, ils partageaient tout, vivaient en communauté et valorisaient le célibat ; l'admission était individuelle, sans privilège de naissance. Ils avaient de Dieu une conception ternaire, la Tora (verbe) étant divinisée, et l'Esprit, reçu par les néophytes à la Pentecôte, donnait l'autorité pour interpréter l'Écriture au présent.

Pour reprendre un mot de Renan, qui le déplorait, « le christianisme est un essénisme qui a réussi », mais le sens des institutions a été transformé par le *kérygme*.

Chapitre 3

Exégèse patristique et médiévale

GILBERT DAHAN

Directeur de recherche au CNRS et directeur d'études
à l'École pratique des hautes études

Dans une présentation générale de la théologie chrétienne, on n'a pas à être surpris de lire un chapitre consacré à l'exégèse ancienne de la Bible. Depuis un demi-siècle environ, on a parfois voulu isoler une « théologie biblique », comme si toute théologie (chrétienne ou juive) pouvait n'être pas biblique : l'histoire de l'exégèse médiévale va nous montrer que, vers les années 1250, on tente de définir une science théologique, non pas coupée de l'exégèse biblique mais à la fois profondément enracinée en elle et se donnant des méthodes spécifiques.
L'histoire de l'exégèse médiévale nous apprend aussi que théologie et Bible sont intimement mêlées, puisque les termes theologia *et* Pagina sacra *(« Écriture sainte ») sont longtemps synonymes et que l'on comprend d'abord* theologia *comme « parole de Dieu » avant d'y voir un « discours sur Dieu ». Quant à* Pagina sacra, *l'expression désigne aussi ce que nous appelons « théologie ».*

Même si ses méthodes nous paraissent parfois dépassées au regard des progrès gigantesques faits dans tous les champs du savoir depuis un siècle, l'exégèse ancienne ne cesse de nous parler et de nous donner de multiples enseignements. On essaiera de le montrer dans ce bref exposé, qui privilégiera le Moyen Âge occidental, c'est-à-dire en gros l'époque qui s'étend des 6e-7e siècles au 15e siècle – époque en réalité diverse et qui est loin de constituer un ensemble homogène, pas plus qu'elle n'est simple transition entre Antiquité et Temps modernes, mais qui a elle-même posé les bases de la modernité (tout au moins dans le monde occidental).

Une brève histoire de l'exégèse ancienne et médiévale

Pour mieux comprendre les problèmes que pose l'exégèse ancienne de la Bible et, surtout, pour mieux apprécier son apport, il convient de rappeler brièvement dans quel contexte elle naît et comment elle se développe.

On peut dire que l'acte de naissance de l'exégèse chrétienne est constitué par deux textes du Nouveau Testament. Tout d'abord, dans l'évangile de Luc, le récit concernant les pèlerins d'Emmaüs : aux deux disciples qui quittent Jérusalem après la Passion se joint un troisième personnage, qui leur explique que toute l'Écriture (c'est-à-dire alors ce que nous appelons Premier ou Ancien Testament) ne fait qu'annoncer la vie de Jésus : « Et commençant par Moïse et par tous les prophètes, il leur *expliqua* dans toutes les Écritures ce qui concernait [le Christ] » (Lc **24** 27); les deux pèlerins réalisent alors que ce personnage mystérieux n'est autre que le Christ ressuscité. Naissance de l'exégèse chrétienne : c'est une exégèse qui sera centrée sur le Christ, dont le Christ est à la fois le sujet et la clé.

L'autre texte fondateur de l'exégèse chrétienne est fourni par l'épître aux Galates : Paul explique l'histoire de Sarah et d'Agar, épouse et servante d'Abraham. Il faut comprendre ce récit *allégoriquement*, nous dit-il, ces deux femmes représentent l'ancienne (Agar, la servante) et la nouvelle alliance (Sarah, la femme libre). Ici, l'important est le choix de la méthode : l'interprétation allégorique. Ce choix n'est pas anodin, on va le voir.

exégèse patristique et médiévale

Exégèse mythique et exégèse allégorique

De même que l'exégèse juive, l'exégèse chrétienne naît dans un milieu hellénistique, où se pratiquent, notamment sur l'*Iliade* et l'*Odyssée* mais également sur les textes de la liturgie, deux types d'exégèse, que l'on peut qualifier de « mythique » et d'« allégorique ». L'exégèse mythique éclaire les textes (écrits ou oraux) qu'elle veut expliquer à la fois par un mouvement d'analyse et de synthèse et par l'addition de récits explicatifs au récit initial ; l'exégèse allégorique met une distance nette entre le texte expliqué et l'explication, découvrant dans le texte expliqué une réalité autre que celle exprimée littéralement par les mots.

L'exégèse juive intègre d'abord les deux types d'exégèse (Philon étant le représentant le plus connu de l'exégèse allégorique), mais par la suite va choisir l'exégèse mythique (elle reçoit le nom de *midrash*, les récits explicatifs étant nommés *agadot*, au singulier *agada*). L'exégèse chrétienne va opter pour l'allégorie et rejettera le mythe : dès les épîtres pauliniennes, la fable (en grec *mythos*) est condamnée (fables « de bonnes femmes », puis fables « judaïques »).

En réalité, toute exégèse traditionnelle a besoin des deux éléments, mythe et allégorie ; l'exégèse juive aura recours aussi à l'allégorie, l'exégèse chrétienne aura recours aussi au mythe. C'est là l'une des raisons pour lesquelles leurs histoires seront constamment croisées.

Mais à l'intérieur de l'exégèse chrétienne, une autre dichotomie va s'affirmer : si l'on choisit l'allégorie, que deviennent les textes de départ ? Sont-ils pure fiction, comme par exemple une fable d'Ésope, ou transmettent-ils une vérité historique ? Seuls des courants dissidents ou hérétiques (comme les Manichéens) condamneront les récits de l'Ancien Testament : tous les exégètes chrétiens admettront la véracité historique de ces textes. Mais la question sera de savoir de quel côté penchera la balance : du côté du récit initial, du côté de son explication allégorique ? Ce débat marque l'opposition entre les deux grandes écoles exégétiques du christianisme ancien : celle d'Alexandrie et celle d'Antioche.

Illustrée par des noms tels que Clément, Origène ou Didyme l'Aveugle, l'école d'Alexandrie aura une profonde influence sur le monde occidental, par l'intermédiaire notamment d'Augustin, d'Ambroise ou de

Grégoire le Grand. L'école d'Antioche, dont les représentants majeurs sont Théodore de Mopsueste, Diodore de Tarse, Théodoret de Cyr ou Jean Chrysostome, aura un rôle plus souterrain, mais réel, dans l'exégèse médiévale.

En fait, on peut voir dans les travaux de Jérôme la synthèse des deux courants : si ses notes de critique textuelle font connaître aux Latins la complexité des traditions, si ses traductions de l'Ancien Testament, faites sur l'hébreu, sont adoptées en Occident dès le 7e siècle, son exégèse même, tout en accordant une part importante à l'étude des conditions historiques, ne dédaigne pas l'allégorie. De la sorte, sont désignés les Pères fondateurs de l'exégèse (et plus largement de la doctrine) occidentale : Ambroise, Augustin, Jérôme et Grégoire ; ils seront constamment utilisés par les auteurs postérieurs, qui recourront aussi fréquemment aux œuvres de deux Pères grecs traduites en latin, Origène et Jean Chrysostome.

Après Grégoire le Grand (mort en 604), l'un des « fondateurs du Moyen Âge » est Isidore de Séville (v. 570-636) ; il nous intéresse ici pour une série d'instruments destinés à l'étude de la Bible : *Sur la naissance et la mort des Pères, Prologues aux livres bibliques, Traité sur les nombres, Questions sur l'Ancien et le Nouveau Testament*. Le plus significatif d'entre eux est certainement celui qui porte pour titre *Allégories de l'Écriture sainte* : il s'agit d'une série de notices sur les personnages de la Bible, selon l'ordre du récit biblique, donnant d'une manière systématique leur interprétation allégorique. Cette systématisation semble marquer une étape importante dans l'histoire de l'exégèse chrétienne. Il est intéressant de voir que l'allégorisation s'accompagne d'un antijudaïsme tout aussi systématique (les personnages positifs sont une figure du Christ ou de l'Église, les personnages négatifs des Juifs ou de la Synagogue ; par exemple Abel et Caïn, Isaac et Ismaël, Joseph et ses frères, etc.).

À la même époque, le christianisme se développe particulièrement dans les îles Britanniques. L'Irlande paraît avoir vu s'épanouir un mouvement exégétique, entre le 8e et le 9e siècle ; il reste encore mal connu. L'Angleterre même est illustrée par le nom de Bède, dit le Vénérable (672-735), dont les travaux exégétiques vont être souvent utilisés par la suite.

L'époque carolingienne (9e siècle) est, grâce à l'impulsion donnée dans bien des domaines par Charlemagne, une époque de renouveau culturel, y compris dans le domaine des études bibliques. L'empereur demande à Alcuin de réviser le texte de la traduction latine de saint Jérôme, qui désormais s'impose en Occident. En même temps qu'Alcuin, l'évêque d'Orléans Théodulfe se livre aussi à une révision, plus savante mais dont l'impact restera limité. L'école d'Auxerre produit une série de commentaires bibliques, dont les auteurs principaux sont Rémi et Haymon. En Allemagne, l'abbé de Fulda Raban Maur compose une série de commentaires, fondés essentiellement sur des morceaux tirés des Pères ou d'auteurs plus récents. Cet aspect anthologique (le commentaire est composé d'extraits choisis, avec un apport plus ou moins grand du rédacteur) caractérise une bonne partie de l'exégèse du Haut Moyen Âge (même si des auteurs comme Paschase Radbert ou Jean Scot écrivent des œuvres plus personnelles).

Il trouvera son aboutissement avec un texte majeur, qui marquera l'histoire de l'exégèse, la *Glossa ordinaria*. Composée d'abord à Laon, dont l'école cathédrale connaît un bel essor à la fin du 11e siècle, la *Glossa* s'impose comme commentaire standard de la Bible. Recueillant toute une tradition, elle inaugure en même temps un monde nouveau : l'Occident connaît une série de mutations diverses, sur le plan de l'économie notamment, avec un important phénomène d'urbanisation.

La *Glossa ordinaria*

Vers 1100, autour des maîtres de l'école de Laon (principalement Anselme et Raoul), s'élabore un recueil de commentaires fondés sur l'exégèse des Pères et du Haut Moyen Âge, mais accueillant aussi les apports propres des maîtres en question. Il s'agit d'accompagner le texte biblique d'un commentaire double : une série de notes rapides entre les lignes (glose interlinéaire), des extraits plus consistants en marge (glose marginale), avec identification en abrégé de la source (*Aug.* pour Augustin, etc.). Cette pratique de notes autour du texte étudié est plus ancienne et ne concerne pas seulement les textes bibliques mais les poètes et les autres domaines du savoir. Il semble que le succès de la *Glose* de Laon (qui sera plus tard appelée *Glossa ordinaria*, « Glose ordinaire ») soit dû notamment à une mise en pages équilibrée. Le travail porte d'abord sur les Psaumes, les Épîtres pauliniennes, Matthieu, Luc et Jean. Le relais est pris par Gilbert l'Universel, évêque d'Auxerre, qui semble être l'auteur de la glose sur le Pentateuque, les Prophètes et sans doute aussi d'autres livres. La glose est bien accueillie à l'école de Saint-Victor de Paris, qui contribue notablement à sa diffusion.

L'importance des Psaumes et des Épîtres pauliniennes dans l'enseignement explique que de nouvelles moutures soient proposées pour ces livres : d'abord, par Gilbert de la Porrée, évêque de Poitiers (on parle de *Media glossatura* ou « Glose moyenne »), puis par Pierre Lombard (*Magna glossatura* ou « Grande Glose »). Limités à un ou à quelques livres bibliques ou concernant des ensembles plus vastes (Pentateuque, Prophètes, Évangiles...), les manuscrits de la *Glossa* sont très nombreux. Le texte s'impose comme commentaire standard pendant tout le Moyen Âge (il est imprimé jusqu'au 17ᵉ siècle), même si des tentatives comme celles de Hugues de Saint-Cher ou de Nicolas de Lyre visent, consciemment ou non, à le remplacer.

Alors qu'avant le 12ᵉ siècle la culture était transmise surtout par les écoles des monastères, désormais ce sont les écoles urbaines qui jouent le premier rôle à cet égard. Les écoles parisiennes vont notamment avoir une place prépondérante, et tout d'abord celle de l'abbaye de chanoines réguliers de Saint-Victor. Ses trois principaux maîtres vont renouveler les études bibliques, tant par leurs ouvrages théoriques que par leurs commentaires. Hugues reprend le thème augustinien de la nécessité de maîtriser les sciences, mises au service de l'intelligence du texte sacré, et insiste sur le caractère indispensable d'une bonne compréhension de la lettre. André est l'un des rares auteurs à composer des commentaires uniquement littéraux. Richard développe une exégèse spirituelle qui veut échapper à l'arbitraire de l'allégorisation à outrance.

On observe au même moment (en fait, une génération avant Hugues de Saint-Victor) un renouvellement de l'exégèse biblique dans le judaïsme du nord de la France (avec notamment Salomon de Troyes ou Rashi, 1040–1105), allant aussi dans la direction d'une meilleure approche du sens littéral : les contacts entre Juifs et chrétiens autour de la Bible se multiplient au 12ᵉ siècle, et chacune des exégèses s'enrichit au contact de l'autre.

À Paris encore, l'école cathédrale acquiert une importance considérable dans le dernier tiers du siècle. Elle est illustrée par des auteurs qui ambitionnent de commenter l'ensemble de la Bible et mettent leur travail au service de la prédication ; on a donné à ce groupe d'auteurs le nom d'« école biblique-morale ». Les représentants majeurs en sont Pierre le Mangeur (ou *Petrus Comestor*) qui ne commente pas la Bible mais fournit le manuel de base pour les études bibliques avec son *Historia scholastica* (« La Bible pour les écoles »), qui sera traduit en langues vernaculaires ; Pierre le Chantre, qui décrit les trois démarches fondamentales du travail du maître, l'explication du texte (*lectio*), la discussion des thèmes principaux (*disputatio*) et la prédication (*predicatio*) ; Étienne Langton, qui, plus tard archevêque de Canterbury, aura un rôle de premier plan dans l'histoire politique de l'Angleterre mais dont la production parisienne est très féconde, avec des commentaires qui concernent la presque totalité du texte sacré.

Nous voici à la veille d'une série de changements dans l'histoire de la culture occidentale. Le début du 13e siècle voit la naissance des universités et des ordres mendiants (dominicains, franciscains), qui auront une part si grande dans la transmission d'une culture chrétienne. Avec les *Sentences* de Pierre Lombard, la Bible est le livre de base dans les facultés de théologie : l'exégèse prend une autre dimension, assumant les acquis des générations précédentes et profitant des nouvelles perspectives du savoir. Le commentaire est rigoureusement structuré : division du texte, explication très précise de ses détails, résolution des difficultés doctrinales ou autres. Confié au bachelier biblique (une sorte d'assistant), qui « lit » rapidement plusieurs livres dans l'année, et au maître, qui approfondit le contenu doctrinal d'un ou deux livres, l'enseignement biblique a acquis une maturité remarquable.

Beaucoup des grands auteurs du 13e siècle ont laissé des commentaires bibliques : au début de la période, la *Postille*, rassemblée par plusieurs équipes de dominicains sous la direction de Hugues de Saint-Cher à Paris, fait le lien entre l'exégèse des écoles et celle de l'université. Par la suite, Albert le Grand, Thomas d'Aquin, Bonaventure, Pierre de Jean Olieu, Maître Eckhart et tant d'autres laissent une production riche et passionnante. Le mouvement se poursuit à la fin du Moyen Âge. Il convient de souligner l'importance de la *Postille* de Nicolas de Lyre, qui porte sur toute la Bible et, pour l'Ancien Testament, s'enrichit de la consultation régulière de l'exégèse juive, qu'il semble connaître de première main.

exégèse patristique et médiévale

Les principes fondamentaux

L'exégèse médiévale, mieux encore que l'exégèse patristique (si l'on excepte Jérôme), réussit le pari de parvenir à une harmonie entre des présupposés confessants et des méthodes que l'on peut sans crainte qualifier de scientifiques. Exégèse confessante : l'Écriture véhicule un message divin ; exégèse scientifique : ce message est transmis par des moyens humains, qu'il convient d'analyser avec toute la rigueur nécessaire. Ces deux axes expliquent à la fois les méthodes de l'exégèse médiévale et sa réussite.

Le message divin est, par essence, transcendant : de ce fait, l'intelligence humaine ne pourra en avoir la maîtrise totale, mais les auteurs font le pari d'un progrès constant dans sa compréhension. Cette exégèse se construit donc par apports successifs, chaque génération apportant sa pierre à la construction de l'édifice : toute la *tradition* est prise en compte, en même temps que le *progrès* herméneutique apparaît comme une nécessité. La Parole divine, que transmet la Bible, est toujours vivante, toujours actuelle : l'Écriture parle à chaque génération.

Deux conséquences découlent de ce présupposé : la richesse du message est telle qu'il peut recevoir une pluralité de significations et, surtout, son étude ne connaît pas de fin (on parle d'une « interprétation infinie »). Grégoire le Grand a exprimé ces idées d'une manière nette, en utilisant diverses images. L'Écriture, nous dit-il, est pareille à une rivière dans laquelle peut marcher à gué un jeune veau mais aussi nager confortablement un éléphant : elle se met à la portée de tous, l'homme simple y trouve des enseignements de vie, le savant découvre constamment de nouveaux aspects dans sa complexité. Grégoire affirme aussi que « l'Écriture grandit avec son lecteur », idée que nous comprenons sans doute mieux aujourd'hui, après les réflexions sur le rôle du lecteur.

Mais ce message divin s'adresse à l'homme et se transmet dans les mots mêmes que l'homme utilise. La rédaction s'est faite à un certain moment de l'histoire et implique des auteurs humains (même si l'on considère qu'ils sont inspirés) : il convient donc de mettre en jeu l'ensemble des connaissances dont peut disposer l'homme pour tenter d'appréhender au moins le contenu immédiat de ce message. C'est un texte humain à comprendre au moyen des techniques qui ont été perfectionnées par les hommes.

Dans son traité sur « L'enseignement chrétien » (*De doctrina christiana*), Augustin avait montré la nécessité de maîtriser les sept arts libéraux pour comprendre la Bible ; ceux-ci, divisés en arts du *trivium* (grammaire, rhétorique, dialectique) et en arts du *quadrivium* (géométrie, arithmétique, astronomie, musique), constituaient à son époque l'ossature du savoir humain. Les successeurs d'Augustin n'auront de cesse d'adapter à leur époque cette liste ; l'ouvrage le plus significatif est sans doute le *Didascalicon* ou *Art de lire [la Bible]* de Hugues de Saint-Victor ; si les sept arts forment la base de sa structuration du savoir, il leur ajoute les techniques (la « mécanique »), la physique, la morale…

De fait, toutes les connaissances seront mises au service de la compréhension du texte biblique : même si la conception de la philosophie comme « servante de la théologie » peut nous surprendre aujourd'hui, il faut la situer dans l'optique d'un engagement total ; de la sorte, malgré certaines récriminations contre la vanité des sciences mondaines (par exemple, au 11ᵉ siècle, Pierre Damien), il y a une récupération harmonieuse de ces savoirs, quand bien même certaines thèses des philosophes païens sont vigoureusement contestées (y compris dans le domaine de la morale). Au 13ᵉ siècle, Aristote fournit au christianisme occidental les structures de sa pensée, au prix parfois d'une certaine infidélité à l'héritage judéo-chrétien ; les exégètes connaissent ses ouvrages philosophiques et en intègrent tranquillement certains éléments à leur intelligence de la Bible (Albert le Grand, Bonaventure, Thomas d'Aquin, pour nommer les plus grands).

Cette conception totalisante du savoir est certainement l'un des principes majeurs de l'exégèse ancienne, notamment médiévale. Elle part du présupposé que le Livre (la Bible) est un monde et que le monde est un livre. Il y a échange constant entre les deux : ce que ne disent pas les mots de l'Écriture nous est révélé par la langue de la nature, véritable « langage second » qui complète le premier. Un poème attribué à Alain de Lille (fin du 12ᵉ siècle) nous dit que « chaque créature du monde, comme un livre et une image, vient nous servir de miroir ». C'est sans doute cette conception totalisante qui explique le développement extraordinaire de l'encyclopédisme au 13ᵉ siècle (Barthélemy l'Anglais, Vincent de Beauvais, etc.) : l'intention affirmée des auteurs est d'abord d'aider à l'intelligence de l'Écriture.

S'il semble que nous constatons ainsi une sorte de perméabilité entre le monde et la Bible, il n'en demeure pas moins que le Livre lui-même

exégèse patristique et médiévale

est clos. Lentement, une liste des livres bibliques « canoniques » est établie (en fait, elle ne sera officialisée qu'au concile de Trente, au 16e siècle) : une certaine tension se manifeste entre une liste arrêtée par Jérôme, qui, pour l'Ancien Testament, reprend le contenu des Écritures hébraïques, et une liste plus courante, qui s'inspire des textes traduits (ou directement rédigés) en grec et recueillis sous le nom générique de « Septante » (ils comprennent des textes exclus du canon hébraïque et qui seront appelés plus tard « deutérocanoniques » : Judith, Tobie, Sagesse, Ecclésiastique, Maccabées – ils font maintenant partie de la Bible catholique mais non de la Bible protestante). Les livres exclus de ce canon sont considérés comme apocryphes ; ils peuvent contenir certaines vérités mais ont un moindre degré d'inspiration et de sainteté.

Une fois ce constat fait d'une clôture du texte biblique, il est intéressant de noter qu'en réalité on a affaire à tout un jeu entre « clos » et « ouvert » – la Bible se prolongeant par les écrits des Pères et des auteurs inspirés postérieurs. L'ouverture fonde le rôle positif prêté à la Tradition, dont on a parlé. La clôture fonde un autre principe capital de l'exégèse ancienne : l'Écriture constitue un ensemble homogène dont toutes les parties se répondent – l'Écriture est expliquée par l'Écriture, non seulement pour ce qui est des mots, comme le font les exégètes d'aujourd'hui en analysant toutes les occurrences d'un même terme pour parvenir à sa signification précise, mais aussi pour ce qui est des idées et des thèmes.

On en vient alors à ce qui est sans doute le principe majeur de l'exégèse chrétienne, la pluralité des lectures. Dès l'époque des Pères, des listes de « sens » sont établies ; faisant concurrence à une liste de trois sens, très répandue jusqu'au 12e siècle, une liste de quatre sens finit par s'imposer et devient pour ainsi dire « canonique » au début du 13e siècle.

Les quatre sens de l'Écriture

Au début du 13e siècle, notamment grâce aux prologues des commentaires d'Étienne Langton, s'impose une liste de niveaux de sens (que l'on trouve toutefois assez souvent auparavant). Elle énumère :
- la lettre (ou histoire) ;
- l'allégorie ;
- la tropologie ;
- l'anagogie.

L'allégorie est l'application à l'histoire du Christ et de l'Église (et de leurs opposants, juifs, païens ou hérétiques) des récits de l'Ancien Testament (mais aussi du Nouveau) ; on donne le nom de typologie à l'application spécifique au Christ. La tropologie est l'application à l'histoire intérieure de l'âme ; il s'agit d'une exégèse spirituelle et non d'un simple enseignement moral (on parle de tropologie monastique quand il s'agit d'appliquer cela au moine). L'anagogie se réfère à l'accomplissement final des promesses.

Les auteurs donnent volontiers l'exemple de Jérusalem : selon la lettre, il s'agit de la cité historique ; selon l'allégorie, il s'agit de l'Église militante (qui combat dans le temps présent) ; selon la tropologie, il s'agit de l'âme ; selon l'anagogie, il s'agit de l'Église triomphante (à la fin des temps).

Un grand livre d'Henri de Lubac, *Exégèse médiévale : Les quatre sens de l'Écriture*, a montré l'importance de cette notion. Au 12e siècle, une liste de trois sens (sans l'anagogie) est plus répandue, notamment chez les maîtres de Saint-Victor.

On a souvent voulu y voir la clé de l'exégèse médiévale ; il n'est pas sûr que les quatre sens (malgré leur importance évidente et malgré les réflexions que leur consacrent les exégètes eux-mêmes dans leurs textes théoriques) soient le mode le plus opérationnel pour comprendre l'exégèse ancienne. Le plus fondamental est l'opposition entre sens littéral et sens spirituel, qui appartient au tout début de l'exégèse chrétienne (déjà chez Paul) et qui va rythmer toute son histoire. Avec cette opposition, se trouvent mis face à face deux types de recherche herméneutique aussi riches l'un que l'autre, comme on va le voir, et se pose dans toute sa difficulté le problème du passage du sens littéral au sens spirituel, ce que je nomme le « saut herméneutique ». Il demeure au centre des réflexions des auteurs du 13e siècle notamment, qui essaient de trouver des solutions diverses, de la minoration de l'exégèse spirituelle à un système qui tente de faire découler le sens spirituel du sens littéral à la manière d'un son harmonique issu du son fondamental (Pierre de Jean Olieu). L'examen des techniques d'exégèse fera mieux comprendre cela.

exégèse patristique et médiévale

Les méthodes d'exégèse

Le travail concret des exégètes est tout orienté par les principes herméneutiques que nous avons rapidement passés en revue. L'opposition exégèse littérale/exégèse spirituelle nous fournira un cadre global.

Le sens littéral est donc le sens premier, qui se dégage des textes étudiés. Son étude est complexe, puisqu'elle va de l'étude matérielle du texte à l'examen des doctrines théologiques ou philosophiques. Tout d'abord, il s'agit d'examiner d'une manière critique le texte même qui transmet la Parole divine. Que l'on ne soit pas surpris par l'emploi de l'adjectif « critique », qui voudra plus tard exprimer une contestation ou des prises de position non conformistes. À l'époque des Pères et au Moyen Âge, le travail de critique textuelle se fait dans la sérénité, loin des querelles idéologiques.

C'est que l'on a conscience des difficultés que présente le texte de l'Écriture.

D'une part, parce qu'il est une traduction et qu'en tant que telle toute traduction a ses limites et ses infidélités. Le christianisme naissant, ayant le grec comme langue de culture, adopte la traduction en grec, juive, de l'Ancien Testament, dite des Septante. Quand l'Occident, de langue latine, est gagné à la nouvelle foi, la traduction sera latine ; tout d'abord, à partir du grec (même pour l'Ancien Testament), puis directement sur l'hébreu, avec le travail magnifique de Jérôme dans la seconde moitié du 4e siècle. Nous avons vu que la Vulgate (ainsi sera désignée plus tard la traduction de Jérôme) deviendra le texte de base en Occident, malgré quelques querelles au début (Augustin, par exemple, préférant les vieilles latines, traduites sur le grec). Mais par la lecture des Pères antérieurs à Jérôme, comme par la survie de manuscrits anciens, on reste en contact avec les anciennes traductions : de la sorte, les biblistes sont sensibles à ces problèmes et aux divergences entre traductions différentes.

D'autre part, les textes sont évidemment des copies manuscrites : des fautes et divers accidents de copie se transmettent. De cela, les gens du Moyen Âge sont tout à fait conscients. Les révisions du texte biblique par Alcuin et par Théodulfe à l'époque carolingienne ont été déjà évoquées. De nouvelles révisions sont faites au 12ᵉ siècle (mais ce sont des initiatives isolées) : les plus significatives sont celles de l'abbé de Cîteaux Étienne Harding (en 1109) et du cistercien romain Nicolas Maniacoria (entre 1140 et 1150). Au début du 13ᵉ siècle, l'Université de Paris demande à des libraires de copier des bibles, selon un modèle extérieurement très défini (avec par exemple les numéros des chapitres tels que nous les avons encore); mais le texte laisse à désirer et ne convient pas aux plus savants.

Une littérature impressionnante de « correctoires de la Bible » est produite au 13ᵉ siècle, tant chez les dominicains (Hugues de Saint-Cher, Saint-Jacques) que chez les franciscains (Guillaume de Mara) : il s'agit d'une série de recueils de notes critiques sur le texte latin de la Bible, notes fondées sur l'examen de manuscrits latins d'époques et de familles différentes, et sur la comparaison constante avec l'hébreu et le grec des originaux (ces notes témoignent d'une excellente connaissance de ces deux langues). Ce travail savant ne reste pas limité à une poignée d'érudits : il a des répercussions sur les exégètes qui, fréquemment, font état des différences dans les textes en se reportant aux correctoires. On ne peut qu'admirer la science et la liberté (mais ce problème ne se pose même pas, tant la démarche critique est alors naturelle) des auteurs de ces correctoires. Le recours à l'hébreu chez plusieurs exégètes participe du même mouvement.

D'une manière plus simple, l'exigence de comprendre l'énoncé immédiat des textes implique un recours à la grammaire. Les particularités de la langue de Jérôme sont analysées (c'est un latin de belle facture, mais qui a évolué depuis celui de Cicéron et qui, surtout, laisse discrètement la place à un certain nombre d'hébraïsmes). Les auteurs du Haut Moyen Âge sont très sensibles à cet aspect, et c'est d'une manière fort artificielle que l'on a parfois mis en valeur les protestations de certains auteurs affirmant que la langue divine ne peut être asservie aux règles de Donat; en fait, tous connaissent les règles en question, certains s'élevant contre les excès d'une analyse exclusivement grammaticale.

Depuis au moins Augustin, le rôle de la rhétorique en exégèse avait été souligné (nous y reviendrons). Cassiodore (v. 485–v. 580), dans son commentaire des Psaumes, propose une identification systématique des figures de style et sert ainsi de modèle. Un peu plus tard, Bède écrit un traité *Sur les figures et les tropes*, qui a pour objet de montrer que toutes les subtilités de la rhétorique classique se trouvent aussi dans l'Écriture et que l'on n'a pas besoin de recourir à Virgile ou Ovide pour illustrer telle ou telle figure. Sont ainsi fournis des outils solides, qui marqueront toute l'exégèse. Au 12e et au 13e siècle, la réflexion sur les différents modes du langage infléchit dans un sens plus spéculatif l'utilisation de la rhétorique dans l'exégèse.

La dialectique a aussi sa part, non seulement pour débusquer d'éventuelles contradictions mais surtout pour aider à l'analyse des raisonnements chez les auteurs sacrés ; parfois certains pressentent que l'on est dans des systèmes éloignés de la logique classique (ceux de la pensée rabbinique), mais on essaie plutôt de réduire aux différentes catégories du syllogisme les démonstrations pauliniennes par exemple (ainsi dans les commentaires de Thomas d'Aquin). On pourrait faire le même constat avec les sciences du *quadrivium*.

Mais il vaut mieux insister sur deux autres aspects de cette exégèse littérale si riche. Notamment à partir du 12e siècle (mais on rencontre ceci fréquemment auparavant), on se préoccupe de replacer le texte étudié dans son contexte historique, archéologique, institutionnel. On s'aide de différents instruments (histoires universelles, encyclopédies…) mais on consulte aussi les Juifs pour mieux comprendre les institutions de l'Ancien Testament ou du temps de Jésus-Christ.

En outre, surtout à partir de la seconde moitié du 12e siècle, on constate un approfondissement doctrinal des données scripturaires : le développement de la question née du texte explique cela. À la fin du 12e siècle, la séance de l'après-midi peut être consacrée à ces questions qui portent sur la doctrine, soulevées lors de la leçon du matin (par exemple chez Simon de Tournai). Au 13e siècle, le genre même de la question disputée, née dans le contexte universitaire, avec son jeu complexe d'arguments pour et contre, incite au développement théologique ou philosophique (même si, en fait, dans l'exégèse la structure de la question est relativement simplifiée, comme on le voit par exemple chez Bonaventure).

Dernier point de cette étude de la lettre, qui met en jeu les ressources de l'analyse du langage et de la rhétorique : la complexité du sens littéral est reconnue dans l'opposition entre sens propre et sens figuré (bien problématisée au début du 13e siècle par Thomas de Chobham). Cela engage à une réflexion poussée sur l'utilisation du langage poétique dans la Bible : l'extension du champ de la métaphore (qui appartient à la lettre) tend à réduire celui du sens spirituel. De la même manière, le décryptage des annonces prophétiques de la venue du Christ est considéré comme appartenant à l'exégèse littérale. Nous sommes au 13e siècle. C'est surtout avant que l'exégèse spirituelle domine, et nous y venons maintenant.

On retrouve encore Hugues de Saint-Victor, dont l'importance est si grande au 12e siècle. Un autre traité théorique, *Sur les Écritures saintes et les écrivains sacrés*, tout en rappelant que l'étude littérale est une base indispensable, essaie de tracer un programme d'exégèse spirituelle qui puisse bannir l'arbitraire. Tel est, en effet, le danger que peut faire courir une attention portée exclusivement aux sens spirituels (et dans leur polémique avec les chrétiens, les juifs ne se sont pas privés d'accuser ceux-ci de « mettre des allégories où cela leur plaisait »). Le problème même du « saut herméneutique » n'est pas posé mais Hugues de Saint-Victor s'efforce de définir des principes objectifs.

Le premier de ces principes, que reprennent souvent les théoriciens, est que, contrairement aux autres textes où seuls les mots ont une signification, dans la Bible les réalités (*res*) également signifient. Pour simplifier, on pourra dire que l'étude de la signification des mots mène à l'exégèse littérale, celle des réalités à l'exégèse spirituelle. Des listes de ces réalités signifiantes sont établies, par Hugues de Saint-Victor et par d'autres auteurs : objets, personnes, nombres, lieux, temps, gestes, animaux, plantes… ne sont pas employés au hasard dans la Bible mais toujours avec une intention particulière, dont l'examen nous permet de tirer un enseignement spirituel. Des outils sont composés pour aider à cette investigation, soit propres à une catégorie (bestiaires, herbiers, traités d'arithmologie, etc.), soit généraux : il s'agit alors de véritables dictionnaires des significations spirituelles des mots de la Bible, chaque signification se fondant sur l'emploi spécifique dans un verset donné ; on appelle ces dictionnaires des recueils de *distinctiones* ; dès la fin du 12e siècle, Pierre le Chantre et Alain de Lille en composent ; au 13e siècle, ils atteignent une ampleur remarquable, avec les ouvrages de Pierre de Capoue (après 1219), de Maurice de Provins (vers 1248) ou de Nicolas de Biard (fin du 13e siècle).

Il faut réserver une place spéciale à la signification des personnages. Leur traitement appartient à l'allégorie, ou plutôt à l'une de ses espèces, la typologie – un personnage étant un « type » ou une « figure » d'un autre personnage ; par exemple, Joseph vendu par ses frères est une figure de Jésus (les frères de Joseph une figure des juifs). Le plus souvent, la typologie est christique ou ecclésiale (appliquée à l'Église). C'est l'analyse des particularités du récit, par exemple le relevé de parallèles avec l'histoire du Christ, qui fonde cette démarche. Nous avons noté qu'Isidore de Séville avait fourni un catalogue de ces figures. Il y a peu de recueils comparables par la suite, mais l'exégèse spirituelle fait constamment appel à la typologie.

La signification des figures se fonde aussi sur les noms des personnages : le nom d'un personnage biblique n'est pas donné au hasard, il dévoile son identité profonde. Pour décrypter la signification des noms propres, des recueils avaient été composés depuis longtemps ; il s'agit de recueils d'*Interpretationes Hebraicorum nominum* (« Traductions des noms hébreux »). En latin, le plus ancien est celui de Jérôme, à vrai dire d'un emploi assez incommode puisque découpé en livres bibliques et comportant, à l'intérieur de chaque livre, un classement alphabétique relatif, subordonné à l'ordre d'apparition des personnages dans la Bible. Des listes complémentaires seront confectionnées durant le Haut Moyen Âge. Une liste s'impose au 13e siècle, strictement alphabétique (elle est copiée dans la plupart des bibles parisiennes). L'emploi des *interpretationes* est extrêmement fréquent, notamment dans l'exégèse monastique ; il s'agit de l'enclencheur le plus courant permettant le passage au sens spirituel (tant allégorique que tropologique).

Un autre moyen de passer au sens spirituel est fourni par les concordances de versets : l'emploi d'un même mot ou d'une même expression dans deux versets différents permet de faire passer à l'un d'eux la signification qu'il a dans l'autre. Là encore, cette procédure, fondée sur le principe de l'Écriture qui explique l'Écriture, est couramment utilisée en milieu monastique.

Nous avons ainsi passé en revue les principales techniques exégétiques employées à l'époque des Pères et au Moyen Âge : cette liste est loin d'être exhaustive (nous n'avons pas parlé par exemple de la technique très caractéristique de *division* des textes) mais elle nous donne déjà une idée des procédures habituelles. Les techniques de l'exégèse littérale ont amplement confirmé le caractère scientifique de l'étude de la Bible au Moyen Âge ; celles de l'exégèse spirituelle nous orientent davantage vers une démarche de foi mais on constate, là aussi, un effort remarquable pour fonder en raison cette démarche ou, tout au moins, pour en limiter ce qu'elle pourrait avoir d'arbitraire dans ses excès.

Exégèse et théologie

Par un vocabulaire commun, on l'a dit, exégèse et théologie sont liées. Jusqu'au 13e siècle, elles ne constituent pas deux disciplines séparées mais font partie d'un même ensemble, destiné à éclairer le donné révélé. Même un Pierre Abélard, que l'on crédite souvent d'avoir fondé la théologie, affirme au début de l'un de ses traités son intention de procurer une aide en vue de l'intelligence de l'Écriture. Les considérations que nous ferons pour conclure sur la naissance d'une science théologique ne nous éloignent pas des problèmes d'exégèse, nous allons le voir.

Si, avant le 12e siècle, il existe des traités que l'on peut, sans hésiter, qualifier de théologiques, il n'y a pas d'enseignement particulier de ce que nous considérons aujourd'hui comme une discipline à part. La réflexion doctrinale s'effectue au détour de l'explication d'un texte biblique, aussi bien au monastère que dans l'école située en ville. C'est précisément dans le cadre de ces écoles cathédrales que se développe la réflexion faite autour des données bibliques. Des recueils sont composés à partir de l'enseignement des maîtres ; ils rassemblent les éléments doctrinaux en suivant tout d'abord l'ordre des leçons bibliques.

Puis ces recueils observent un classement thématique, et l'on a ainsi l'ébauche de traités théologiques. On veut parler ici des recueils antérieurs à celui de Pierre Lombard ; l'école de Laon a, ici aussi, joué un rôle capital ; durant la première moitié du 12e siècle, des recueils similaires, thématiques, voient également le jour (école d'Abélard, école de Gilbert de la Porrée, etc.). L'un d'entre eux aura un succès considérable : le *Livre des Sentences* de Pierre Lombard, achevé à Paris en 1157. Très rapidement, il fait l'objet de commentaires (Étienne Langton) puis sert de livre de base à l'enseignement (sans doute avec Alexandre de Halès, vers 1225). Bien que la Bible et les *Sentences* soient prises en charge par des bacheliers et des maîtres différents, on continue à considérer que ces deux livres font partie d'un seul ensemble, « l'enseignement sacré ».

L'influence d'Aristote (massivement traduit et introduit en Occident au 13ᵉ siècle) aidant, on s'interroge sur les définitions et sur les procédures propres aux disciplines enseignées. Curieusement, c'est une question sur le mode de langage de cette *doctrina sacra* qui, dans les années 1240-1250, enclenche un processus qui aboutira à la définition de la théologie comme science. Puisque la théologie (d'abord comprise au sens large et vague, incluant l'exégèse biblique) est la plus noble des sciences, son langage doit être le plus noble, c'est-à-dire le langage scientifique : or la Bible nous présente tous types de langages, y compris le langage poétique ou métaphorique, le plus opposé au langage scientifique (Thomas d'Aquin). La solution vient de la distinction enfin faite entre théologie (science, qui utilise donc tout l'arsenal du langage scientifique et toute la méthodologie des sciences) et Bible (écriture sacrée, ouverte à tous les langages). La théologie affirme en quelque sorte son indépendance sur le plan de la méthode (étant entendu que le donné scripturaire lui fournit toute sa matière). Par ricochet, si l'on peut dire, l'exégèse biblique va affiner ses méthodes et accentuer encore ses exigences de rigueur. L'histoire ancienne de cette exégèse est donc celle d'un progrès constant, rendu nécessaire par ses présupposés mêmes, progrès qui, en aucune manière, ne s'oppose à la fidélité à une tradition.

Exégèse moderne et contemporaine

ANNE-MARIE PELLETIER

Professeur à l'École pratique des hautes études et à l'École cathédrale

Ramassée sur trois siècles, l'histoire de l'exégèse moderne et contemporaine est complexe, heurtée, remplie de nouveautés qui creusent l'écart avec l'exégèse ancienne. À partir de la fin du 17ᵉ siècle, l'immense labeur des historiens, des philologues puis des comparatistes va introduire une connaissance historique et critique du texte tout à fait inédite. Dès le départ, ce travail de la science va être traversé de passions. Les adversaires de la foi vont s'en saisir pour combattre le christianisme. La lecture croyante va estimer devoir s'en protéger en se réfugiant dans une lecture apologétique littérale qui rendra le texte encore plus vulnérable, en se fermant à la reconnaissance de ses finesses et de ses véritables enjeux. Ce n'est qu'au terme d'un long chemin qu'il apparaîtra que, si l'investigation critique amène à renoncer à des représentations traditionnelles, elle ne ruine pas la crédibilité de la Bible. Bien conduite, elle découvre, au contraire, des profondeurs de sens insoupçonnées, elle nourrit le sens spirituel.

En contraste avec la longue histoire patristique et médiévale de la Bible, celle de l'exégèse moderne et contemporaine – quoi qu'il en soit de la manière dont on situe son acte de naissance – ne concerne que le bref espace de quelques siècles. Mais parce qu'elle coïncide avec de grands remaniements dans l'histoire de la culture et de la société, elle n'en est pas moins foisonnante, complexe, remplie de péripéties qui furent souvent des affrontements et des combats.

Lire la Bible selon un mode ou un autre, en particulier la soumettre ou non aux interrogations de la rationalité moderne, engage en effet plus qu'une question technique un peu marginale. C'est croiser des enjeux lourds, comme celui du rapport du Livre à l'Histoire et à la vérité, ou celui des relations qui peuvent s'instaurer entre science et religion à l'époque moderne. Qu'advient-il de la Bible, livre qui est d'abord la référence et l'appui de la foi juive et de la foi chrétienne, quand le lecteur l'ouvre au sein d'un monde en mutation profonde, qui s'achemine vers la sécularisation? Quand la science fait chavirer les représentations traditionnelles du cosmos et de l'homme? Quand la critique promeut des questions qui n'avaient jamais été posées antérieurement? Quand on passe d'un régime de lecture instituée dans une communauté croyante au grand vent des lectures individuelles multipliées à l'infini?

Si l'on se souvient que, sur son versant juif comme chrétien, la tradition biblique a pour pivot l'idée d'un engagement radical de Dieu dans le concret de l'Histoire, on ne sera pas surpris de constater que la découverte toujours plus ample de l'historicité et de l'humanité du texte biblique n'aura pas ruiné celui-ci. Mais c'est bien à une épreuve du feu que la Bible est soumise depuis près de quatre siècles. Nous reparcourrons les grands moments de cette histoire en partant d'une publication hautement significative.

Un pionnier, Richard Simon

En 1678 paraissait à Paris, sous la signature de Richard Simon, une *Histoire critique du Vieux Testament*. L'auteur, prêtre de l'ordre de l'Oratoire et grand érudit qui maniait les langues anciennes (hébreu, grec, syriaque, araméen), avait une connaissance approfondie de l'histoire du Proche-Orient ancien et moderne, de la littérature patristique ainsi que de la tradition rabbinique. Dès sa parution, l'ouvrage fut dénoncé comme suspect et dangereux, en particulier par Bossuet qui déclara n'y voir qu'« un amas d'impiété et un rempart de libertinage ». Il fut saisi, et les 1 300 exemplaires du tirage mis au pilon. En 1702, au terme d'une vie remplie de controverses et de polémiques, le même Simon faisait paraître un *Nouveau Testament de Notre Seigneur Jésus-Christ traduit sur l'ancienne édition latine avec des remarques*. Ce fut l'occasion d'un ultime affrontement avec ses détracteurs. Il mourut exclu de l'Oratoire, vilipendé par les autorités religieuses, restant cependant dans l'Église jusqu'au bout.

Quelles audaces contenaient donc ces ouvrages, qui expliquent la mobilisation contre leur auteur? Celles-là même qui devaient valoir à Simon le titre de « père de la critique de l'Ancien et du Nouveau Testament à l'époque moderne », que lui attribua Herder quelques années plus tard. Ce terme de « critique » avait été introduit à la fin du 16e siècle pour désigner « l'art de juger des livres ». Simon le reprit à son compte pour qualifier sa démarche, celle d'explorer le livre biblique, tel qu'il se donne à connaître au niveau de sa lettre, en soumettant celle-ci à une rigoureuse analyse philologique et historique. « Ceux qui font profession de critique, expliquait-il, ne doivent s'arrêter qu'à expliquer le sens littéral de leurs auteurs, et éviter tout ce qui est inutile à leur dessein. » Ce faisant, il laissait consciemment en dehors de son champ tout ce qui n'était pas la lettre, donc en particulier ce sens spirituel, que l'on appelait alors « sens théologique », par lequel le Livre avait jusque-là parlé à la foi et à la vie des communautés croyantes. Il ne prenait pas en compte non plus ces réalités qui avaient accompagné la lecture au long des siècles passés : c'est-à-dire la tradition, qui avait transmis le texte tout en le commentant, et encore les autorités institutionnelles, et singulièrement l'Église, qui avaient régulé son interprétation.

À la différence d'autres lecteurs « critiques » à venir, Simon ne disqualifiait ni le sens spirituel ni la tradition. Ce que l'autorité ecclésiale pouvait estimer téméraire chez lui était de définir son objet d'étude d'une manière qui n'impliquait ni l'un ni l'autre. C'était aussi d'entériner l'idée que, pour éclairer les difficultés que le Livre pouvait comporter, il fallait chercher des informations en dehors de lui. Sur ces bases, son travail visait à établir les meilleures éditions possibles du texte, mais aussi à retrouver, en amont, ce qu'avait été l'histoire de sa rédaction. L'idée reçue et dominante était alors que chaque livre de la Bible avait son auteur, qui avait écrit d'une seule coulée, sous l'inspiration divine. Simon, à l'inverse, soulignait le fait que le texte présentait de nombreuses traces d'altérations, de remaniements, qu'il comportait des doublons, des chronologies divergentes. Toutes choses qui orientaient vers une rédaction complexe, mettant en jeu des intervenants multiples. Sa thèse n'excluait pas, certes, l'idée que le texte fut inspiré, mais en faisant passer l'inspiration sur les auteurs anonymes qui avaient repris et réécrit le texte, il bousculait évidemment la représentation classique de l'auteur écrivant son livre sous la dictée mot à mot de l'Esprit saint. Il contestait également que la Bible fut un livre harmonieusement ordonné, ce qu'il expliquait

exégèse moderne et contemporaine

par des contingences matérielles : les textes anciens figurant sur des rouleaux, et non sur des livres reliés, ils étaient plus facilement exposés à des inversions. Là encore, la représentation en vigueur de la parole sacrée était mise à mal.

En fait, l'entreprise de Simon était loin d'être un commencement absolu. Lui-même revendiquait le patronage d'Origène et de saint Jérôme qui, eux aussi, aux 3ᵉ et 4ᵉ siècles, avaient travaillé savamment sur la lettre biblique, selon les exigences et les moyens de leur temps. Plus sûrement encore, il était l'héritier d'une histoire proche illustrée par Érasme, dont il se revendiquait, comme du juriste et bibliste Grotius. Cette histoire était elle-même solidaire d'un mouvement de fond attesté d'abord chez les catholiques, puis de façon beaucoup plus radicale chez les réformés. Car, dès le Moyen Âge, des voix s'étaient élevées pour contester l'hégémonie d'un sens allégorique des Écritures qui se souciait de moins en moins de la lettre. D'autres avaient commencé à délier la Bible de la juridiction de l'Église, tel un Nicolas de Lyre expliquant, au 14ᵉ siècle, « ne rien vouloir affirmer ou déterminer qui n'ait été clairement déterminé par la Sainte Écriture *ou* par l'autorité de l'Église », comme si désormais il n'allait plus de soi que l'une aille avec l'autre. La Réforme protestante devait creuser le fossé de façon décisive.

Héritier, Simon l'était encore des transformations de la pratique de la lecture survenue lorsque, en 1455, Gutenberg imprimait sa première Bible. La mise au point de l'imprimerie inaugurait un temps vraiment nouveau, puisque le Livre pourrait être reproduit sans limites et serait accessible à la lecture privée et personnelle. Ce faisant, il serait aussi banalisé. Il deviendrait un livre parmi les livres, dont les érudits allaient questionner les manuscrits, les traductions, les versions, comme il se faisait pour n'importe laquelle des œuvres antiques que l'on redécouvrait.

Un autre abord critique : la bible de Spinoza

Cependant, il ne suffit pas de rappeler sa généalogie pour situer l'œuvre de Simon. Il est tout aussi éclairant de la confronter avec un autre grand ouvrage de l'histoire de l'exégèse, qui lui est contemporain à quelques années près. Il s'agit du *Tractatus theologico-politicus*, paru de façon anonyme à Amsterdam en 1670. Le livre, immédiatement condamné, était en fait l'œuvre du philosophe juif Baruch Spinoza. À bien des égards, il contient des pages qui sont très proches de ce que sera la méthode de Simon un peu plus tard. Pourtant, il se situe dans un univers mental sensiblement différent. La raison en est que l'ouvrage de Spinoza a un propos qui déborde largement la question de l'exégèse biblique. Son but est, au lendemain des drames de la guerre de Trente Ans, de s'interroger sur les rapports du politique et du religieux, et d'explorer les voies d'une pacification des esprits et des peuples.

À cette fin, il propose d'instaurer un strict partage entre le philosophique et le théologique. À la philosophie, placée sous la juridiction de la raison, il revient de conduire les hommes à la vérité et à la sagesse. À la théologie, qui se confond ici avec une morale, il appartient de les garder dans la piété et l'obéissance.

C'est dans ce cadre qu'est posée la question de la Bible, de son identité et de sa lecture. Spinoza estime que, faite de mots humains, travaillée par les passions et les imaginations de ceux qui l'ont élaborée, elle a pour fonction d'offrir le secours de l'imaginaire à ceux qui ne peuvent parvenir directement aux vérités que la raison atteint. En tout état de cause, estime Spinoza, elle ne fait jamais que confirmer des savoirs auxquels la raison est capable d'accéder toute seule à travers la philosophie. On ne saurait donc soutenir que la Bible soit spécifiquement *révélation*. En fait, elle vient prendre place parmi les grands textes de la culture, sans devoir prétendre à un accès privilégié à la vérité. Elle sera donc lue sans faire intervenir autre chose que les ressources de la « lumière naturelle ». La question de sa vérité sera remplacée par celle de son sens, qui sera atteint par l'enquête historique et les règles d'interprétation communes. Spinoza détaille celles-ci au chapitre 7 de son ouvrage (ainsi, pour prendre l'exemple des livres des prophètes, on rapportera chacun à son auteur, au temps où celui-ci vécut, aux particularités de la langue, aux conditions dans lesquelles le texte fut transmis, entra au canon des Écritures, etc.).

Il est clair que la méthode fait penser à Simon. Mais la conception de l'Écriture qui la sous-tend n'est pas du tout la même. D'un côté, le rationalisme de Spinoza relègue la Bible au rang des livres facultatifs, dont pourra se passer l'homme qui sait user correctement de sa raison. Du côté de Simon, rien ne permet de penser que celui-ci ait

exégèse moderne et contemporaine

déserté une relation de croyant face au texte biblique, même s'il fut une personnalité complexe qui garde sa part de secret. Certes, toute son attention fut absorbée par les manuscrits, les lettres, les ratures du texte. Le savant qu'il était se refusa à aller au-delà. Mais jamais il ne prétendit que le sens spirituel était indifférent ou bien introuvable. Ce que ne virent pas ceux qui le condamnèrent sous prétexte de défendre le Livre saint.

En revanche, il est certain que la méthode critique libérait de grandes énergies. Elle allait faire progresser à grande allure la connaissance de la lettre de la Bible mais, ce faisant, elle laissait en suspens la question de savoir si et comment le sens spirituel pourrait faire son profit des nouveaux savoirs, ou tout simplement suivre, marcher un jour du même pas que la connaissance savante du texte. Devant cette incertitude, la lecture croyante éprouva un vertige qui devait commander pour longtemps son attitude face à l'exégèse scientifique. D'autres conclurent, pour s'en réjouir, que la critique allait enfin et définitivement ruiner la foi en même temps que la Bible, et ils se mirent à l'ouvrage dans cette pensée. L'histoire qui suit croise ces deux lignes.

Quand le savoir critique sert à la polémique

À l'inventaire des progrès et des savoirs acquis grâce au travail des philologues et des historiens, il faut d'abord faire figurer les éditions critiques de plus en plus fiables qui vont être données des deux Testaments. C'est ainsi qu'à la fin du 18e siècle, C. F. Houbigant publie un grand commentaire critique de la Bible hébraïque. Son travail est accompagné par celui de patients érudits qui recueillent et comparent des centaines de manuscrits afin de parvenir à la meilleure édition du texte. La tâche se poursuivra au 19e siècle avec Genesius rédigeant un *Dictionnaire hébraïque*, puis une *Histoire de la grammaire hébraïque*. L'édition actuellement publiée de la *Biblia Hebraica Stuttgartensia* est l'héritière directe de ce long labeur. De même pour le Nouveau Testament : dès les 17e et 18e siècles, des éditions critiques du texte grec paraissent. Elles ne cesseront d'être amendées jusqu'à l'heure présente.

▪ Des contradictions de la lettre...

Dans le même temps, et tandis que la lettre du texte devient de plus en plus visible, les questions émergent et s'accumulent. Tel est le cas du problème de la rédaction du Pentateuque. Il était entendu depuis toujours, et il devait être professé par tous, que Moïse était l'auteur des cinq premiers livres de la Bible, alors même que l'on y lisait le récit de sa mort... Déjà au 12e siècle, le savant juif Ibn Ezra s'était inquiété de la contradiction. Mais voilà que la lecture rapprochée du texte obligeait maintenant à prendre acte de disparités, ou encore de sections parallèles. On découvrait ainsi dans les premiers chapitres de la Genèse que Dieu y était nommé à l'aide de deux noms concurrents (*cf.* H.-B. Witter en 1711). C'est ainsi que Jean Astruc, médecin de Louis XV et bibliste disciple de Simon, émettait en 1753 l'idée que le texte qui se lit aujourd'hui résultait de la fusion de documents parallèles. Affinée et creusée (Eichhorn et Wellhausen), la thèse devait aboutir à la « théorie documentaire », qui désigne les traditions yahviste, élohiste, sacerdotale puis deutéronomique comme sources du Pentateuque. Cette hypothèse devait s'imposer jusqu'à une date récente.

Progressivement aussi se faisait jour l'idée que le texte biblique n'était pas homogène du point de vue des types d'écriture. Déjà, à la fin du 17e siècle, il se disait que le prophète royal qu'était Isaïe ne pouvait s'exprimer comme Amos, le prophète qui se présente comme vacher de son état. Corrélativement, la notion de « genre littéraire », qui devait devenir essentielle, commençait à se frayer un chemin. Tout comme la critique des évangiles s'acheminait, cette fois à la fin du 18e siècle, vers l'exploration du problème synoptique, soit la question de la rédaction des évangiles et de leurs rapports mutuels.

Cette attention fixée sur le détail du texte allait aussi multiplier des questions redoutables, que la lecture traditionnelle n'avait pas forcément ignorées mais qu'elle avait dépassées dans la mesure où, visant le sens spirituel, elle séjournait beaucoup moins à hauteur de la lettre. Ainsi faisait-on remarquer maintenant qu'il y avait une inconséquence à dire que, après avoir tué Abel son frère, Caïn s'était mis à redouter la violence des autres, puisqu'il n'est pas dit que l'humanité compta alors plus que ses deux parents ! Posée dans le cadre d'une lecture réaliste, la question est évidemment très embarrassante. Ou bien l'on concluait que la Bible était écrite n'importe comment, ou bien on imaginait – ce qui se fit – l'existence de préadamites. On

exégèse moderne et contemporaine

discuta et disputa beaucoup autour de cette question, faute de savoir identifier un peu plus finement la finalité et la logique du récit de ce chapitre 4 de la Genèse.

... à la contestation de la Bible

Tout ce questionnement alimenta à l'envi la contestation de la Bible et la polémique antichrétienne. Les déistes anglais, dont les thèses passèrent en France au début du 18e siècle, brandissaient le Livre en multipliant les objections et les attaques. Ici, on traquait tout ce qui avait couleur de miraculeux dans les textes. Là, on dressait des catalogues des turpitudes ou des crimes dans les récits bibliques pour s'en offusquer fort, partant de l'idée qu'une parole sacrée devait être une parole édifiante.

Voltaire, qui était lecteur assidu, informé et parfois éclairé de la Bible, est à ranger avec le baron d'Holbach, au nombre des critiques les plus offensifs. Avec sa *Sainte Bible enfin expliquée* (1776) ou encore les articles féroces du *Dictionnaire philosophique* (1764), il est à la pointe de l'entreprise de sape qui fait son levier de la critique systématique du Livre. C'est ainsi qu'il dresse l'inventaire de tout ce qui lui paraît défier le vraisemblable historique ou psychologique. Il réécrit aussi le texte sur un mode parodique, calcule en livres tournois la fortune que représentent les troupeaux de Job, s'interroge sur la topographie du jardin d'Éden ou sur la hauteur de la tour de Babel avec le même sérieux et les mêmes critères que s'il s'agissait de débattre du plan de Paris ou de la hauteur du palais du Louvre. Prenant chaque texte au pied de la lettre, feignant de croire ou croyant que la Bible cherche à être une chronique réaliste de l'Histoire depuis les origines, il conclut qu'elle n'est que tissu de contradictions, d'absurdités et de puérilités.

Il faudra que l'exégèse progresse sérieusement pour qu'il apparaisse que ces objections sont souvent moins le fait des faiblesses du texte que de l'ignorance du lecteur qu'est Voltaire. Un jour, en effet, on découvrira que le récit, dans la Genèse, de la création du Soleil et de la Lune au quatrième jour, alors que nuits et jours alternent déjà, n'est pas une inconséquence qui apporte la preuve de l'ineptie du texte. Mais pour cela, il aura fallu que l'on reconnaisse que la Bible vise tout autre chose qu'une restitution fantasmée de l'origine (à preuve le fait qu'elle a maintenu en ouverture deux récits de la création impossibles à accorder factuellement). Il faudra aussi que l'on acquiert une meilleure connaissance des cultures voisines d'Israël. Alors, constatant que celles-ci divinisent et adorent les astres, on comprendra comment le texte biblique est rédigé en relation polémique avec ce qu'il désigne comme l'idolâtrie des nations païennes : pour humilier un Soleil et une Lune honorés comme des dieux, les rédacteurs bibliques en firent non seulement des éléments de la Création, mais ils les déclassèrent en reléguant leur apparition au quatrième jour…

Mais, pour l'heure, nul n'a les moyens de concevoir ce genre de finesses. Pas plus les détracteurs de la Bible que ses défenseurs. C'est ainsi que se développe parallèlement une apologétique chrétienne qui entreprend de défendre le Livre, de prouver son excellence en expliquant que toutes les cultures sortent de lui. Les arguments utilisés par un Bergier, le contradicteur de Voltaire, ne sont pas forcément médiocres. Mais ils pourront être aussi confondants de faiblesse et de naïveté quand on prétendra prouver, envers et contre tout, la portée historique du récit des origines. C'est ainsi qu'au siècle suivant, par exemple, certains entreprendront de jeter les bases d'une « géologie chrétienne » en faisant correspondre les ères géologiques à chacun des sept jours de la Création qui servent de trame au chapitre 1 de la Genèse… Le littéralisme, qui ne veut connaître le texte que comme une lettre restituant l'histoire, aura décidément été la source de grands égarements, chez les ennemis de la Bible et probablement plus encore chez ses défenseurs.

Le 19e siècle : de la Bible réinventée aux nouveaux savoirs

Le rationalisme de la fin du 18e siècle, qui repousse le surnaturel aux marges obscures de la connaissance, va rester le nerf de l'exégèse savante au 19e siècle. Celle-ci va devenir l'affaire essentiellement d'universitaires, qui entendent ne répondre des résultats de leurs recherches devant aucune autorité ou instance confessionnelle. Elle sera massivement protestante et allemande. Enfin, elle portera souvent la marque des philosophies dominantes, qu'il s'agisse de celle de Hegel ou plus tard du positivisme. Il est évident que la critique scripturaire de plus en plus sécularisée, qui domine alors le monde savant protestant, devient de moins en moins compatible avec la manière croyante, catholique, de lire le texte. On notera néanmoins que, dans les milieux de simples fidèles protestants, le Livre continua à être lu et à alimenter la vie et la foi. Ce qui ne sera pas le cas chez les catholiques dont la foi sera de plus en plus coupée de ses sources bibliques. Les livres de piété ou encore les « histoires saintes » prendront pour eux la place d'une Bible, dont l'accès avait déjà été bien limité pour les laïcs par le concile de Trente, et qui apparaîtra sans cesse davantage comme un terrain miné.

■ Les vies de Jésus

La question de savoir « Qui est Jésus ? » est au principe de plusieurs publications qui feront grand bruit et contribueront à créer un véritable genre littéraire, celui des « vies de Jésus ». Celles-ci ont pour caractéristique générale de reconstruire une biographie de Jésus à distance de ce que disent de lui les évangiles, voire en opposition, et en ignorant à chaque fois sa judaïté. Les données de sa vie qui comportent une dimension de miracle ne seront conservées que pour autant qu'on leur trouvera une explication rationnelle. Parmi les publications de ce type, on retiendra la *Vie de Jésus élaborée de manière critique* que publie en 1835 l'Allemand David Friedrich Strauss. Le livre reçoit un accueil si enthousiaste que Littré le traduit et le publie en France en 1839. Les évangiles, explique Strauss, ne comportent rien d'historique. Ils ne sont qu'imagination des évangélistes, projetant sur un personnage historique, Jésus, des conceptions messianiques du judaïsme de leur temps, ainsi que les polémiques qui agitaient alors l'Église primitive.

Plus avant dans le siècle, les « vies de Jésus » se coloreront autrement. Faisant de Jésus une personnalité religieuse hors norme, elles chercheront à en restituer le portrait psychologique. Tel est le cas de Renan qui relaie en France les travaux des Allemands. Sa *Vie de Jésus* (1863) connaît un succès considérable. Elle le doit certainement au fait que ces pages réussissent à combiner les postulats du positivisme, pour qui « tout dans l'Histoire a son explication humaine », avec les vibrations d'une sensibilité romantique. Jésus y est décrit dans son cadre historique reconstitué, comme un sage qui illumine l'humanité. Il est donc réinventé très loin du Christ de la foi. Il devient le héraut, contre la religion instituée, de la « religion pure » qui habite les rêves de Renan. Ici, comme précédemment, on a affaire à un Jésus à la fois redimensionné selon le vraisemblable de la critique et finalement projeté à partir des pensées de l'exégète. Renan, comme beaucoup d'autres mais avec plus de talent, aura ainsi écrit *sa* vie de Jésus, sous couvert de rejoindre *la* vie vraie de Jésus.

La découverte de l'Orient ancien

Une autre donnée majeure concerne les nouvelles connaissances que l'on acquiert sur le Proche-Orient ancien aux plans de l'archéologie, de l'histoire, de la littérature. En quelques décennies, un monde devenu muet, perdu dans les sables et les lointains de l'Antiquité, s'est mis à revivre. Les deux Testaments devaient en être éclairés d'un jour nouveau. Dans la foulée de l'expédition d'Égypte organisée par Bonaparte, l'égyptologie va naître. En 1822, les hiéroglyphes sont déchiffrés. En 1850, c'est la bibliothèque du roi Assourbanipal qui est exhumée en Assyrie, et qui deviendra accessible quand, en 1867, l'écriture cunéiforme est déchiffrée.

Retrouvant les littératures de la Mésopotamie et de l'Égypte, on arrache la Bible à son isolement. On la réintroduit dans le vaste mouvement d'échanges et d'emprunts où communiquent les cultures anciennes. Avec l'*Épopée de Gilgamesh,* vieille de trente-cinq siècles, il apparaît que le déluge est un thème ambiant. L'Égypte livre des arbres de vie, en consonance avec la Genèse, ou des poèmes amoureux, bien proches du Cantique des Cantiques.

Les opinions européennes, précédées de Guillaume II ou de la reine Victoria, s'enflamment : l'archéologie va-t-elle infirmer ou confirmer la véracité de la Bible ? Il est sûr que celle-ci résonne désormais de multiples références. Mais, du coup, elle ne peut plus être tenue pour un livre unique, inaugural, source des autres cultures. « L'histoire des religions », qui surgit comme discipline nouvelle en Allemagne à la fin du siècle, en vient même à inverser les dépendances : tout, du Nouveau Testament comme de l'Ancien, est ramené à un jeu d'influences extérieures. Ainsi la naissance du christianisme se déduirait sans reste des religions païennes hellénistiques et des cultes à mystères. Thèse, en l'occurrence, inconsistante, négligeant de nouveau l'enracinement juif du christianisme.

En revanche, il y avait beaucoup à apprendre des contacts entre le Premier Testament et son contexte. À condition, certes, de mener l'analyse à son terme, c'est-à-dire d'identifier la manière dont la Bible retravaillait et transformait les matériaux qu'elle empruntait. Prenons l'exemple du Décalogue, texte central dans l'économie biblique de l'Alliance. L'idée qu'il constitue la source de la loi morale dans l'humanité fut ruinée, lorsque l'on découvrit en 1902 à Suse le code législatif promulgué par Hammourabi en Babylonie au 18e siècle avant notre ère. Dans un premier temps, l'attention se concentra sur les similitudes. Quand vint le temps d'examiner les différences, il apparut qu'un monde séparait les deux documents. Face à un code moral casuistique (manière de réguler les conflits d'une société) placé sous l'autorité d'un roi qui s'autocélèbre, la Bible donne à lire des commandements référés à un Dieu qui a libéré son peuple de la servitude et lui partage, avec la Loi, le secret de sa sainteté, c'est-à-dire de la vie et du bonheur. Il est clair que c'est la vision binoculaire fournie par le comparatisme qui permet ici l'approfondissement de la lecture du texte biblique.

L'apogée des turbulences et le dénouement de la crise

Toutes ces nouvelles perspectives, à la fois prometteuses et déstabilisantes pour les représentations traditionnelles, devaient aboutir à ce que l'on appela à partir de 1893 la « question biblique ».

■ Le père Lagrange et l'École biblique de Jérusalem

C'est dans ce contexte qu'il faut situer l'œuvre de Marie-Joseph Lagrange. Dominicain né en 1855, mort en 1938, celui-ci a été en son temps l'une des rares voix catholiques à répondre aux adversaires chrétiens de la science biblique par la double confiance qu'il mettait dans la raison critique et dans la Bible. Alors que l'institution ecclésiale s'enfermait dans une citadelle, cherchait de façon désespérée à colmater des brèches béantes, il tenta courageusement de faire prévaloir une autre logique. Sa conviction était que le remède n'était pas dans moins de science, mais au contraire dans une investigation scientifique toujours plus poussée.

À cet effet, il lançait en 1892 la *Revue biblique*, deux ans après avoir fondé l'École biblique de Jérusalem, convaincu qu'il était que la Bible ne peut être vraiment connue « sans se placer dans son atmosphère, sans consulter à la fois l'hébreu et les autres langues sémitiques, les monuments et les mœurs de la Terre sainte ». Il ajoutait que « la vérité révélée ne se transforme pas, elle grandit » et que « c'est un progrès, parce que les acquisitions nouvelles se font sans rien enlever aux trésors du passé ». Pareils propos, chez un homme qui se revendiquait à la fois comme croyant et comme savant, étaient de nature à lui valoir beaucoup d'ennemis. L'hostilité vint des traditionalistes criant à la traîtrise. Et des progressistes affirmant que la foi du croyant ne pouvait que gâter l'objectivité du savant. De fait, Lagrange fut en butte aux attaques et aux condamnations. Il fut même interdit de publication sur l'Ancien Testament en 1907 par des censeurs effrayés de voir que son travail rendait décidément impossible une lecture réaliste des premiers chapitres de la Genèse.

La situation se tendit spécialement en 1903, quand il publia *La méthode historique*. Le hasard fit que, au même moment, paraissait l'ouvrage de Loisy intitulé *L'Évangile et l'Église*. Celui-ci, qui devait rompre avec l'Église, devint le symbole du modernisme, cible de Rome. Les nouveautés qui allaient venir, en particulier avec Bultmann entreprenant de « démythologiser » les évangiles (*cf.* son *Jésus* de 1926) – au nom d'une conception du mythe largement débattue depuis – représenteraient encore bien des défis.

Les prises de position romaines

Le magistère romain, prêt à l'ouverture sous le pontificat de Léon XIII (1878–1903) choisit avec Pie X l'affrontement dur. Une rafale de textes de condamnation (décret du Saint-Office *Lamentabili* de 1907, encyclique *Pascendi* de 1908) déclare sans objet des questions critiques pourtant impossibles à éluder, et verrouille à double tour l'accès historique à la Bible. Le pape suivant, Benoît XV, confirme en 1920 la fermeture, alors même qu'il célèbre le quinze centième anniversaire de saint Jérôme. Attitude bien paradoxale, car Jérôme qui réalisa la Vulgate – la Bible latine dont le concile de Trente avait confirmé l'autorité – était aussi le modèle même du savant de l'âge patristique.

Il fallut attendre 1943 pour que Pie XII promulgue l'encyclique *Divino afflante Spiritu*, qui mettait un terme au conflit de l'Église et de la science biblique. Le père Lagrange était alors mort depuis cinq ans. Les principes de la méthode en gestation depuis Simon et Spinoza, enrichis du travail de deux siècles et demi, sont désormais reconnus, légitimés, même recommandés. Le texte va jusqu'à mettre en garde contre « l'interprétation que certains appellent spirituelle et mystique » ! En fait, et c'est là sa limite, le document s'en tient à une problématique critique stricte et assez étriquée. Il ne laisse rien entrevoir de la contribution que l'énorme masse de connaissances qui accompagne maintenant le sens littéral peut apporter à une compréhension spirituelle de la Bible, alors que parallèlement les richesses de l'exégèse ancienne sont redécouvertes (travaux de Daniélou et Lubac). Mais il a l'immense mérite de reconnaître que l'enquête critique est requise de l'intelligence croyante elle-même. Il permet aux chercheurs d'aller désormais de l'avant avec moins d'entraves, en faisant leur bien de la « *Formgeschichte* » (histoire des formes) comme de la « *Redaktionsgeschichte* » (étude des étapes et des visées de la rédaction), qui avaient déjà fait la preuve de leur fécondité.

Il faudra attendre cette fois 1965, le concile Vatican II et la constitution *Dei Verbum* pour qu'un nouveau pas soit franchi. Grand document conciliaire sur la Révélation et par voie de conséquence sur la Bible, ce texte fait plus que confirmer le précédent. Il le dépasse en s'avançant cette fois en direction du problème de l'interprétation, au seuil duquel on s'était arrêté en 1943. Il s'attache donc à la question du *sens*, cet horizon négligé par *Divino afflante Spiritu*. Il permet d'envisager comment le savoir critique se compose avec les autres termes de l'acte d'interprétation (un lecteur, lui-même inscrit dans la solidarité d'un groupe et d'une tradition), pour produire le sens du texte, rejoindre la Révélation que la Bible revendique d'être et qui fonde la relation croyante.

La problématique est cette fois intégrative : elle retrouve la Bible comme unité des deux Testaments, elle prend en charge la relation de l'Écriture et de la Tradition. Elle repense enfin la question du rapport entre l'Histoire, telle que l'entend la Tradition biblique, et telle que l'envisagent les historiens et la conscience moderne. *Dei Verbum* confirme que si la Révélation s'accomplit *dans* l'Histoire, elle ne se confond pas pour autant avec les événements de l'Histoire. Ce que vise la Bible est finalement une profondeur de l'Histoire dont ne traite pas l'historien, où les initiatives et les entreprises humaines croisent mystérieusement un plan de Dieu. Dans ces pages, l'Écriture redevient « âme de la théologie », selon une formule traditionnelle mais qui était devenue lettre morte.

D'autres documents officiels suivront. Ainsi, *L'Interprétation de la Bible dans l'Église*, en 1993, qui fait explicitement droit aux diverses méthodes et approches (sociologie, ethnologie, psychanalyse) qui sous-tendent des lectures aux visées elles-mêmes multiples (problématiques libérationnistes, féministes, anticoloniales, etc.). Autre document remarquable, celui paru en 2001, *Le peuple juif et ses Saintes Écritures dans la Bible chrétienne*, qui dit avec force l'importance pour les chrétiens de cette Écriture juive qu'est l'Ancien Testament, toujours menacé depuis Marcion (2e siècle) d'être marginalisé ou ignoré.

Parallèlement à ces positions officielles, rappelons que, dès avant *Divino afflante Spiritu*, l'École biblique de Jérusalem avait formé le projet grandiose de donner une nouvelle version de la Bible intégrant les acquis de la science. Ce sera la *Bible de Jérusalem*, qui paraît en son entier en 1956. Fruit du travail d'équipes de traducteurs, elle a déjà connu plusieurs révisions. Elle est une belle manifestation des temps nouveaux de l'exégèse catholique. Dès avant *Dei Verbum*, cette fois, avait pris corps le projet d'une traduction œcuménique de la Bible associant catholiques, protestants et orthodoxes. L'entreprise aboutit dans les premières années de la décennie 1970. L'une et l'autre de ces traductions monumentales jouent présentement un rôle majeur dans la circulation et la lecture du texte biblique.

Nouveautés et promesses contemporaines

Si nous nous en tenons pour finir au plus près du moment présent, plusieurs constats importants s'imposent et ouvrent des perspectives neuves et prometteuses. Il est clair, d'abord, que l'enquête historique se poursuit. Archéologues et historiens restent à l'œuvre et bousculent maintenant les résultats acquis par l'exégèse historico-critique antérieure.

Ainsi la vision que l'on a aujourd'hui du Pentateuque s'éloigne de ce que professait la théorie documentaire. D'une façon générale, la tendance est maintenant à abaisser considérablement la date de rédaction finale des textes du Premier Testament. On argumente l'idée que tout se serait joué après l'Exil, en lien avec la recomposition politique et culturelle qui se vit alors en Israël. L'ouvrage des archéologues Finkelstein et Silberman, *The Bible Unearthed*, traduit en français sous le titre *La Bible dévoilée*, a vulgarisé ces perspectives.

Cependant, que la science critique croise vite des intérêts qui sont extérieurs à son champ, c'est ce qui apparaît à l'évidence dans tous les débats de spécialistes sur ce qu'a pu être effectivement l'installation en Terre promise, dont traitent les livres de Josué ou des Juges. De même, des émissions comme « *Corpus Christi* » (1997–1998) ou « L'Origine du christianisme » (2004) présentées sur Arte font apparaître que la plus haute technicité n'exclut pas des options idéologiques. Ce qui d'ailleurs ne devrait pas être une grande surprise. Cependant, d'une façon générale et au regard des derniers siècles, on peut qualifier le présent comme un temps d'apaisement.

Mais ce temps apporte d'autres nouveautés dans la pratique de l'exégèse. On a vu plus haut que celle-ci ne pouvait qu'être affectée par les changements survenus dans la culture à la fin du 17e siècle. De même, l'exégèse est aujourd'hui légitimement touchée par des travaux qui se mènent, indépendamment d'elle, dans le domaine de l'herméneutique (qui gère la question de l'interprétation des textes) et dans celui de la poétique (au sens ancien de l'art de la création littéraire).

■ Les progrès de l'herméneutique

Le premier de ces domaines, où avaient déjà œuvré au 19e siècle un Schleiermacher puis un Dilthey, est dominé aujourd'hui par l'œuvre du philosophe Hans-Georg Gadamer. Celui-ci conteste l'idée que comprendre un texte puisse se réduire à identifier les événements de l'histoire à laquelle il se réfère, ou à expliciter la manière dont il fut produit, ou à exhumer les intentions de son auteur. Ces réalités, dont s'occupe la méthode historique, négligent, explique-t-il, d'autres éléments qui interviennent dès que l'on se met à lire. Loin de voir dans le sens une simple propriété du texte, ou encore un dépôt qu'il suffirait de recueillir, Gadamer décrit le processus complexe qui naît dans le face-à-face du texte et de son lecteur. Autant que les mots qui sont écrits, ce sont les questions, les intérêts de ce dernier qui interviennent pour donner corps au sens. Autrement dit, un texte n'existe vraiment que s'il est interprété, comme on le dit d'une partition musicale. Ce qui veut dire aussi que la série des interprétations données de ce texte au long de l'histoire de sa « réception » fait partie de son identité, dit quelque chose de ce qu'il est et de ce qu'il est susceptible de dire. Ainsi, Gadamer bouscule-t-il l'idée que le bon rapport au texte serait celui du savant, sans intérêt personnel pour ce qu'il lit. De même, il rend sa place à la notion de *tradition* dont les Lumières avaient fait un repoussoir.

Un autre philosophe, Paul Ricœur, poursuit en ce sens et montre que la distance historique qui se creuse entre nous et les textes anciens est le contraire de la malédiction qu'y voyait le 18e siècle. C'est bien plutôt, explique-t-il, l'occasion de faire l'expérience de la fécondité de textes capables de se réinscrire dans notre présent pour le travailler et l'enrichir.

Sur le versant de la « poétique », de même, on se souviendra que la fin du siècle passé aura été particulièrement riche. Formalisme, structuralisme, sémiotique, mais aussi exploration de l'énonciation (c'est toujours quelqu'un qui parle à quelqu'un, dans l'oral comme dans l'écrit), toutes ces méthodes destinées à explorer le texte, auront considérablement renouvelé la lecture.

Certes, il existe présentement une exégèse critique qui entend s'en tenir aux principes de l'analyse historique ou philologique traditionnelle. Mais il en est aussi une qui entend se renouveler et se vivifier en accueillant les nouvelles perspectives de la philosophie et de la littérature. Cette dernière est le fait d'exégètes qui fréquentent le texte biblique avec leur équipement de savants, mais qui – fait nouveau – se présentent aussi comme *lecteurs*. Ils déclarent explicitement vouloir assumer le risque qui consiste à passer de l'analyse à l'interprétation.

L'un des meilleurs représentants de cette attitude est certainement Paul Beauchamp, mort en 2003 en laissant une œuvre difficile mais profondément inspirante (voir en particulier *L'Un et l'Autre Testament*, mais aussi plus accessibles, *Parler d'Écritures saintes* ou *Cinquante Portraits bibliques*). Ses ouvrages apportent la démonstration éloquente qu'un surcroît de science peut précisément fructifier en un surcroît de sens.

exégèse moderne et contemporaine

L'exégèse contemporaine au-delà de la seule critique historique

Cette manière de prolonger l'analyse par la lecture et l'interprétation entraîne plusieurs conséquences. Tout d'abord, l'exégète doit changer d'échelle. Il ne peut plus se contenter de travailler sur un verset ou une séquence isolée de son contexte. Il a affaire à des livres bibliques qui prennent place dans cette unité qu'est le Premier Testament, lui-même intégré, en régime chrétien, dans une Bible qui va jusqu'à l'Apocalypse de Jean. Quand il s'ouvre à cette amplitude, il voit ressurgir ce qui était devenu invisible aux manières antérieures de faire de l'exégèse. Il perçoit de grandes lignes de cohérence, la présence de figures qui se déplacent le long du temps. Ce que l'exégèse ancienne prenait en compte sous l'appellation de « typologie » (Moïse interprété comme figure du Christ, par exemple) apparaît maintenant comme une loi de l'écriture qui régit le Premier Testament lui-même, élaboré au cours d'un lent travail de relecture et de réinterprétation (le passage de la mer Rouge au temps de l'Exode devenant figure d'une libération à venir, par exemple).

C'est dire que, à travers cela, la vieille notion de « tradition », disqualifiée depuis des siècles, retrouve de la jeunesse et de la légitimité. Impossible en effet, à regarder le texte biblique de près, de ne pas voir qu'il est le produit d'une « transmission » interprétante (tel est le vrai sens du mot « tradition ») et qu'il est écrit – en continuité d'ailleurs avec ses sources judaïques – pour exister dans une tradition.

Enfin, dernière nouveauté que l'on soulignera : la lettre n'est plus seulement considérée ici pour ce qu'elle contient d'histoire ou pour ce que l'histoire peut en dire. Elle intéresse aussi et d'abord à cause de sa teneur anthropologique. Car la Bible est fondamentalement une « histoire de la chair avec Dieu », comme l'écrit un exégète contemporain (P. Lefebvre), entendant par chair cette réalité d'une humanité concrète, historique, palpitante de désir, de projet, vulnérable au mal et à la mort. On voit ici le déplacement qui s'opère par rapport à une problématique simplement historique ou philologique.

Prenons une dernière fois l'exemple des premiers chapitres de la Genèse, si problématiques dans le passé : ils apparaissent aujourd'hui comme un véritable laboratoire où sont posées et testées les grandes questions anthropologiques (celles de la différence des sexes, du langage, de la corporéité, de la vie, de la mort, de la violence, du bonheur, du travail, etc. – voir en particulier André Wénin). Ainsi, c'est à une véritable dilatation du sens des textes que l'on assiste, où il est clair que le « spirituel » est le contraire d'une évasion de la vie vécue, puisqu'il devient la manifestation de la vraie profondeur de l'existence, le dévoilement de ses véritables enjeux.

On ne terminera pas sans mentionner le fait que, dans le même temps présent, l'ouverture du texte biblique à la lecture privée selon des protocoles de plus en plus divers sans rapport avec la lecture croyante pose quelques problèmes. Non pas de régulation confessionnelle, autoritaire. Mais simplement de conduite de la lecture. Car il importe, sûrement autant pour le lecteur que pour le texte, que la lecture de la Bible soit autre chose qu'une manière d'adapter le texte à des pensées personnelles ou de le faire dériver à l'infini, selon ce que chacun voudrait entendre de lui. Ce problème n'est pas nouveau. À l'époque patristique déjà il était posé. Il est devenu seulement plus aigu aujourd'hui.

C'est peut-être bien de la Bible elle-même que pourrait d'ailleurs venir la solution, quand elle se définit comme une parole tranchante, faite pour atteindre l'homme à la jointure des moelles. Ces mots de la lettre aux Hébreux seraient ainsi un bon critère pour une lecture juste et profitable. Et c'est probablement un mérite majeur d'exégètes tels P. Beauchamp ou A. Wénin que de rendre possible, dans une problématique à la fois très contemporaine et enracinée, une expérience du livre biblique qui atteint l'homme d'aujourd'hui aux points les plus sensibles de son existence.

Pour aller plus loin, consulter la bibliographie en ligne et p. 306.

SECONDE PARTIE

THÉOLOGIE SYSTÉMATIQUE

Chapitre 5

Théologie fondamentale et dogmatique

François Euvé, s.j.

Professeur au Centre Sèvres

Qu'est-ce que la théologie ?

■ Une première approche

La première signification qui vient à l'esprit pour définir le mot « théologie » est « science » (*-logie*, de *logos*, parole ou raison) de « Dieu » (*théo-*, de *theos*, Dieu). Cette définition fait surgir d'emblée une difficulté : « Dieu » peut-il être objet de science ? N'est-il pas le « Tout-Autre », l'au-delà absolu, insaisissable, transcendant tout langage et toute représentation ? N'y a-t-il pas le risque qu'à vouloir l'analyser, on en fasse une notion parmi d'autres, au même titre que l'« arbre », la « cellule » ou l'« électron » ? Avant toute chose, il convient de reconnaître que nous sommes face à l'inconnu, à ce qui restera toujours au-delà de nos capacités d'appréhension intellectuelle, au « mystère ». Il semble qu'il ne puisse y avoir d'autre voie d'approche que « négative » : dire ce que Dieu n'est pas, écarter toute fausse image, toute représentation à partir de l'expérience humaine, tout ce que la Bible appelle « idole ». En fin de compte, le silence serait paradoxalement la meilleure manière de parler de Dieu.

Pourtant la Tradition chrétienne ne peut en rester à cette position
« apophatique », muette. Car si elle reconnaît que Dieu reste « caché »,
elle confesse aussi que *Dieu lui-même a parlé* dans l'histoire de l'humanité,
qu'il s'y est lui-même « révélé », qu'il s'y est même « incarné », puisqu'il
a pris figure humaine en Jésus de Nazareth, qu'elle confesse comme
Dieu même. « Personne n'a jamais vu Dieu », dit Jean dans le prologue de
son évangile, mais « Dieu Fils unique, qui est dans le sein du Père, nous
l'a fait connaître » (Jn **1** 18). Si la représentation visible restera toujours
problématique, une certaine parole est possible, à condition qu'elle
procède de l'écoute d'une première Parole, que l'Évangile nous transmet.

La réflexion théologique se distingue par conséquent des « sciences
religieuses » en ce qu'elle se reconnaît *précédée* par une « foi », ouverture confiante à l'altérité, qui en fonde le propos. Cette « foi » est-elle
nécessairement la confession chrétienne explicite ? Ne nous hâtons
pas de répondre à cette question. La confession chrétienne implique
une doctrine élaborée au cours des siècles dans des contextes culturels particuliers. La théologie peut exercer une fonction critique sur
ces contenus, lorsque l'on se rend compte qu'ils sont devenus inadé-
quats dans un autre contexte culturel. C'est le cas, par exemple, dans
la culture moderne ou dans des cultures non européennes.

L'exposé de ce chapitre comportera quatre temps.

Le premier temps proposera une présentation générale du mot et
de la matière, dans le contexte européen récent. On examinera en
particulier la définition qu'en donne le théologien allemand Karl
Rahner (1904–1984).

Le deuxième temps ira plus en profondeur dans une réflexion sur la
question de Dieu aujourd'hui, ce que l'on appelle « théologie fondamentale ». Cette réflexion prend en compte le fait que la croyance en
Dieu ne va plus de soi au sein de la culture moderne. Mais, même s'il
n'est plus porté par une ambiance « religieuse », le mot « Dieu » peut
gagner une nouvelle signification.

Cela conduira au fait que, dans la Tradition chrétienne, Dieu est
« Trinité », communion de trois personnes. Ce n'est pas seulement un
« attribut » particulier du divin ; c'est le cœur même de la révélation
évangélique. La redécouverte de cette notion est l'un des apports de
la théologie contemporaine. Ce sera l'objet du troisième temps.

Si Dieu n'est pas « solitaire » en lui-même, il ne reste pas non plus « enfermé » dans sa communion trinitaire ; ou plutôt, l'amour des « Trois » ne peut que diffuser largement et généreusement. Dieu « crée » le monde, un monde différent de Lui, et pourtant destiné à entrer avec Lui en communion d'amour, malgré l'obstacle du mal. Les notions de « création » et de « salut », même si elles représentent des moments distincts dans notre représentation de l'histoire du monde, ne peuvent pourtant pas être séparées. Elles feront l'objet du quatrième et dernier temps.

■ Brève histoire du mot

Le mot « théologie » n'est pas d'origine chrétienne. Il n'est d'ailleurs pas biblique. Il est repris – tardivement – à partir d'un héritage grec.

Il apparaît pour la première fois, semble-t-il, dans la *République* de Platon (379a), dans le cadre d'un dialogue qui porte sur la représentation du divin. Il n'a pas un sens technique, c'est pourquoi on peut le traduire plus généralement par « discours sur les dieux ».

Aristote associe en général ce mot à la mythologie, pour critiquer cette dernière au profit d'une approche rationnelle du divin qui est celle de la philosophie. Pourtant, d'autres passages de la *Métaphysique* parlent d'une « philosophie théologique (*philosophia theologikê*) » (E, 1026a19) qui désigne « la plus haute des sciences théorétiques », après la mathématique et la physique. Le livre Lambda expose sa théorie du divin comme « moteur immobile » de l'univers, « vivant éternel parfait » (Λ, 1072b28).

Le développement ultérieur de la pensée grecque reprend le mot « théologie » en voisinage avec la mythologie païenne, ce qui explique le peu d'empressement des premiers penseurs chrétiens à l'employer pour désigner leur propre réflexion.

Progressivement, le mot est pourtant adopté par les chrétiens, mais ce n'est qu'au cours du Moyen Âge qu'il acquerra sa signification actuelle. Auparavant, une distinction mérite d'être relevée. Plusieurs Pères grecs distinguent la « théologie » comme connaissance du mystère trinitaire en lui-même, de l'« *économie* » comme doctrine du salut (voir Eusèbe de Césarée, *Histoire ecclésiastique*, I, 1, 7). Il convient en effet de distinguer, au moins intellectuellement, entre Dieu « en soi » et Dieu « pour nous », Dieu « mystère », hors des prises de l'intelligence humaine, et Dieu « communiqué » dans une histoire. Comme nous le verrons plus loin, une telle distinction n'est pas sans soulever des questions, dans la perspective chrétienne d'un Dieu dont la nature même est de se communiquer à nous.

■ La construction d'une théologie

La distinction proposée à l'instant reprend en quelque sorte la difficulté évoquée en commençant. On ne peut pas élaborer un « traité » sur Dieu comme on le ferait pour n'importe quelle matière de l'univers. C'est d'autant plus le cas que les « Écritures » chrétiennes ne se présentent pas comme un discours logiquement ordonné, mais comme un ensemble de récits, de prières, d'exhortations morales. Ce n'est pas que la réflexion en soit absente. On sait l'importance de la « Sagesse » dans les deux Testaments. Celle-ci est en interaction constante avec les cultures environnantes. Lorsque la pensée chrétienne s'élaborera au sein du monde grec, elle reprendra de nombreux éléments de cette « sagesse » (voir en particulier le livre de la Sagesse, écrit en grec, probablement à Alexandrie au 1er siècle avant l'ère chrétienne, où l'on trouve un vocabulaire d'inspiration platonicienne et stoïcienne ; ce livre n'est pas reçu dans le canon protestant de la Bible).

Il serait tentant d'aller directement aux grandes « Sommes » du Moyen Âge, dont la construction systématique nous est plus proche que les écrits de l'Antiquité chrétienne. Pourtant, l'élaboration progressive du discours est instructive.

Les premières confessions de foi chrétiennes sont des formules brèves, que l'on trouve déjà dans le Nouveau Testament. Ces formules seront progressivement regroupées et mises en ordre dans les « Symboles », élaborés définitivement dans les grands conciles du 4e siècle. Ceux-ci rassemblent essentiellement des éléments bibliques, en introduisant parfois des concepts nouveaux, inconnus de l'Écriture, comme « nature » ou « substance » (*ousia*), qui poseront d'ailleurs problème à plusieurs.

Ces Symboles gardent la priorité au « croire en » (Dieu Père, Fils, Esprit) sur le « croire que » (contenu de la doctrine). Il s'agit avant tout d'une confession de foi, d'un engagement (« je crois »), qui marque l'appartenance à un corps social, l'Église, et l'attente d'une réalité nouvelle.

Cette perspective marque bien la priorité des premiers siècles chrétiens : confesser la « vraie foi » afin de vivre en conformité avec la « bonne nouvelle » de l'Évangile. L'apparition de divergences d'interprétation (« hérésies ») oblige à préciser un certain nombre de formulations. La spéculation sur le divin reste seconde par rapport à la confession.

Il n'empêche que l'Antiquité chrétienne connaît aussi un bon nombre d'esprits intellectuels, désireux de « mettre de l'ordre » dans ces données de foi, en proposant une réflexion plus systématique. L'un des plus célèbres est le théologien d'Alexandrie, Origène (v. 185–v. 254), marqué par le moyen-platonisme. Son *Traité des principes* peut être considéré comme la première élaboration systématique de la foi.

La fin de l'Antiquité est moins propice aux spéculations, du fait des invasions, troubles politiques, violences diverses. Le début du deuxième millénaire est marqué par la redécouverte de la pensée antique, surtout les œuvres d'Aristote, qui font leur « entrée » en Europe occidentale aux 12e et 13e siècles. Le caractère « scientifique » de sa pensée exerce une grande fascination sur les esprits. Les « universités » nouvelles adoptent sa manière de procéder, et même la théologie, après une période de résistance, adopte la métaphysique aristotélicienne, sans négliger d'y introduire des éléments critiques.

C'est la figure de Thomas d'Aquin (v. 1227–1274) qui domine cette période. Sa *Somme théologique* est certainement l'ouvrage le plus marquant, au moins dans la Tradition catholique (les réformateurs sont très critiques à l'égard de l'entreprise thomiste). Son plan suit globalement l'« histoire du salut », de son origine en Dieu jusqu'à son retour vers Dieu à la fin des temps. À l'intérieur de ce schème « économique », s'enchaînent des rubriques structurées d'une manière logique. La construction du texte s'efforce d'être « scientifique », procédant par « syllogismes ». Une lecture plus attentive relève que le « mystère » insaisissable de Dieu n'est pas absent, mais la pratique ultérieure restera surtout fascinée par la systématicité de l'ensemble, qui met la théologie à la hauteur des sciences nouvelles.

◼ Quelques développements récents

Pendant plus de cinq siècles, la théologie catholique se pratique en conformité avec le schème de la *Somme théologique*. L'opposition des Églises issues de la Réforme ne fait que renforcer la position catholique dans le sens d'un « objectivisme » doctrinal. Parler de « foi », c'est, pour la plupart, évoquer la doctrine. Faire référence à l'« expérience » religieuse, identifier, comme le fait Luther, la foi à la « confiance », est suspect.

Le développement des différentes sciences, à partir de la physique au 17ᵉ siècle, provoque une attitude concurrentielle à l'égard d'une théologie qui se revendique aussi comme science. L'opposition atteint son apogée à la fin du 19ᵉ siècle, lorsque les sciences historiques ou philologiques s'attaquent à la lecture de l'Écriture ou mettent en cause la permanence des dogmes qui ne seraient, pour un regard « critique », que des constructions de l'histoire. La « crise moderniste » au début du 20ᵉ siècle marque un tournant dans la théologie catholique des Temps modernes (voir P. Colin, *L'audace et le soupçon*).

Cette crise est l'occasion d'une prise de conscience parmi les théologiens catholiques, à l'origine des multiples renouveaux du 20ᵉ siècle (voir E. Fouilloux, *Une Église en quête de liberté*). Certains avaient en effet compris, comme antérieurement leurs collègues protestants, qu'il était préférable d'instaurer un dialogue critique avec la pensée moderne pour montrer que le fossé n'était pas si profond qu'on le pensait.

La théologie se renouvelle de plusieurs côtés. Il y a d'abord l'engagement de certains philosophes qui ne peuvent plus se contenter d'une « apologétique » (défense de la foi) traditionnelle. Maurice Blondel (1861-1949) propose une vaste réflexion sur la foi, accessible à toute personne. Il aura une grande influence sur l'émergence d'une « théologie fondamentale », en particulier sur Henri de Lubac (1896-1991) et Henri Bouillard (1908-1981).

Si la pensée de saint Thomas reste la norme dans l'enseignement théologique, on s'applique à la relire dans son contexte culturel pour ne plus faire de ses notions des concepts « intemporels » et mieux entrer en dialogue avec les courants de pensée actuels, comme il a su le faire en son temps. C'est en particulier le cas du dominicain Marie-Dominique Chenu (1895-1990).

Certains théologiens, les jésuites Henri de Lubac, Jean Daniélou (1905–1974), le père Hans Urs von Balthasar (1905-1988), ne peuvent se contenter de renouveler la scolastique thomiste. Ils veulent revenir à la pensée des Pères de l'Église, quelque peu négligée depuis l'époque médiévale (malgré la permanence d'Augustin et un regain d'intérêt au temps de l'Humanisme). Elle est d'une autre saveur, plus proche de l'Écriture que les subtiles constructions scolastiques. Ces théologiens sont à l'origine de la collection de textes « Sources chrétiennes ».

La lecture de l'Écriture connaît elle aussi un grand renouveau, stimulé par les méthodes critiques issues des sciences humaines. Le monde protestant précède le monde catholique, du fait des réticences magistérielles à l'époque de la crise moderniste (condamnation d'Alfred Loisy en 1893) jusqu'à l'encyclique de Pie XII *Divino afflente Spiritu* (1943), qui reconnaît la pluralité des « genres littéraires ».

Il faut mentionner le développement du mouvement œcuménique, amorcé lui aussi dans le monde protestant, mais impliquant progressivement de plus en plus de catholiques. Une grande figure est celle du dominicain Yves Congar (1904-1995), qui étend son intérêt à la pensée orthodoxe. De nombreux contacts favorisent les échanges intellectuels. Dans les dernières décennies, cette ouverture s'étend aux religions non chrétiennes, du fait de la multiplication des contacts entre les cultures du monde.

Enfin, le défi des sciences, qui connaissent un développement spectaculaire aux 19e et 20e siècles, reste présent, que ce soient les sciences de la nature, en particulier la biologie, ou les sciences humaines, psychologie, sociologie, histoire. Le paléontologue Pierre Teilhard de Chardin (1881-1955) est l'une des grandes figures chrétiennes à avoir relevé le défi.

Dans cette brève histoire, il est difficile de ne pas mentionner l'événement central que constitue dans le monde catholique le concile Vatican II (1962-1965), qui tire profit de tous ces renouveaux. Les textes produits reprennent d'ailleurs la grande tradition, car l'ouverture au monde contemporain peut se réclamer de l'attitude d'un Thomas d'Aquin confronté en son temps à la philosophie d'Aristote et dialoguant avec cette pensée « païenne ». Le plus significatif n'est pas tant le contenu, que le « style » du concile. Pour ceux qui l'ont vécu, il fut au sens fort un « événement ».

Un élément central est ce que Christoph Theobald (né en 1946) appelle la « pastoralité » de la doctrine. La notion centrale est celle de « communication ». De même que Dieu se communique à toute personne humaine, l'Église doit entrer en communication véritable avec l'humanité. La première encyclique de Paul VI, *Ecclesiam suam* (1964), contient ces mots : « L'Église se fait dialogue. »

Une définition de la théologie

La définition que propose Karl Rahner (voir encadré) est une bonne synthèse des principaux éléments. On peut les regrouper en six rubriques.

Théologie, la définition de Karl Rahner

« La théologie authentique suppose une véritable écoute de la Parole de Dieu en vue du salut et veut être au service de cette écoute. Elle est donc liée à la Parole de Dieu révélée, telle qu'elle est présente en permanence dans l'Église, qui, par son magistère vivant, garde la Révélation qui lui a été confiée (Tradition) et l'interprète en référence constante à l'Écriture Sainte. [...]

« Cet effort méthodique de pénétration d'un objet d'ensemble qui, en soi, est un, doit être reconnu comme une *science*, même si cette science diffère des autres sciences par la manière dont est donné d'abord son objet, par les principes et, en partie, les méthodes de la recherche. [...]

« Comme la Parole de Dieu, que la théologie écoute, est une Parole de jugement et de salut qui, comme telle, engage *tout* l'homme, la théologie ne peut pas être une connaissance *simplement* "théorique", qui ne serait pas existentiellement engagée. [...] D'autre part, en aucune autre science la distance entre l'énoncé et son contenu, entre ce qui est explicitement dit et ce que l'on veut dire, entre ce qui est saisi et le mystère à saisir, ne peut être aussi grande que dans la théologie : ce n'est donc pas seulement le droit, mais encore le devoir de la théologie, de rendre toujours plus vive l'expérience de cette distance et de renvoyer l'homme de la clarté (apparente) des concepts à l'obscurité supralumineuse du mystère en lui-même. »

La théologie procède d'une *écoute* de la Parole de Dieu. C'est cohérent avec l'affirmation de Paul : « La foi naît de l'écoute » (Rm **10** 17). Cela implique une attitude de service, comme le souligne volontiers le théologien réformé suisse Karl Barth (1886–1968) : « Le théologien est donc un "domestique" au service de la majesté sans pareille de la Parole de Dieu, qui est Dieu lui-même s'exprimant par ce qu'il fait. »

C'est la capacité à se laisser surprendre par l'« inouï de Dieu » (Michel Corbin, né en 1936). L'« objet » de la théologie n'est pas réductible à des catégories *a priori*. Si l'on ne peut se passer de « préjugés », parfois inconscients, le théologien doit être prêt à se laisser déplacer par ce qu'il reçoit.

La Parole de Dieu nous parvient à travers l'*Écriture*. Celle-ci doit être « l'âme de la théologie », une expression du pape Léon XIII reprise par Vatican II (*Optatam totius*, n° 16). L'Écriture est à recevoir, mais aussi à interpréter. La parole reçue génère une autre parole. L'écoute conduit à une prise de parole en liberté (Barth).

La théologie n'est pas, en principe, une entreprise solitaire. Elle se fait *en Église*, au sein d'une communauté croyante. Cela découle de la dimension dialogale, qui se conforme au dialogue entre Jésus, ses disciples, ceux qu'il rencontre sur sa route. Cet échange a aussi une dimension temporelle. Nous recevons d'une « tradition » dont nous sommes héritiers. Là encore, la réception s'accompagne d'une interprétation où s'exprime la liberté de l'interprète. Enfin, la dimension collective amène à s'interroger sur un processus de régulation de l'expression. Dans le monde catholique, celui-ci est confié à un « magistère ».

La foi n'est pas seulement un « cri ». Si son expression reprend préférentiellement les récits bibliques et débouche sur une louange, il y a proprement théologie lorsque est en jeu un effort méthodique de réflexion, dimension que l'on peut qualifier au sens large de « *scientifique* ». Il s'agit de « rendre raison » de sa foi. La communication la plus large implique cette « logique », un appel à la « raison », au-delà des particularités culturelles. Si la théologie chrétienne procède d'une foi « confessante », elle doit pouvoir s'adresser à « tout homme raisonnable » et entrer en dialogue avec d'autres rationalités (voir l'encyclique *Foi et raison* de Jean-Paul II). La liberté de la recherche, dans le respect de la régulation magistérielle, en est une condition.

théologie fondamentale et dogmatique

La dimension systématique ne doit pas faire oublier que la Révélation biblique se dit dans une *histoire*. L'histoire n'est pas seulement le cadre neutre de cette Révélation. Réaliser cela peut être surprenant et difficile pour des esprits imprégnés d'une « métaphysique éternelle ». Comment un Dieu réputé « immuable » peut-il véritablement entrer dans le temps de l'histoire humaine, s'y « incarner », sans que cela ne soit qu'une apparence ? La question a hanté des générations de théologiens. Mais c'est bien ce que nous suggère le récit biblique, qu'il ne faut pas ramener à la réalisation d'un « plan » conçu de toute éternité. Nous reviendrons sur cette question centrale ci-après.

La mise en *pratique* : la théologie ne serait rien si elle ne s'engageait pas dans la vie du monde. Il ne s'agit pas seulement d'une mise en application de principes théoriques dans des situations particulières. La prise en compte de l'historicité de la révélation invite à voir la présence de Dieu dans chacune de ces situations. Ce que l'on appelle aujourd'hui « théologie pratique » met en valeur l'incidence de la pratique de la foi sur la manière de la dire. Le théologien Johann Baptist Metz (né en 1928), disciple de Karl Rahner, a bien mis cet élément en évidence.

Théologie fondamentale

Il appartient à l'essence du christianisme de « rendre raison » de sa foi, selon l'expression de la première lettre de Pierre (1 P **3** 15). Elle est reprise par Karl Rahner au début de son *Traité fondamental de la foi* : le christianisme « doit se justifier lui-même devant notre conscience de la vérité ». Cette entreprise a connu diverses expressions historiques, de l'« apologétique » à la « théologie fondamentale ». C'est ce que l'on examinera dans un premier temps.

Le deuxième temps sera consacré à la notion de Révélation, devenue problématique pour la pensée moderne. On verra comment elle peut se comprendre dans une perspective relationnelle : « respect du mystère inaliénable de l'autre » (Christoph Theobald, *La Révélation*).

La Révélation divine fait naître une réponse de la part de l'être humain. Celle-ci dessine les traits d'une « anthropologie fondamentale », indissociable d'une théologie. Ce sera l'objet du troisième temps.

C'est au sein de ce dialogue salutaire que l'on peut dire quelque chose de l'instance divine qui en est la source. Les représentations habituelles de Dieu sont mises à mal à la fois par la pensée scientifique moderne et par l'histoire humaine (problème du mal). Mais un « nouveau visage » de Dieu (Joseph Moingt, né en 1915) peut apparaître. Ce quatrième temps conclura notre parcours.

De l'apologétique à la théologie fondamentale

L'idée d'une « défense » de la foi vient très tôt dans la pensée chrétienne. On peut penser au discours de Paul sur l'Aréopage d'Athènes, rapporté dans les Actes des Apôtres (Ac **17** 16-34). Il s'adresse à « des philosophes épicuriens et stoïciens ». Son propos consiste à présenter le Dieu créateur de l'univers et de l'humanité, donnant à tous la vie et le souffle. Son inspiration biblique croise la philosophie ambiante. Il reprend en effet une sentence d'Épiménide (6e siècle avant J.-C.) : « En lui nous avons la vie, le mouvement et l'être », en ajoutant une citation des *Phénomènes* d'Aratos (stoïcien du 3e siècle avant J.-C.) : « Nous sommes de sa race. » La prédication de Paul se soldera par un échec au moment où il parle de « résurrection des morts », notion insensée pour la philosophie grecque. Mais elle restera une source d'inspiration pour l'apologétique ultérieure.

Les Pères de l'Église de la deuxième génération, celle qui succède aux Pères « apostoliques », sont qualifiés d'« apologistes ». On peut s'arrêter à la figure de Justin (v. 100–v.165), auteur précisément d'une *Apologie*. Celle-ci est destinée à des lecteurs païens. C'est pourquoi l'auteur met en avant des points d'accord avec la pensée grecque, en particulier la notion de « logos ». Justin s'inscrit dans la quête de sagesse, mais cherche à montrer que le Christ est le vrai « philosophe ».

L'inscription dans la philosophie ambiante (platonisme, stoïcisme), variable selon les tempéraments intellectuels des Pères, n'empêche pas l'appel à la conversion. L'entrée dans la communauté chrétienne suppose une certaine rupture à l'égard du « monde », selon la dialectique du chapitre 17 de l'évangile de Jean : le disciple n'est pas « du monde » (*ek tou kosmou*), mais il est envoyé « dans le monde » (*eis ton kosmon* ; **17** 14-18). La lettre à Diognète, un écrit anonyme du 2e siècle, contient une expression semblable : les chrétiens « sont dans la chair (*en sarki*), mais ne vivent pas selon la chair (*kata sarka*) ».

Les temps de « chrétienté », à partir de l'instauration d'un Empire chrétien au 4ᵉ siècle, rendent l'apologétique moins urgente. Les non-chrétiens sont aux marges extérieures (l'islam) ou intérieures (le judaïsme). Il existe bien des ouvrages de défense de la foi chrétienne, mais ils sont peu nombreux. La rupture de la Réforme au 16ᵉ siècle fait apparaître une littérature de controverse, mais elle ne porte que sur des questions particulières. C'est à partir des Temps modernes et de la naissance de l'athéisme que l'apologétique comme telle fleurit à nouveau.

Schématiquement, on peut distinguer deux directions. Face au rationalisme moderne, une première direction en prend le contre-pied en insistant sur le sentiment religieux ou les pratiques sociales. Le 19ᵉ siècle voit à la fois l'expansion sociale de la science et la révolution industrielle, et la multiplication des dévotions et des œuvres de charité. Une seconde direction combat la rationalité athée sur son propre terrain. Il s'agit de « démontrer » l'existence de Dieu, l'immortalité de l'âme ou la nécessité de l'Église. L'entreprise thomiste sert d'appui, dans son effort de rationalisation de l'expression de la foi. Ses célèbres « cinq voies » au début de la *Somme théologique*, bien que rejetées par Emmanuel Kant, sont remises au goût du jour.

Ces deux directions débouchent sur une impasse. Le sentimentalisme n'est pas à la hauteur d'une Tradition qui a toujours valorisé l'acte intellectuel. Il risque d'enfermer les chrétiens dans un ghetto culturel.

Quant à l'autre entreprise, elle n'est pas sans mérite, mais elle apparaît surtout comme une défensive, dont les arguments ne soutiennent pas la discussion jusqu'au bout.

■ La notion de Révélation

Aux premiers temps, le cœur de la foi est appelé « évangile » (Rm **1** 1). Cette « bonne nouvelle » est annoncée par Jésus lui-même. Comment dire cet événement nouveau, qui concerne à la fois l'histoire humaine et Dieu ? L'Écriture parle de « mystère » et de « révélation », ce second mot signifiant le « dévoilement » de ce qui était resté caché (Rm **16** 25–27).

Le premier concile du Vatican met en valeur la catégorie de « révélation », en soulignant que c'est Dieu qui se révèle lui-même : « Il a plu à sa sagesse et à sa bonté de se révéler lui-même au genre humain » (constitution *Dei Filius*, ch. 2, §2). Deux aspects apparaissent : une dimension plus « objective » qui insistera sur l'initiative de Dieu ; une autre plus sensible à la réception de cette révélation dans le sujet croyant. Une autre dichotomie peut être repérée, différente de la précédente : l'insistance sur l'événement de l'annonce, ou l'expression du contenu de cette annonce dans une doctrine.

Tous ces aspects doivent être tenus ensemble, mais l'Évangile est avant tout un récit de rencontres. L'initiative de Jésus suscite la liberté de ses interlocuteurs. Un aspect central des récits de guérison est la communication d'une « puissance de vie » (*dunamis*). Jésus se présente comme celui qui fait accéder ceux et celles qu'il rencontre à leur propre être-sujet. Une expression significative est ce qu'il annonce à la Samaritaine : « L'eau que je lui donnerai deviendra en lui une source jaillissant en vie éternelle » (Jn **4** 14). Il ne se contente pas de donner l'eau ; il donne la source même de cette eau.

La réponse humaine

Cela montre que la libre initiative révélatrice de Dieu n'annule pas la liberté humaine mais, au contraire, la suscite. Le don réveille la liberté, ce qui suppose d'abandonner un modèle « concurrentiel » pour décrire les relations entre le Créateur et ses créatures. La liberté humaine est une donnée fondamentale : « Sans elle l'homme ne se tiendrait pas, devant Dieu, comme un sujet agissant et responsable, partenaire d'un dialogue » (K. Rahner, *Dignité et liberté de l'homme*).

Cela n'est compréhensible qu'au sein d'une relation de pleine confiance. Mais on peut se rappeler que la confiance est une composante anthropologique fondamentale : pas de vie humaine sans confiance faite à l'autre. L'homme « ne devient sujet qu'en faisant d'abord crédit à ses parents et à son environnement culturel » (C. Theobald, *La Révélation*, p. 61). Nous sommes engendrés à la liberté par d'autres libertés. C'est ce qui permet à Karl Rahner d'écrire : « Dépendance radicale et réalité authentique de l'étant qui procède de Dieu croissent en proportion égale et non inverse » (K. Rahner, *Traité fondamental*, p. 96). Ou encore : « La liberté est toujours liberté d'un

théologie fondamentale et dogmatique

sujet en communication interpersonnelle avec d'autres sujets. […] La liberté de consentement d'un sujet remis à lui-même face à un autre sujet a nom, en définitive, amour » (p. 82).

■ Un « nouveau visage » de Dieu

Ce modèle d'« autocommunication » dans l'amour écarte toute visée de concurrence entre Dieu et l'homme. Dieu n'est pas à concevoir comme une puissance qui s'impose à l'homme et requiert de lui totale soumission. L'« obéissance » est à comprendre avant tout comme « écoute », ce qui d'ailleurs correspond à l'étymologie du mot. Mais l'écoute provoque une réponse. Et la réponse humaine ne peut être que de liberté.

Le Dieu qui se révèle ainsi est un Dieu d'amour. C'est aussi un Dieu de « discrétion » (A. Gesché, *Dieu pour penser. L'homme*). S'il se donne à l'homme, ce n'est pas pour imposer sa présence. Le don qu'il fait est « sans retour », « une fois pour toutes » : « Le propre du don est qu'il cache le donateur, sous peine d'obliger le récepteur à un retour et de détruire ainsi ce qui caractérise le don : sa gratuité absolue » (C. Theobald, *La révélation*, p. 197). Le retrait du donateur est la distance nécessaire à l'acquisition d'une liberté. Dieu prend le risque de l'histoire (voir l'œuvre de Joseph Moingt, en particulier : *Dieu qui vient à l'homme*). Il ouvre un chemin qui permet la mise en relation des divers partenaires. En tant qu'il est « Père », le donateur engendre des personnes susceptibles de se donner à leur tour au profit de tous.

La Trinité

Le christianisme confesse un Dieu unique en trois personnes. Cette expression est élaborée par les premiers conciles à travers de nombreuses controverses. On en trouve une formulation synthétique au concile de Latran IV (1215) : « Nous croyons fermement et confessons avec simplicité qu'il y a un seul et unique vrai Dieu, éternel et immense, tout-puissant, immuable, qui ne peut être saisi ni dit, Père et Fils et Saint-Esprit, trois personnes, mais une seule essence, substance ou nature absolument simple » (DH 800).

Une difficulté vient de ce que l'affirmation de l'unique « substance » divine, plus satisfaisante pour l'esprit « métaphysique », a tendu à l'emporter sur la pluralité des personnes. La doctrine de la Trinité (« *de Deo trino* ») tendait à devenir l'appendice de la doctrine du Dieu unique (« *de Deo uno* »). Ce fut l'un des enjeux de la théologie du 20ᵉ siècle que de retrouver, à partir de Karl Barth, le caractère central de cette confession trinitaire.

On peut trouver une autre difficulté plus contemporaine. Dans le dialogue avec d'autres religions, le théologien peut être tenté de mettre en avant une notion générale du « divin », censée être commune à tous les interlocuteurs, et laisser à l'arrière-plan la « particularité » chrétienne. Ce serait oublier qu'en perspective chrétienne, il n'y a pas d'autre accès à Dieu qu'à travers la médiation d'une personne humaine, Jésus-Christ, et dans l'Esprit. La doctrine de la Trinité appartient de plein droit à la doctrine de Dieu.

Cette section comportera deux parties. Il conviendra d'abord d'examiner l'émergence historique de cette doctrine, avant, dans un second temps, d'en préciser les enjeux pour aujourd'hui.

La formation du dogme trinitaire

Le mot « Trinité » n'appartient pas au lexique biblique. Il est forgé par les théologiens chrétiens des premiers siècles pour rendre compte des relations entre trois entités que l'on rencontre dans les Écritures chrétiennes : Dieu que Jésus appelle « Père », Jésus lui-même, le « Fils », et l'« Esprit ». Ces théologiens sont conscients de ce que l'Évangile de Jésus-Christ révèle une figure de Dieu à la fois conforme et différente de la tradition antérieure. Certes, le Dieu de Jésus est explicitement le Dieu « d'Abraham, d'Isaac et de Jacob ». En outre les Pères ne voyaient pas d'incohérence à rapprocher le Dieu de la Bible de celui de Platon, même si les différences étaient plus notables. Il n'en reste pas moins qu'il y a une nouveauté dans la confession chrétienne. Comme le dit le théologien de Louvain, Adolphe Gesché (1928–2003), dans l'événement que constitue Jésus-Christ, « se trouvent révélées, autant que faire se peut mais avec valeur d'universalité, la personne, l'histoire et la nature de Dieu » (A. Gesché, *Dieu pour penser, t. III : Dieu*). C'est en particulier dans le caractère inouï d'une « incarnation » du divin que ce caractère apparaît : « Refuser l'Incarnation comme lieu de Dieu, c'est renoncer à connaître Dieu tel qu'il a voulu qu'on le connaisse. »

Jésus ne fait pas que « faire connaître » (Jn **1** 18) le Dieu que « personne n'a jamais vu » ; ou plutôt, il le fait connaître en étant reconnu lui-même comme Dieu. Certes, nulle part dans l'Évangile, Jésus ne se présente explicitement comme Dieu. Tout au plus, il est dit à deux reprises qu'une voix « venant des cieux » dit de lui, d'abord au baptême, puis à la transfiguration : « Celui-ci est mon Fils bien-aimé » (Mt **3** 17 ; Mc **1** 11 ; Lc **3** 22 ; Mt **17** 5 ; Mc **9** 7 ; Lc **9** 35). Mais il s'agit d'une citation de Ps **2** 7. C'est au moment de la Passion que les formulations deviennent plus explicites. À la question du grand prêtre qui lui demande : « Es-tu le Christ, le Fils du Béni ? » (Mc **14** 61), Jésus répond : « Je le suis » (« *egô eimi* », une formule qui peut rappeler le nom divin : « Je suis »).

Quoi qu'il en soit des expressions évangéliques, les premiers chrétiens confessent unanimement Jésus comme « Seigneur » (*kurios*), un titre appliqué exclusivement à Dieu dans l'Ancien Testament. Un autre chapitre abordera les querelles ultérieures concernant la divinité de Jésus. La question s'élargit à une troisième « entité » plus énigmatique, l'Esprit saint, dont on peut présenter maintenant les occurrences scripturaires.

Le Nouveau Testament contient plusieurs formulations à trois termes, la plus claire étant la finale de l'évangile de Matthieu. Jésus ressuscité envoie ses disciples baptiser « au nom du Père et du Fils et du Saint-Esprit » (Mt **28** 19). Attribuer cette parole à Jésus lui-même serait ignorer délibérément la critique littéraire. L'évangile est rédigé probablement vers la fin du 1er siècle, à une époque où les premiers linéaments d'une théologie trinitaire sont en place. Des formules plus anciennes sont intéressantes à examiner.

Dans la première lettre aux Corinthiens, Paul écrit : « Il y a diversité de dons, mais c'est le même Esprit ; diversité de ministères, mais c'est le même Seigneur ; divers modes d'action, mais c'est le même Dieu qui produit tout en tous » (1Co **12** 4-6). Dans sa deuxième lettre à la même communauté, on trouve une formule plus ramassée : « La grâce du Seigneur Jésus Christ, l'amour de Dieu et la communion du Saint-Esprit soient avec vous tous » (2Co **13** 13).

Quelle est l'identité de cet « Esprit »? Le mot lui-même, en grec « *pneuma* », se traduit aussi bien par « souffle », « vent », terminologie extrêmement fluide, associée explicitement à Dieu : « Dieu est Esprit » (Jn **4** 24). On comprend la difficulté à l'intégrer dans la série du Père et du Fils.

Il n'est pas possible de décrire en détail les péripéties de ces querelles théologiques. Ce n'est qu'au 4ᵉ siècle avec les Pères cappadociens, Grégoire de Nazianze (329–390), Basile de Césarée (329–379), Grégoire de Nysse (v. 331–394), que les concepts se précisent, mais à condition de ne pas en forcer l'abstraction et de rester proche du vocabulaire scripturaire. Le concile de Constantinople (380) est un aboutissement majeur de cette réflexion.

▪ Enjeux d'une théologie trinitaire

La théologie classique avait tendance à partir de l'unique essence divine (notion commune de « Dieu ») et à montrer ensuite qu'elle se différenciait en quelque sorte en trois personnes. Le fait que la notion de Dieu soit devenue problématique dans la culture moderne oblige à prendre un autre chemin et à revenir à l'Écriture, en particulier à l'Évangile qui nous raconte la vie d'une personne humaine, Jésus de Nazareth, dont la « sainteté » renvoie à une autre instance, son « Père », qui en est la source. C'est la découverte progressive d'une figure divine qui s'avère plurielle, car une troisième instance apparaît liée au « départ » de Jésus. Selon l'évangile de Jean, dans le dernier discours de Jésus à ses disciples avant de « passer de ce monde au Père » (Jn **13** 1), il leur dit cette parole étrange : « C'est votre avantage que je m'en aille » (**16** 7). Le départ de Jésus est associé à l'envoi du « Paraclet » (« Consolateur ») ou « Esprit de Vérité » (**14** 17) qui assistera les disciples.

Un autre lieu scripturaire important est le livre des Actes des Apôtres, qui fait suite à l'évangile de Luc. Il décrit la vie de la communauté chrétienne après l'Ascension, c'est-à-dire le départ de Jésus, sous la mouvance de l'Esprit saint, reçu le jour de la Pentecôte (Ac **2** 1–4).

Cette perspective « diachronique » cherche à exprimer en quoi le Dieu de la Révélation chrétienne est bien un Dieu « pour nous ». Comme le dit Karl Rahner, la Trinité « vient elle-même en nous ». Mais, s'insérant dans la situation de l'homme et assumant réellement sa condition,

théologie fondamentale et dogmatique

Dieu ne cesse pas d'être Dieu. Il y a une orientation congénitale de l'homme vers Dieu, ce que la Tradition appelle le « désir naturel de voir Dieu », et cette orientation est comblée par le don que Dieu fait de lui-même. Ce don fait entrer l'humanité (et, par elle, l'ensemble de l'univers) dans la réciprocité de l'amour à travers la différence ontologique maintenue.

Cette communication de Dieu à l'humanité est différenciée. « La différenciation que nous révèle l'économie du salut dans la façon qu'a Dieu de se communiquer à nous [...] doit se retrouver *en Dieu lui-même*. » Dieu s'exprime par son « Verbe », sa parole proférée, qui est aussi son « Fils » engendré, et communique l'amour par son Esprit. Le « Verbe » manifeste la présence de Dieu dans l'histoire, et l'« Esprit », le fait que cette histoire est ouverte sur une finalité transcendante par la rencontre de cette Parole avec la liberté humaine.

L'Esprit manifeste en effet que cette communication reste ouverte sur un avenir. La relation réciproque ne signifie pas que le divin et l'humain s'identifient, mais que l'échange mutuel produit sans cesse des figures nouvelles. La dynamique du salut n'est pas le déploiement d'un schème présent au commencement du temps, « comme si le temps ne faisait que dévider ce qui s'y trouverait déjà ». L'Esprit est celui qui « renouvelle la face de la Terre » (Ps **104** 30).

Création et salut

Parler d'un Dieu Trinité, c'est parler d'un Dieu qui est circulation d'amour. Celle-ci ne peut rester « enclose » dans le « monde divin » sans se répandre au dehors dans le geste créateur. Les théologiens patristiques et médiévaux reprennent volontiers l'adage de la tradition platonicienne : « Le bien est diffusif de soi (*bonum diffusivum sui*). » Dans le même temps, on souligne que créer n'est pas pour Dieu un acte nécessaire, découlant de sa nature, mais un acte libre, volontaire. De fait, la doctrine de la Création sera toujours partagée entre deux versants : l'un met l'accent sur la communion d'amour entre le Créateur et ses créatures, à l'image de la communion trinitaire, et l'autre est plus sensible à l'autonomie du monde créé, distinct de Dieu et pourtant dépendant de lui. Il est possible de regrouper cela dans un même mouvement en reprenant une formulation très heureuse de Christoph Theobald : « C'est *dans un seul et même acte* que le croyant reçoit sa vie au sein du monde vivant comme don d'unicité (création), qu'il s'en dessaisit au profit de l'unicité d'autrui (sainteté) et qu'il y découvre l'œuvre du Donateur lui-même qui est ainsi son propre avenir (destinée) » (*La Révélation*, p. 202). Notons que la catégorie de « salut » peut servir à regrouper celles de « sainteté » et de « destinée ».

La liberté créatrice

L'idée que le divin est à l'origine du monde est une évidence pour la plupart des penseurs de l'Antiquité, même si certains courants (l'épicurisme) soulignent l'indifférence des dieux à l'égard de la destinée humaine. Un texte de référence est le *Timée* de Platon qui s'intéresse au mode de production du monde par l'action du « démiurge ».

La spécificité biblique, particulièrement mise en valeur dans la pensée chrétienne, tient à l'affirmation d'un Dieu qui crée *librement* et *à partir de rien* (*ex nihilo*). Cela émerge à partir du 2e siècle, par réaction au modèle « artisanal » des cosmogonies ambiantes. Dieu n'a plus affaire avec un matériau préalable, susceptible de résister à son action créatrice. La liberté est un trait distinctif de ce Créateur, dont l'action est totalement volontaire.

Cela est aussi de grande conséquence anthropologique. La Bible affirme que l'humain est créé « à l'image de Dieu » (Gn **1** 26). Les Pères en déduisent l'éminente dignité de l'humanité qui dépasse en valeur les autres créatures, aussi admirables soient-elles : « Comment admireras-tu les cieux, créature humaine, si tu vois que tu es plus stable qu'eux ? » (Grégoire de Nysse, *Commentaire du Cantique*). Elle n'a plus à modeler son agir sur une « loi naturelle », comme c'était le cas, par exemple, dans le stoïcisme.

Cela explique en partie pourquoi les penseurs chrétiens de l'Antiquité ne se sont pas intéressés (sauf exception) à la cosmologie. Ce n'est certainement pas par mépris pour la raison ! Mais l'idéal du chrétien ne se situe plus dans la contemplation de l'harmonie cosmique ou des premiers principes du fonctionnement du monde ; il est dans la relation à un Dieu personnel et dans l'amour fraternel. Augustin polémique contre les « astrologues » qui veulent ramener l'humanité dans la dépendance des éléments du monde.

théologie fondamentale et dogmatique

La situation change quelque peu lorsque est redécouverte l'œuvre d'Aristote au Moyen Âge. Une nouvelle science se développe, où Dieu est associé à l'ordre cosmique. Saint Thomas résiste à cette identification, mais la scolastique ultérieure tendra à se laisser fasciner par la construction logique. La réaction vient plutôt du courant franciscain qui, au nom d'une spiritualité de la volonté, continue d'affirmer la liberté créatrice de Dieu. Poussé à l'extrême, ce courant aboutira au 14e siècle à la doctrine « nominaliste » (Guillaume d'Ockham, v. 1285–1347) qui met l'accent sur la notion de « puissance » divine et sur la contingence radicale du monde.

La science moderne combine les deux courants. Elle tient en effet à la fois la rationalité du cosmos, qui peut se formaliser sous forme de « lois », et une certaine contingence du monde, qui oblige à recourir à l'expérience (d'où le développement de l'« empirisme »). Une autre conséquence est l'association entre la connaissance scientifique du monde et sa transformation technique. Se représentant à l'image du Créateur, l'homme prend conscience de sa capacité créatrice. Pour Francis Bacon (1561–1626), la domination de l'homme sur la nature correspond au projet créateur de Dieu. De ce point de vue, la révolution mécaniste du 17e siècle aurait, selon le philosophe Pierre Hadot, un « caractère chrétien » : « La représentation du monde comme machine correspondait parfaitement à l'idée chrétienne d'un Dieu créateur, transcendant absolument son œuvre. »

■ La valeur du cosmos

Largement émancipées des Églises, bien que, pour une part, inspirées, comme on vient de le voir, par une théologie de la Création, science et technique se sont développées au cours des siècles suivants. Les critiques n'ont pas manqué au cours de l'Histoire, mais il faut attendre les dernières décennies du 20e siècle pour que ce modèle « technoscientifique » commence à être sérieusement remis en cause. Une sensibilité écologique croissante veut redonner de la valeur au cosmos comme tel, en particulier à la nature terrestre, en rejetant le programme cartésien qui invite, en utilisant toutes les ressources dont nous disposons, à « nous rendre comme maîtres et possesseurs de la nature » (R. Descartes, *Discours de la méthode)*.

À l'égard du christianisme, la militance écologiste est souvent critique. On lui reproche d'avoir justifié théologiquement l'exploitation de la nature au profit de l'humanité.

Il y a un vrai défi pour le christianisme à réélaborer une théologie de la nature qui évite les pièges de cette attitude dominatrice de l'homme de la modernité sans revenir pour autant à la fascination du cosmos antique. Plusieurs théologiens se sont affrontés à cette question, en particulier dans le monde anglophone (voir I. Barbour, *Nature, Human Nature and God*). Pour nous limiter au monde francophone, on s'arrêtera sur la position d'Adolphe Gesché, soulignant que « l'homme, aujourd'hui, aspire à un nouveau rapport avec la nature. Un rapport qui ne serait plus celui de la seule maîtrise » (*Dieu pour penser, t. IV : Le cosmos*).

Le théologien belge voit présent au sein du cosmos un « secret de salut », car l'humain a besoin de l'univers pour vivre. L'homme réduit à la nature ne serait plus humain au sens propre (contre le « naturalisme » de l'« écologie profonde »), mais l'homme réduit à l'homme s'annulerait lui-même dans sa solitude. Le salut vient de Dieu, mais par une médiation qui respecte la liberté de l'homme : « Le salut vient *de* Dieu *à* l'homme *par* le cosmos. »

C'est bien de la destinée de l'humanité dont il s'agit en perspective chrétienne. Mais celle-ci n'est pas dissociable d'un monde. Le lien entre les deux implique une dimension *historique*, histoire de l'humanité aussi bien qu'histoire de la nature. Selon l'expression du théologien suisse Pierre Gisel, « le temps constitue, au cœur de la création, l'axe le plus central, commandé par la différence Dieu-homme et par le régime d'interpellation et de promesse qu'elle institue ». Respecter la nature, c'est respecter une temporalité.

▪ Le mal et le salut

Le problème du mal hante la pensée humaine, sans doute depuis les commencements. Une théologie qui affirme la toute-puissance créatrice d'un Dieu bon redouble la difficulté : si Dieu est à la fois bon et tout-puissant, comment permet-il la souffrance innocente ? Faut-il alors, à la suite du philosophe Hans Jonas reprenant un mythe de la Cabbale, renoncer à l'attribut de toute-puissance au profit d'un retrait de Dieu de sa création ? Mais serait-ce abandonner le monde à ses propres ressources, à son impuissance, sans véritable espoir d'un salut possible ?

Notons qu'une telle idée de retrait divin est déjà implicite dans la théologie de la Création. S'il respecte l'autonomie de sa créature, Dieu renonce à intervenir en permanence dans la marche du monde. Plus positivement, si l'on conçoit la Création comme don, on se rendra sensible à la « discrétion d'un Dieu qui *donne*, tout en laissant sa Création se restaurer à partir des forces de vie cachées *en elle* » (C. Theobald, *La Révélation*, p. 109). Cette « discrétion » est préférable au simple « retrait ». Le donateur s'efface au profit de celui qui reçoit le don.

Christoph Theobald médite sur l'attitude de Jésus face à ceux qu'il rencontre et qu'il guérit : « Ta foi t'a sauvé. » Le salut vient d'une puissance de vie, déjà présente dans la personne, mais que la parole d'un autre suffit à réveiller.

Le mal est un défi à la pensée spéculative (voir P. Ricœur, *Le Mal : un défi à la philosophie et à la théologie*). Mais face au mal, la foi n'est pas sans ressources, puisqu'elle annonce un salut possible, déjà réalisé dans la puissance de vie que manifesta Jésus de Nazareth confessé comme « Christ et Seigneur ». La réflexion théologique est au service de cette « bonne nouvelle », partageant les ressources de l'intelligence au profit d'une meilleure compréhension de la foi.

Pour aller plus loin, consulter la bibliographie en ligne et p. 312.

Christologie

MICHEL FÉDOU, S.J.

Professeur au Centre Sèvres

« Et vous, qui dites-vous que je suis ? » demanda Jésus à ses disciples ; l'un d'eux, Simon-Pierre, fit cette réponse : « Tu es le Christ, le Fils du Dieu vivant » (Mt **16** 15-16).

La « christologie » a pour objet d'expliciter la portée de cette confession de foi qui est au fondement même du christianisme. Comment comprendre que des croyants aient reconnu en Jésus de Nazareth, non pas simplement un homme parmi d'autres, mais le « Messie » ou le « Christ » attendu par les Juifs ? Qu'est-ce qui était au cœur de son enseignement et de ses actes ? Quelle fut la signification de sa mort et de sa Résurrection ? Comment les premières communautés chrétiennes en sont-elles venues à identifier Jésus avec le Fils de Dieu et le Sauveur de l'humanité ? Comment l'Église a-t-elle rendu compte de son identité unique, malgré ou à travers les débats et conflits qui ont marqué son histoire ? Comment accueillir aujourd'hui la Révélation de Jésus-Christ, alors que deux mille ans nous séparent de son existence terrestre et que nous sommes plus que jamais sensibles à la diversité culturelle et religieuse de notre monde ?

L'histoire de Jésus

Il est non seulement légitime mais nécessaire que l'on rassemble d'abord quelques données sur la vie de Jésus en son temps : il y va du sérieux de la foi chrétienne, qui entend bien se fonder sur un événement survenu dans notre histoire, et non point sur un mythe.

La recherche du Jésus historique

Cette question a retenu l'attention de nombreux historiens et exégètes à l'époque contemporaine, et s'est avérée beaucoup plus complexe que l'on ne le croyait généralement dans le passé. Au 19e siècle parurent un certain nombre de *Vies de Jésus* ; cependant, Albert Schweitzer montra en 1906 que les auteurs de ces *vies* avaient souvent projeté sur Jésus leurs propres représentations, et que leur quête du « Jésus historique » se soldait ainsi par un échec.

Un peu plus tard, l'exégète Rudolf Bultmann souligna que les évangiles ne transmettaient pas d'abord des documents d'ordre historique, mais un *kérygme*, c'est-à-dire une « proclamation » qui devait être accueillie dans la foi : la confession de Jésus comme Christ et Seigneur ; Bultmann ne considérait dès lors comme historiques que quelques données des évangiles (telles que la naissance de Jésus sous Auguste, son ministère en Galilée, sa mort sous Ponce Pilate), et invitait pour le reste à un travail de « démythologisation ».

Mais un autre exégète de la génération suivante, Ernst Käsemann, montra qu'au nom même du *kérygme* il fallait prêter grande attention au « Jésus terrestre » : certes, on ne peut comprendre celui-ci qu'à la lumière de Pâques, mais à l'inverse le message « Christ est ressuscité » implique que l'on connaisse suffisamment l'histoire de Celui qui est ainsi confessé dans la foi. C'est ce que l'on a appelé la « deuxième quête du Jésus historique ».

L'époque actuelle témoigne d'une « troisième quête », habitée par la préoccupation de mieux situer Jésus dans le contexte des courants juifs de son temps, et utilisant à cette fin les acquisitions récentes de la science historique. L'œuvre monumentale de l'exégète nord-américain John Paul Meier (*Un certain Juif, Jésus. Les données de l'Histoire*) représente à bien des égards un point d'aboutissement de toute la recherche menée sur le « Jésus historique » durant les dernières décennies.

En dehors de quelques brefs passages écrits par des auteurs non chrétiens (comme Tacite ou Pline le Jeune, et surtout l'historien juif

Flavius Josèphe), ce sont les évangiles qui sont notre source essentielle d'information – même si un bon nombre de données historiques y sont remaniées et même transformées à la lumière de la confession de foi pascale.

Ce que l'on sait de la vie de Jésus

En fait, la recherche a permis d'établir que Jésus est né… quelques années avant J.-C.! (Ce paradoxe s'explique par une erreur d'un moine des 5e-6e siècles, Denys le Petit, à qui l'on doit le calendrier numérotant les années à partir de la naissance de Jésus.) Quoi qu'il en soit de la date, nous savons que Jésus fut élevé à Nazareth et y pratiqua un métier d'artisan. Puis, il exerça son ministère public – et cela durant trois petites années seulement (à partir de l'automne 27 sans doute, jusqu'à sa mort au mois d'avril de l'année 30). Baptisé par Jean, dont il fut d'abord disciple, il commença à proclamer : « Le temps est accompli et le Règne de Dieu s'est approché. Convertissez-vous et croyez à la Bonne Nouvelle » (Mc 1 15).

Il apparaissait ainsi comme le prophète ultime, annonçant que Dieu était intervenu dans l'histoire pour l'instauration d'un royaume de justice et de paix, mais indiquant aussi que cette intervention, pour produire ses effets, impliquait de la part des hommes un changement de vie. Jésus apparaissait aussi comme un maître de sagesse à la manière de certains pharisiens, prêchant dans les synagogues et réunissant autour de lui un cercle de disciples ; mais il se démarquait de ces pharisiens par certains traits, notamment par sa position par rapport au sabbat et par son accueil des publicains ou des pécheurs. On lui reconnut en tout cas une grande « autorité », qu'il ne tenait d'ailleurs pas seulement de ses paroles mais aussi de ses actes : les évangiles rapportent bien des épisodes où on le voit guérir un malade, délivrer un possédé ou pardonner à un pécheur.

Mais le ministère de Jésus suscita en même temps de violentes hostilités et, tandis que ses partisans reconnaissaient en lui le Messie, ses adversaires complotèrent contre lui et trouvèrent le soutien des pouvoirs publics à Jérusalem : il subit le supplice de la crucifixion, que les Romains infligeaient aux condamnés des classes inférieures de la société.

Cependant, dans les jours qui suivirent, plusieurs qui avaient été ses disciples furent persuadés de l'avoir vu vivant et proclamèrent que Dieu l'avait ressuscité d'entre les morts. Les évangiles témoignent de ses apparitions jusqu'au moment où il fut « emporté au ciel » (Lc **24** 51), et l'apôtre Pierre, le jour de la Pentecôte, proclame à la foule assemblée : « Dieu l'a fait Seigneur et Christ, ce Jésus que vous aviez crucifié » (Ac **2** 36). Certes, le fait de la Résurrection, comme tel, ne peut pas être objet de la science historique ; mais il est certain que des témoins ont dit avoir vu Jésus ressuscité, qu'ils ont transmis la nouvelle autour d'eux, et que s'est ainsi formée la première communauté chrétienne.

La proclamation du Christ

Divers noms ou « titres » ont été alors appliqués à celui que Dieu avait délivré de la mort : non seulement celui de « Christ » (désignant le Messie d'Israël), mais aussi « Seigneur », « Fils de Dieu », « Fils de l'homme », « Verbe de Dieu » et d'autres encore. Des hymnes au Christ se répandirent çà et là, des récits circulèrent au sujet de sa vie, et peu à peu se constituèrent des écrits qui formeraient, quelques décennies plus tard, le corpus du Nouveau Testament. La « christologie » était née (même si le mot lui-même date seulement de l'époque contemporaine) – ou plutôt les « christologies », car, bien que les écrits néotestamentaires se réfèrent tous au même événement de Jésus-Christ mort et ressuscité, ils le font chacun à sa manière propre, en fonction de leurs auteurs et de leurs destinataires ; leur diversité même témoigne comme telle du mystère auquel ils renvoient et dont aucun langage ne saurait à lui seul rendre compte.

Les énoncés essentiels sur le Christ constituent ce qu'on appelle le « deuxième article » des Symboles de foi, après celui sur le Père et avant celui sur l'Esprit. L'un de ces Symboles, qui a reçu le nom de « *Symbole des apôtres* » et dont les expressions viennent pour la plupart du Nouveau Testament (même s'il n'a atteint sa formulation complète qu'au 8e siècle), reprend sous forme affirmative la profession de foi que l'on faisait, dans l'Église de Rome, lors de la célébration du baptême :

> *— Crois-tu au Christ-Jésus, Fils de Dieu, qui est né par le Saint-Esprit de la Vierge Marie, a été crucifié sous Ponce Pilate, est mort, est ressuscité le troisième jour vivant d'entre les morts, est monté aux cieux et est assis à la droite du Père ; qui viendra juger les vivants et les morts ?*
>
> *— Je crois.*

Le *Symbole de Nicée-Constantinople*, promulgué en 381, est plus développé que le précédent. En effet, il ne mentionne pas seulement les mystères de la vie de Jésus (sa naissance, sa crucifixion, sa Résurrection…), mais il fait précéder ces mentions de quelques formules évoquant la génération éternelle du Fils : Jésus-Christ est « l'unique engendré, qui a été engendré du Père avant tous les siècles, lumière de lumière, vrai Dieu de vrai Dieu, engendré non pas créé, consubstantiel au Père, par qui tout a été fait ». Cette addition sur l'origine du Christ reprend les formules employées en 325 par le concile de Nicée contre la thèse d'Arius qui, comme on le redira plus loin, voyait dans le Christ une simple créature.

De fait, le dogme christologique ne s'est pas élaboré sans tensions ni conflits. D'une part, les chrétiens ont dû répondre aux contestations émanant de ceux qui ne partageaient pas la foi chrétienne ; d'autre part, il a fallu débattre au sein même du christianisme sur l'identité de Jésus-Christ et sur la juste manière d'en parler. Ces défis ont tenu une place majeure dans les premiers siècles de l'histoire de l'Église, et il importe d'en avoir connaissance pour bien comprendre le sens de la confession de foi christologique.

Débats christologiques dans l'église ancienne

■ La défense de la foi au Christ

Face aux Juifs

Les chrétiens ont d'abord dû répondre aux objections qui leur étaient adressées par le judaïsme. Ainsi Justin, au 2ᵉ siècle, dans son *Dialogue avec le Juif Tryphon* : face à son interlocuteur pour qui Jésus n'est pas le Messie attendu par Israël, il montre comment les événements rapportés à son propos étaient en fait prophétisés dans les Écritures. Cela vaut pour la naissance virginale : cette tradition était prédite par Isaïe quand il disait : « Voici que la vierge est enceinte et enfante un fils » (Justin suit ici la traduction grecque d'Is 7 14, qui employait le mot « vierge » alors que la version hébraïque employait un mot signifiant « jeune femme »).

L'argumentation prophétique vaut aussi pour les paroles et les actes de Jésus, et surtout pour sa Passion et sa mort sur la Croix. Aux yeux du Juif Tryphon, celles-ci manifestaient que Jésus n'était pas le Messie de gloire attendu par Israël ; mais Justin répond que les Écritures anciennes annoncent bien un Serviteur souffrant (Is **52** 13 et suiv.) et un Juste persécuté (Ps **21**) ; la perspective d'un Messie glorieux n'est pas pour autant perdue de vue, car il importe de distinguer deux « venues » (ou « parousies ») du Seigneur, qui s'est d'abord révélé dans l'humilité et a connu la mort, mais qui reviendra un jour dans la gloire.

Face aux hérétiques

Les chrétiens ont aussi eu à défendre leur foi contre des courants dits « hérétiques ». Ainsi ont-ils combattu le « docétisme » (c'est-à-dire le courant selon lequel Jésus n'aurait eu qu'une apparence d'humanité), ou encore l'« adoptianisme » (d'après lequel Jésus n'aurait d'abord été qu'un homme, ultérieurement « adopté » pour devenir « fils de Dieu »). Les chrétiens des premiers siècles ont opposé à ces doctrines que Jésus était « vrai homme » en même temps que « vrai Dieu ».

Ils ont surtout combattu la doctrine de Marcion qui, au 2e siècle, opposait de façon radicale le Dieu de l'Ancien Testament et le Dieu révélé par Jésus ; face à lui, plusieurs Pères de l'Église (en particulier Irénée et Tertullien) ont établi à partir des Écritures qu'il y a en réalité un seul Dieu : le Dieu révélé par Jésus n'est pas autre que le Dieu créateur du monde. S'il est vrai que la Bible attribue parfois à Dieu des sentiments comme la jalousie ou la colère, c'est que la Révélation se fait en diverses étapes et qu'une pédagogie divine est à l'œuvre pour permettre à l'humanité de s'ouvrir à la connaissance du vrai Dieu.

Il faut enfin souligner le combat que les Pères de l'Église ont mené contre les courants « gnostiques ». À ces doctrines, qui se caractérisaient notamment par diverses formes de dualisme (par exemple, entre le Créateur et le Sauveur, ou encore entre un Christ céleste et un Christ terrestre), Irénée oppose la Tradition reçue des apôtres et souligne l'unité de Jésus-Christ qui a « récapitulé » Adam en sa propre personne ; bien plus, développant une véritable théologie de l'histoire, il présente Jésus-Christ comme le Verbe de Dieu qui au terme « récapitulera » toutes choses, c'est-à-dire toute l'humanité ainsi que l'univers lui-même.

Face aux païens

Il fallait enfin répondre aux objections des « païens » qui, au nom de leur propre héritage religieux, s'en prenaient ouvertement aux croyances des chrétiens. Ce fut notamment le cas de Justin dans son *Apologie*, et surtout d'Origène qui, vers 248, écrivit une grande apologie du christianisme contre le philosophe Celse. Celui-ci, de fait, avait rassemblé un certain nombre d'arguments contre la foi au Christ : il opposait aux évangiles les légendes relatives à des héros de la religion grecque ; il mettait en cause le témoignage de la Résurrection ; il contestait que la doctrine chrétienne, si récente dans l'Histoire, pût rivaliser avec les antiques traditions des différents peuples ; il n'admettait pas que le divin ait pu prendre un corps d'homme comme l'affirmaient les chrétiens.

Mais Origène réfute toutes ces objections : les récits évangéliques ne le cèdent en rien aux légendes des héros invoqués par Celse, et s'avèrent au contraire bien plus crédibles que celles-ci ; la Résurrection repose sur des témoignages solides, confirmés aujourd'hui même par l'existence des chrétiens et leur empressement à suivre jusqu'au bout leur Seigneur ; certes, la naissance du christianisme est récente, mais la venue du Christ était longuement préparée et prophétisée dans les siècles antérieurs ; et si le Verbe de Dieu a assumé les limites d'un corps humain, dans un lieu et un temps uniques de l'Histoire, c'est pour que, par sa présence même en notre monde et par la diffusion de l'Évangile aux limites de la Terre, l'humanité puisse se laisser conduire à Dieu et communier à sa vie.

Plus tard encore, même après la reconnaissance du christianisme comme religion de l'Empire (à la fin du 4e siècle), les chrétiens auront à rendre compte de leur foi au Christ face aux objections venues du judaïsme et du monde païen. Cependant, comme cela avait déjà été le cas lors des premiers débats avec le « docétisme » ou l'« adoptianisme », ils vont être surtout confrontés à de vives controverses au sein même du christianisme, et c'est justement à travers ces controverses que le dogme christologique va peu à peu trouver une formulation plus précise.

■ Les controverses christologiques

La première crise du 4e siècle fut déclenchée par le prêtre Arius qui, à Alexandrie, présentait le Christ comme étant simplement une créature (fût-ce une créature préexistante et donc supérieure aux autres). Le concile de Nicée condamna cette doctrine en affirmant que le Christ était « engendré, non pas créé, consubstantiel au Père ». Mais comment fallait-il entendre cette dernière expression ? Dans la mesure même où l'on reconnaissait ainsi la divinité du Fils, ne serait-on pas tenté d'atténuer quelque peu l'affirmation de sa pleine humanité ? Dans la seconde moitié du 4e siècle, l'évêque Apollinaire céda à cette tentation en affirmant : certes le Christ a pris un corps et une âme, mais c'est le Verbe de Dieu qui, en lui, a tenu la place de l'esprit. Cette thèse impliquait que le Christ n'avait pas pleinement assumé notre humanité, et c'est pourquoi elle fut rapidement condamnée.

Mais c'est au 5e siècle que vont éclater les deux principales controverses, celles qui vont occasionner les conciles d'Éphèse et de Chalcédoine.

Nestorius et le concile d'Éphèse

La première est liée aux noms de Nestorius et de Cyrille d'Alexandrie. Alors que le premier avait été élu patriarche de Constantinople, en 428, il s'en prit aux chrétiens qui vénéraient Marie comme « mère de Dieu ». Voulait-il, par là, affirmer une séparation entre la nature humaine et la nature divine du Christ ? Un tel jugement est sûrement excessif, car Nestorius tenait au moins une conjonction entre les deux natures du Christ ; mais sans doute cette conjonction résultait-elle simplement, pour lui, de l'union entre deux natures qui auraient d'abord existé séparément.

Or l'évêque d'Alexandrie, Cyrille, s'opposa vigoureusement à Nestorius. Cette opposition s'expliquait pour une part par un malentendu de langage : Cyrille parlait d'« une seule nature du Christ », tandis que Nestorius, suivant en cela l'usage des chrétiens d'Antioche, préférait parler de « deux natures ». Mais l'opposition n'était pas seulement liée à cette différence de langage. Le problème de fond était que, aux yeux de Cyrille, on ne pouvait raisonner comme si l'humanité du Christ avait existé en dehors du Verbe, et il fallait plutôt tenir que l'union de la divinité et de l'humanité s'était faite « selon l'hypostase » (du grec *hypostasis*, au sens de « personne subsistante ») : cette doctrine, que l'on appellera plus tard doctrine de l'« union hypostatique », était fondamentalement une manière de traduire l'expression johannique « le Verbe s'est fait chair » (Jn **1** 14).

En tout cas, après des échanges de lettres avec son adversaire et la tenue d'un synode à Alexandrie, Cyrille se rendit en 431 à Éphèse pour participer à un concile convoqué par l'empereur ; et alors même que l'évêque Jean d'Antioche et les autres évêques de Syrie n'avaient pas encore eu le temps d'arriver, il obtint la condamnation de Nestorius qui, par la suite, allait être exilé en Libye.

Sombre histoire que celle du concile d'Éphèse, même s'il est vrai que, du point de vue de l'orthodoxie, l'évêque d'Alexandrie avait raison de défendre l'« union selon l'hypostase » et, par voie de conséquence, l'usage de proclamer Marie « mère de Dieu » ! Du moins y eut-il, en 433, un bel acte de réconciliation entre Cyrille et Jean d'Antioche – celui-ci acceptant la formule « Marie mère de Dieu » tandis que celui-là consentait au langage des « deux natures du Christ ».

Les monophysites et le concile de Chalcédoine

La seconde controverse fut déclenchée, une quinzaine d'années plus tard, par un moine nommé Eutychès. Celui-ci affirmait que, même après l'union de la divinité et de l'humanité, il y avait « une seule nature » en Jésus-Christ : ce « monophysisme » (du grec *monos*, seul, et *physis*, nature) se situait donc tout à l'opposé de Nestorius, au risque de laisser entendre que l'humanité du Christ était comme absorbée par sa divinité.

Le pape Léon le Grand eut pleine conscience du danger et, pour y faire face, affirma que le Christ n'était pas seulement consubstantiel à Dieu (comme l'avait dit le concile de Nicée), mais aussi consubstantiel aux hommes. Un nouveau concile fut réuni, en 451, dans un faubourg de Constantinople nommé Chalcédoine. Lors de ce concile fut solennellement approuvée une définition fameuse qui, tout en reprenant l'acquis du concile d'Éphèse (c'est-à-dire l'affirmation de l'union du Christ en une seule « hypostase » ou « personne »), affirme en même temps la présence de « deux natures » en Christ, une nature divine et une nature humaine ; ces deux natures sont certes « sans division » et « sans séparation » (ce qui va contre la doctrine attribuée à Nestorius), mais aussi « sans confusion » (ce qui va contre la thèse d'Eutychès). La définition de Chalcédoine précise encore que la différence des natures n'est « nullement supprimée par l'union », mais que « les propriétés de chaque nature » restent « sauves », même si elles se rencontrent en une seule « personne » ou « hypostase ».

Les controverses successives ont ainsi permis au dogme d'atteindre cette formulation conceptuelle : le Christ est « une personne en deux natures ».

Les controverses ultérieures

L'histoire du dogme christologique ne s'arrête pourtant pas là, pour des raisons qui sont d'abord liées à la difficile réception d'Éphèse et de Chalcédoine. D'une part, un certain nombre de chrétiens n'avaient pas accepté la condamnation de Nestorius ; ce fut le point de départ des églises « nestoriennes », qui allaient se développer au Moyen-Orient et gagneraient même la Chine au 6e siècle. D'autre part, le concile de Chalcédoine fut suivi d'une intense réaction : beaucoup refusèrent la définition de ce concile, non point au nom d'un « monophysisme » hétérodoxe tel que le professait Eutychès, mais parce qu'ils restaient attachés à l'ancien langage de Cyrille, « une seule nature du Verbe ». Des églises « monophysites » prirent ainsi naissance en Égypte, en Palestine et en Syrie.

Au 6e siècle, l'empereur Justinien chercha à réconcilier le parti « monophysite » et le parti « chalcédonien » : le concile de Constantinople II (553) porte la marque de cette tentative, notamment par sa manière de mettre en œuvre la « communication des idiomes » : on entend par là que les « propriétés » (ou « idiomes ») de la nature humaine et de la nature divine ne sont nullement séparées, mais que, dans le cas de

Jésus-Christ, le Verbe de Dieu donne à l'humanité d'agir divinement (par exemple à travers les miracles), tandis qu'à l'inverse il s'approprie les événements de cette humanité (ainsi dit-on que le Verbe de Dieu lui-même est né et a souffert – et non simplement l'homme Jésus).

Mais une nouvelle crise éclata au 7ᵉ siècle : au nom même de l'union de Dieu et de l'homme en Jésus-Christ, certains en venaient à dire qu'il y avait eu « une seule volonté du Christ », ce qui revenait à dénier au Christ l'autonomie d'une volonté réellement humaine. Le concile de Constantinople III (681) condamna cette doctrine dite « monothélite » (du grec *monos*, seul, et *thelein*, vouloir), et affirma que la nature humaine et la nature divine avaient chacune sa propre volonté (sans qu'il y eût pour autant opposition entre l'une et l'autre, puisque la volonté humaine du Christ s'était pleinement et librement soumise à la volonté de Dieu).

Cette histoire des controverses christologiques dans l'Église ancienne est assurément complexe, et elle est même dramatique puisqu'elle a donné lieu à de graves divisions ecclésiales. Mais il faut heureusement ajouter que, dans les décennies récentes, des accords christologiques ont été signés entre l'Église catholique romaine et certaines Églises nestoriennes ou monophysites (ainsi, en 1973, entre Paul VI et le pape Shenouda III d'Alexandrie ; ou encore, en 1994, entre Jean-Paul II et le patriarche de l'Église assyrienne d'Orient).

Par ailleurs, même si les controverses anciennes se sont accompagnées de graves violences, il demeure essentiel d'apprendre du passé comment le dogme christologique s'est peu à peu constitué – quitte à ce que nous devions aujourd'hui en rendre compte dans des langages différents, selon la diversité de nos cultures. Les définitions des conciles œcuméniques, notamment celles de Chalcédoine, doivent être entendues comme des explicitations de la foi en Jésus-Christ « vrai homme et vrai Dieu » : elles sont normatives pour les communautés chrétiennes, non pas certes au sens où leurs formulations seraient comme telles transposables en toute langue, mais au sens où, à travers ces formulations nécessairement particulières, elles entendent rendre compte de la foi telle qu'elle a été reçue de la Tradition et formulée dans le *Symbole des apôtres* ou le *Symbole de Nicée-Constantinople*.

Nous aurons à revenir plus loin sur l'interprétation de Chalcédoine, mais, pour l'instant, il nous faut prendre connaissance de ce qu'est devenue la réflexion sur le Christ après les grandes controverses des premiers siècles et, surtout, du renouveau qui l'a marquée dans le courant du 20e siècle.

De la théologie du verbe incarné à la redécouverte de la christologie

Du Moyen Âge au 20e siècle

De façon générale, le dogme christologique n'a pas donné lieu, dans l'Occident latin, à des divisions aussi importantes que dans l'Orient grec. Du moins est-ce vrai si l'on s'en tient à la doctrine sur l'identité du Christ, car, d'un autre point de vue, de graves controverses ont éclaté sur la question du salut : Augustin, au 5e siècle, combattit les thèses de Pélage pour qui le Christ était plus un exemple à imiter que le « Sauveur » au sens strict, et les siècles suivants allaient connaître de nombreux débats sur la nature de la rédemption offerte sur la Croix ; ces débats étaient eux-mêmes liés à des controverses sur la grâce et la liberté, ou encore sur la foi et les œuvres – ainsi qu'on le voit avec Luther au 16e siècle ou encore avec la crise janséniste au 17e siècle. Mais, pour l'essentiel, la définition de Chalcédoine faisait l'objet d'une possession tranquille.

Cela ne veut pas dire qu'il n'y ait pas eu, au Moyen Âge et dans les Temps modernes, d'importantes réflexions sur la portée de cette définition, et parfois des divergences entre théologiens sur la manière d'en rendre compte. C'est même là une caractéristique majeure de la théologie à partir des 12e et 13e siècles : on présuppose le dogme christologique tel qu'il a été défini dans les premiers siècles, mais on pose à son sujet des « questions » afin d'en préciser le sens (par exemple : convenait-il que le Verbe de Dieu assumât une nature humaine ? ou encore : convenait-il que le Christ mourût sur une croix ?).

Quoi qu'il en soit des différentes questions qui furent ainsi soulevées, on retiendra un trait majeur de la recherche alors menée par les théologiens : lorsqu'ils organisent leur réflexion de manière systématique (comme le fait Thomas d'Aquin dans sa *Somme théologique*), ils commencent par traiter du Verbe de Dieu, puis, dans un second temps, abordent les « mystères » de la vie de Jésus. Certes, il faudrait aussitôt apporter des nuances : les mêmes théologiens écrivent parfois des commentaires d'évangiles, et partent donc, dans ces cas-là, de la manière dont Jésus-Christ se révèle à travers les récits évangéliques ; par ailleurs, le Moyen Âge et les Temps modernes abondent en écrits spirituels qui témoignent encore d'une autre manière de se référer au Christ (par exemple, à travers l'expérience mystique de la relation entre l'âme et l'Époux). Toutefois, la ligne dominante est celle d'une théologie du Verbe incarné : c'est elle, en tout cas, qui sera retenue dans un bon nombre de traités ou de manuels, et qui marquera l'enseignement de la théologie catholique jusqu'au 20ᵉ siècle. La voie que l'on suit consiste à traiter d'abord du Verbe dans son éternité, puis de son Incarnation, et ensuite seulement des mystères de sa vie tels qu'ils sont rapportés par les évangiles.

Or un grand tournant va se produire dans le courant du 20ᵉ siècle, autorisant à parler d'une véritable redécouverte de la christologie.

La redécouverte de la christologie au 20ᵉ siècle

Le mot « christologie » lui-même se substitue de fait, peu à peu, à ce qu'on appelait jusque-là « traité du Verbe incarné », et la nouveauté de ce mot indique en réalité une « redécouverte » car il s'agit de renouer avec un langage sur le Christ qui soit plus conforme au témoignage des premières communautés chrétiennes – partant de l'histoire de Jésus et s'ouvrant, sur ce chemin même, à la révélation de son identité humano-divine.

Plusieurs facteurs ont contribué à une telle évolution. Il faut d'abord faire la part d'une sensibilité nouvelle à l'humanité de Jésus, à son insertion dans le peuple juif, d'une attention plus grande au témoignage concret de ses paroles et de ses actes, du souci de rendre son message audible à tout homme – fût-il incroyant. On doit en outre mentionner le renouveau des études exégétiques, mettant en lumière la genèse des écrits néotestamentaires, et montrant notamment que des textes comme le prologue de l'Évangile de Jean (« Au commencement était le Verbe... ») sont en fait le fruit d'une réflexion tardive, bien postérieure aux premiers témoignages sur la vie de Jésus. Le renouveau patristique, lui aussi, a apporté sa contribution, et notamment un certain nombre de travaux sur l'herméneutique des énoncés conciliaires (ainsi avec A. Grillemeier, et plus récemment B. Sesboüé).

Le 1 500ᵉ anniversaire du concile de Chalcédoine, en 1951, donna à Karl Rahner l'occasion d'écrire un texte majeur : « Chalcédoine, fin ou commencement ? » Le théologien y montrait qu'une définition conciliaire doit toujours donner lieu à de nouvelles questions, « non parce qu'elle est fausse, mais au contraire parce qu'elle est vraie ». Plus tard, on souligna la concurrence entre deux types de christologie : une christologie « descendante » (ou « d'en haut »), qui part du Verbe de Dieu et, de là seulement, en vient à aborder la vie de Jésus ; une « christologie ascendante » (ou « d'en bas »), qui part de l'histoire de Jésus et de son humanité avant de rejoindre les affirmations johanniques sur le Verbe de Dieu. Le mouvement général de la christologie européenne, ces dernières décennies, a nettement privilégié ce second type de christologie : cela est vrai tout à la fois du côté protestant (W. Pannenberg dans son *Esquisse d'une christologie*, J. Moltmann dans *Le Dieu crucifié* et *Jésus, le Messie de Dieu*) et du côté catholique (K. Rahner, Ch. Duquoc, E. Schillebeeckx, H. Küng, ou J. Moingt avec son livre *L'homme qui venait de Dieu*).

On notera toutefois des exceptions, en particulier celle du théologien H. Urs von Balthasar dont la christologie, d'inspiration fortement johannique, ne peut se laisser enfermer dans la catégorie « christologie d'en bas ». Au demeurant, l'opposition entre « christologie descendante » et « christologie ascendante » mérite d'être nuancée. Il y aurait risque, en effet, à ce qu'un nouvel unilatéralisme conduise à privilégier seulement les récits évangéliques sur la vie de Jésus : on serait alors en présence de ce que l'on a appelé une simple « jésulogie », et l'on ferait abstraction du témoignage de foi que les premiers chrétiens ont rendu à Jésus comme « Christ et Seigneur » ; on méconnaîtrait que le Nouveau Testament lui-même porte déjà la marque d'une « christologie haute », comme l'atteste tout spécialement le prologue johannique qui part du Verbe de Dieu et, selon un schème « descendant », le contemple dans le mouvement de sa venue parmi les hommes (« le Verbe s'est fait chair »).

Pour des raisons analogues, les critiques souvent développées par rapport à la définition de Chalcédoine exigent d'être nuancées sinon réfutées. Certes, il est indéniable que cette définition n'honore pas d'abord le point de vue d'une « christologie d'en bas », mais ce n'était pas son but, qui était plutôt de préciser (sur la base de la révélation néotestamentaire) que l'humanité et la divinité de Jésus-Christ doivent être l'une et l'autre tenues « sans confusion ni séparation ». Il est vrai que l'on a aussi reproché à la formulation chalcédonienne christologie

d'être, par l'emploi des mots « personne » et « nature », beaucoup trop abstraite et statique ; mais ici encore on doit tenir compte de la visée propre du concile, qui devait user d'un tel langage pour répondre aux partisans de Nestorius et au monophysisme d'Eutychès.

Ces précisions n'enlèvent rien au bien-fondé des recherches qui ont voulu prendre distance par rapport aux traités antérieurs du Verbe incarné et renouer avec une démarche plus fidèle au mouvement même de la christologie néotestamentaire. Elles indiquent seulement des points d'attention dont les théologiens doivent tenir compte dans leur propre démarche, par respect même de ce que fut la genèse du dogme dans les premiers siècles de l'Église. On ne peut en tout cas qu'admirer la fécondité de la christologie européenne dans la seconde moitié du 20ᵉ siècle. Mais il faut aussitôt ajouter que d'autres courants christologiques se sont également développés en dehors de l'Europe durant les dernières décennies.

■ Christologies en dehors de l'Europe

Les théologies de la libération

Un premier courant est né en Amérique latine dans le cadre des « théologies de la libération » (G. Gutierrez, L. Boff, J.-L. Segundo, J. Sobrino…). Il a eu pour point de départ l'engagement de communautés chrétiennes qui, dans des situations marquées par l'injustice, ont remis au premier plan la figure de « Jésus libérateur ». L'histoire d'Israël a été relue dans cette perspective : Dieu avait délivré son peuple de sa servitude en Égypte, et les prophètes avaient dénoncé avec force l'oppression qui pesait sur les pauvres. Jésus a été dès lors présenté comme celui qui offrait la libération totale, non pas simplement à travers la promesse d'une vie céleste, mais déjà à travers la transformation de ce monde dans le sens de la justice.

Un tel courant s'inscrit, de par sa visée même, dans le mouvement des « christologies d'en bas » ; mais la réflexion sur Jésus-Christ se développe ici dans le contexte même de situations d'injustice, et elle est orientée vers une *praxis* de libération au nom de l'Évangile. On a certes objecté qu'il y avait risque de réduire le salut à une dimension trop exclusivement économique ou politique. Cependant, malgré ces critiques (auxquelles les théologiens ont d'ailleurs tenté de répondre), les christologies de la libération ont bien mis en évidence la portée du message de Jésus pour les victimes de l'injustice et de l'oppression.

D'autres courants « libérationnistes » se sont développés en dehors de l'Amérique latine : la christologie afro-américaine aux États-Unis (héritant de la lutte des Noirs américains pour leur émancipation); les christologies féministes (très présentes en Amérique du Nord, et elles-mêmes très diverses); ou encore d'autres formes de « christologies de la libération » en Afrique et en Asie.

Les tentatives d'inculturation en Afrique et en Asie

Pour ces deux derniers continents, deux orientations se sont principalement dégagées depuis les années 1970. On peut d'abord retenir, du côté de l'Afrique, les recherches menées dans le cadre des tentatives d'« inculturation ». Des théologiens ont eu le souci de parler du Christ dans un langage significatif pour leur continent et, à cette fin, ont recouru aux images ou aux notions importantes des traditions subsahariennes. Ainsi a-t-on réfléchi sur le Christ comme « ancêtre », « aîné » ou « guérisseur », tout en soulignant que le Christ est « au-delà des modèles » (F. Kabasélé). De telles réflexions retrouvent en fait la démarche effectuée par les chrétiens des premiers siècles qui, en leur temps, empruntaient des mots aux traditions juives et gréco-romaines pour les appliquer à Jésus de Nazareth. Elles contribuent en tout cas, si elles sont bien menées, à enrichir de manière originale le langage de la christologie.

Des recherches analogues ont vu le jour dans le continent asiatique, mais selon une autre orientation qui tient à la spécificité de ce continent – profondément marqué par l'héritage de l'hindouisme, du confucianisme, du taoïsme et du bouddhisme. Certes, comme en Amérique latine, le contexte y est aussi celui de la grande pauvreté (au moins dans un certain nombre de pays); mais les « christologies de la libération » qui se développent en Asie se caractérisent, de manière plus spécifique, par la prise en compte des religions implantées dans ce continent (comme le souligne notamment le théologien sri-lankais A. Pieris).

On tente donc, ici, de parler du Christ en référence à des figures ou thèmes majeurs des traditions religieuses. Cela conduit par exemple, dans le cas de l'Inde, à réfléchir sur la notion d'« avatar » (une telle notion peut-elle être appliquée à Jésus, et jusqu'à quel point?); ou encore, en Extrême-Orient, on s'efforce de comparer l'enseignement du Christ et le message du Bouddha.

Ces recherches ne sont pas sans risque, et certaines christologies se voient soupçonner de ne pas faire suffisamment droit à l'unicité du Christ, « unique Médiateur entre Dieu et les hommes » (1 Tm **2** 5). Mais nombre de réflexions ainsi menées sont néanmoins très prometteuses pour l'avenir. La situation de l'Asie invite en tout cas à reconnaître que le débat interreligieux renvoie aujourd'hui à une réflexion christologique très fondamentale, portant sur l'identité même de Jésus. Et il va de soi, d'ailleurs, que cela ne vaut pas seulement du débat avec les religions orientales, mais aussi ou même d'abord du débat avec le judaïsme et avec l'islam tel qu'il s'impose aussi dans d'autres continents.

■ Nouveaux enjeux de la christologie

Les orientations qui viennent d'être présentées, tant en Europe qu'en dehors de l'Europe, désignent autant de perspectives pour la réflexion à venir. Quoi qu'il en soit des courants particuliers qui ont vu le jour ces dernières décennies, il demeure essentiel de s'intéresser à l'histoire de Jésus (à condition de réfléchir aussi sur sa filiation divine); il importe de réfléchir encore sur la portée de son message pour l'humanité, et notamment pour les victimes de l'injustice et de la pauvreté; il faut sans cesse apprendre à parler du Christ d'une manière qui soit pertinente dans les différentes cultures; et les débats entre religions invitent plus que jamais à approfondir le sens original de la confession de foi christologique.

S'il fallait suggérer quelques enjeux complémentaires, et d'une importance toute spéciale pour le 21ᵉ siècle, nous soulignerions d'abord que la référence au Christ « libérateur » prend aujourd'hui de nouvelles résonances – que ce soit en raison des écarts considérables entre pays riches et pays pauvres, ou bien, sur un autre plan, des formes de servitude que la rupture des équilibres écologiques fait désormais peser sur l'ensemble de l'humanité.

Un autre enjeu est sans doute d'approfondir le lien entre christologie et anthropologie (quelle vision de l'être humain est-elle dévoilée par Jésus-Christ ? À quoi l'humanité est-elle appelée au regard de l'Évangile ?). Il importe aussi de réfléchir sur le rapport entre Jésus de Nazareth et le Christ tel qu'il est attendu pour « la fin des temps » : une telle tâche est requise par les débats interreligieux, elle l'est aussi par l'intérêt contemporain pour le « cosmos » et par les préoccupations touchant la destinée de l'univers.

Autre enjeu encore, celui d'une christologie qui tente de faire place à l'énigme du mal (tant celui qui atteint l'individu que la tragédie des guerres et les fléaux dits « naturels ») : la tâche est ici de montrer comment donner sens, dans l'épreuve même, à l'affirmation du Christ « vainqueur du mal ».

Mais de telles perspectives, si importantes soient-elles, ne doivent pas détourner de l'attention à l'Église par qui la foi en Jésus-Christ est justement transmise. C'est aussi une tâche de la christologie que de renvoyer cette Église à sa vocation d'être réellement « Église du Christ ». Cela implique, entre autres, l'exigence du dialogue entre chrétiens en vue de leur pleine communion. Cela implique aussi, plus largement, l'exigence vis-à-vis des communautés chrétiennes pour qu'elles renvoient effectivement au Christ – non seulement par leur manière d'en parler, mais par leur manière de le célébrer, de vivre et de lui rendre témoignage. Et dans des sociétés atteintes par de profondes mutations, où beaucoup risquent même d'oublier ou d'ignorer ce que furent l'événement du Christ et sa transmission à travers les siècles, la christologie a la responsabilité de faire connaître l'histoire de Jésus, celle des premiers chrétiens qui l'ont confessé comme « Seigneur », celle des conciles qui ont peu à peu défini son identité. Il lui faut tenter de redire, en des termes compréhensibles pour notre temps, la signification de ce que les Symboles de foi énoncent au sujet du Christ. Mais surtout, en amont même de cela, il lui faut renvoyer à l'urgence d'une catéchèse qui apprenne à lire les Écritures et qui dispose ainsi, le moment venu, à laisser de nouveau résonner la question de Jésus : « Pour vous, qui dites-vous que je suis ? »

Pour aller plus loin, consulter la bibliographie en ligne et p. 313.

Théologie sacramentaire

Patrick Prétot, OSB

Institut supérieur de liturgie/Institut catholique de Paris

De Jésus aux sacrements

> *Pendant le repas, Jésus prit du pain et, après avoir prononcé la bénédiction, il le rompit ; puis, le donnant aux disciples, il dit : « Prenez, mangez, ceci est mon corps. » Puis il prit une coupe et, après avoir rendu grâce, il la leur donna en disant : « Buvez-en tous, car ceci est mon sang, le sang de l'Alliance, versé pour la multitude, pour le pardon des péchés. Je vous le déclare : je ne boirai plus désormais de ce fruit de la vigne jusqu'au jour où je le boirai, nouveau, avec vous dans le Royaume de mon Père. »*

*(Mt **26** 26-29)*

Lorsque l'on aborde la question des sacrements en christianisme, le geste du Christ, le soir avant sa mort, apparaît aussitôt comme la référence majeure car l'eucharistie met en scène le *mystère pascal*, le passage du Christ par la mort et qui nous donne la vie. Dans ce geste inaugural se trouvent réunies les caractéristiques de la ritualité chrétienne : un acte symbolique dans lequel l'action de Dieu est engagée – d'où l'importance de la référence à l'agir même de Jésus-Christ – et qui a une réelle efficacité dans l'ordre de la grâce.

Les Pères de l'Église ont souvent magnifié l'efficacité du rite eucharistique qui transforme non seulement le pain et le vin en corps et sang du Christ, mais aussi et en même temps les fidèles eux-mêmes, qui se trouvent par là associés à la vie du Christ. Augustin (354-430) l'exprime de manière saisissante en s'adressant le jour de Pâques aux nouveaux baptisés :

> *Ce pain que vous voyez sur l'autel, une fois sanctifié par la parole de Dieu, est le corps du Christ. Cette coupe, ou plutôt le breuvage qu'elle contient, une fois sanctifiée par la parole de Dieu, est le sang du Christ. Notre Seigneur Jésus-Christ a voulu nous confier là son corps et son sang, qu'il a répandus pour nous, en rémission des péchés. Si vous l'avez bien reçu, vous êtes vous-mêmes ce que vous avez reçu.*

> *(Sermon 227)*

Mais si l'eucharistie peut être considérée comme la figure par excellence des rites chrétiens, il convient de souligner aussitôt que le baptême constitue l'autre pôle fondamental de la sacramentalité. Certes le baptême ne fait pas partie des gestes typiques de Jésus : c'est la circoncision qui dans le judaïsme (et pour les hommes) constitue le rite d'agrégation à la communauté. Par ailleurs, avant Jésus, Jean-Baptiste a pratiqué un baptême de repentance (Mt **3** 1-6) et, plus largement, les gestes d'eau font partie des traditions religieuses de l'humanité. C'est quand il fut administré à des païens, dispensés de la circoncision, que le baptême devint le rite d'agrégation à la communauté nouvelle des disciples de Jésus. Mais le plus important est que le baptême appartienne à la charte de la mission que le ressuscité confie à ses disciples :

> *Partez, annoncez, enseignez, baptisez, remettez les péchés, cet ensemble résume assez bien la mission décrite par les apparitions finales de Jésus ressuscité. [...] Toutes les indications fournies par le Nouveau Testament confirment que le baptême a été pratiqué, sans jamais avoir besoin d'être justifié, dans toutes les communautés chrétiennes, aussi haut qu'on puisse les atteindre. Le christianisme n'existe que par Jésus, mais il n'existe jamais sans le baptême.*

> *(J. Guillet, De Jésus aux sacrements, « Cahier Évangile » n° 57, 1986, p. 37-38)*

Par le baptême, les fidèles sont incorporés au corps des croyants qui est l'Église et, en même temps, ils deviennent partenaires de l'Alliance entre Dieu et les hommes dont la Pâque du Christ est la manifestation définitive. Le baptême est sacrement du pardon des péchés, bain de la nouvelle naissance, passage de la mort à une vie nouvelle. Plus qu'un rite de purification, le baptême chrétien libère le fidèle de l'emprise du péché pour le faire participer à la vie divine :

> *Par le baptême, en sa mort, nous avons donc été ensevelis avec lui, afin que, comme Christ est ressuscité des morts par la gloire du Père, nous menions nous aussi une vie nouvelle. Car si nous avons été totalement unis, assimilés à sa mort, nous le serons aussi à sa Résurrection. [...] Mais si nous sommes morts avec Christ, nous croyons que nous vivrons aussi avec lui.*

> *(Rm **6** 4-5, 8)*

Les sacrements de l'Église

C'est donc du baptême et de l'eucharistie que découle l'organisme sacramentel chrétien. Les sacrements de l'« initiation chrétienne » à savoir baptême, confirmation, eucharistie – la confirmation apparaissant comme le sceau du processus baptismal, un sceau que la tradition latine a attribué à l'évêque comme chef d'une Église particulière – y occupent donc une place spécifique. Certes la Tradition catholique a peu à peu défini non seulement le concept de sacrement mais aussi le nombre des actions liturgiques qu'elle désignait sous ce terme. Ce faisant – ce fut l'œuvre des théologiens médiévaux –, elle a opéré un tri dans l'ensemble des actions liturgiques en attribuant à sept d'entre elles une importance majeure : depuis la fin du Moyen Âge, l'Église catholique compte sept sacrements (mais au 12e siècle encore, Abélard en compte cinq et saint Bernard dix). On parle du *septénaire*, un chiffre qui renvoie évidemment à une symbolique de plénitude, mais qui n'enlève pas la place essentielle accordée aux sacrements de l'initiation chrétienne.

Si le septénaire n'est pas reconnu par toutes les Églises chrétiennes, on peut souligner qu'en perspective œcuménique, baptême et eucharistie constituent, avec certes de grandes diversités dans les pratiques, le socle rituel sur lequel peut se fonder la recherche de l'unité entre les chrétiens :

théologie sacramentaire

(*Foi et Constitution,* Baptême, Eucharistie, Ministère, *n° 115*)

■ Les sacrements pour les hommes

Le travail théologique médiéval qui a abouti à la délimitation du septénaire valorisait la dimension anthropologique fondamentale de la ritualité. Parce que les sacrements rejoignent l'être humain dans toute son aventure, la Tradition a forgé l'adage *sacramenta propter homines* : les sacrements sont « pour les hommes ». Ils atteignent les fidèles au cœur de l'expérience humaine, dans ses marques que sont la naissance et la mort, la nourriture et la sexualité, la maladie et les conflits, la relation au cosmos et à l'Histoire. Comme pratiques rituelles, les sacrements rejoignent donc l'homme au plus près de son expérience et de son cheminement existentiel. Par les sacrements, c'est toute la vie humaine qui se trouve assumée pour devenir lieu de rencontre entre Dieu et les hommes, célébration de l'alliance où l'homme répond au don prévenant de Dieu.

Les sacrements de la Loi nouvelle sont institués par le Christ et ils sont au nombre de sept, à savoir le Baptême, la Confirmation, l'Eucharistie, la Pénitence, l'Onction des malades, l'Ordre et le Mariage. Les sept sacrements touchent toutes les étapes et tous les moments importants de la vie du chrétien : ils donnent naissance et croissance, guérison et mission à la vie de foi des chrétiens. En cela il existe une certaine ressemblance entre les étapes de la vie naturelle et les étapes de la vie spirituelle (cf. Thomas d'Aquin, Somme théologique, IIIe Partie, qu. 65,1).

(*Catéchisme de l'Église catholique, 1998, § 1210*)

Évolutions de la théologie sacramentaire

Dans un domaine où l'appartenance confessionnelle marque en profondeur l'approche des questions, il est important de préciser que notre propos sera enraciné dans la tradition théologique de l'Église catholique romaine à laquelle nous appartenons. Pour autant, cet enracinement invite à être attentif aux autres approches, particulièrement celles des Églises d'Orient et des traditions protestantes. C'est pour cette raison notamment que nous ferons une place significative à la mise en place des concepts à l'époque ancienne, en vue de faire droit à l'irréductible diversité des approches.

Afin de faciliter l'entrée dans ce domaine, nous présenterons les deux grands modèles de réflexion qui le façonnent : le modèle scolastique et les recherches contemporaines.

■ L'approche scolastique

Dans cette approche qui est restée dominante sinon exclusive jusqu'à la seconde moitié du 20ᵉ siècle, l'enseignement de la sacramentaire comportait deux grands aspects.

D'une part, avant d'aborder les sacrements en particulier, l'enseignement comportait une sorte de porche, le traité *de sacramentis in genere*, qui abordait une série de questions héritées de la réflexion médiévale. Le plan de l'ouvrage de Pierre Pourrat, *La théologie sacramentaire : Étude de théologie positive* publié en 1906 est très significatif de cette approche. Après un premier chapitre posant la « définition du sacrement », il considère (ch. 2) la « composition du rite sacramentel » et expose notamment la doctrine de l'« hylémorphisme », une théorie empruntée à la philosophie aristotélicienne, en vue de rendre compte du fait que les rites sacramentels comportent une formule (par exemple « Je te baptise ») et un élément matériel (l'eau). En énonçant que le sacrement résulte de l'union de deux éléments constitutifs – appelés « matière » et « forme » –, la doctrine de l'hylémorphisme le présente à partir de l'analogie avec le corps physique, composé d'un élément indéterminé, la matière, et d'un élément déterminant, la forme.

D'autre part, chacun des sept sacrements était traité séparément à partir d'une grille qui mettait en lumière la nature et les effets du sacrement, le ministre qui pouvait le conférer, et les conditions pour qu'il soit célébré validement et avec fruits. À l'intérieur de cette présentation des sacrements, l'eucharistie avait la part belle, avec une large place accordée à la distinction des théologiens posttridentins entre la messe comme sacrifice et l'eucharistie comme sacrement, et en insistant sur la présence réelle (*cf.* par exemple Charles Journet, *La Messe, Présence du sacrifice de la Croix*, 1957). Le baptême et la confirmation étaient traités en mettant l'accent sur la nature et le rôle du ministre, tandis que l'approche de la pénitence et du mariage était fortement influencée par la prise en compte des aspects canoniques et disciplinaires.

Au cœur de la réflexion scolastique reprise par Pierre Pourrat, figure la question de l'efficacité sacramentelle (ch. 3) pour laquelle la formule *ex opere operato* et la distinction entre sacrements et sacramentaux jouent un rôle central. Cette formule exprime le fait que les sacrements opèrent ce qu'ils signifient, à moins que le sujet n'y mette obstacle (*obex*). Car sans la foi et la conversion, la proposition que Dieu fait de sa grâce, sans certes être empêchée, se trouve dans l'impossibilité d'être reçue. La réception du sacrement est alors sans effet, sinon qu'elle aboutit à ce que le fidèle se « condamne » lui-même (*cf.* 1Co **11** 29).

En fait, l'enjeu de la formule est avant tout d'affirmer que l'efficacité des sacrements ne dépend pas de la dignité (ou de l'indignité) du ministre. Contre une compréhension sous le mode « automatique » de cette efficacité, Louis-Marie Chauvet montre toutefois qu'il s'agit d'une affirmation proprement théologique, c'est-à-dire qui entend désigner la place imprenable de Dieu dans l'agir sacramentel :

> *Que Dieu se propose toujours dans les sacrements puisqu'il en est l'agent opérateur (signification positive de l'*ex opere operato*), ou encore que ni le ministre ni le sujet récepteur, en raison de leur degré de foi ou de sainteté, ne puissent être à l'origine du don gracieux de Dieu ou le nécessiter (signification négative de l'*ex opere operato*), ne rend pas les sacrements plus « automatiquement » efficaces : ils ne peuvent s'accommoder de moins de foi pour effectuer la communication du sujet avec Dieu que la lecture des Écritures ou le service d'autrui. [...] Comme le disait Augustin à propos du baptême, « chacun reçoit selon sa foi ». La foi n'est pas la mesure du don, mais celle de sa réception.*

(*Symbole et Sacrement, p. 330-331*)

La Tradition distingue les « sacrements », dont l'action est qualifiée par la formule *ex opere operato* afin de signifier que le don libre et gratuit de Dieu est indépendant des dispositions subjectives du ministre, alors qu'elle qualifie l'efficacité des « sacramentaux » à l'aide de la formule *ex opere operantis* pour signifier que la coopération de l'homme y occupe une place véritable.

Au-delà de cette question de l'efficacité, la théologie scolastique abordait quatre autres aspects décisifs : la notion de « caractère » sacramentel (ch. 4); la définition du septénaire avec la réflexion d'une part sur le nombre des sacrements (ch. 5) et d'autre part sur leur institution par le Christ (ch. 6); et enfin les aspects subjectifs de la vie sacramentelle abordés à partir de la notion d'« intention » – celle du ministre mais également celle du sujet croyant (ch. 7).

La notion de caractère, qui renvoie à l'image de la marque du propriétaire sur les brebis du troupeau ou au tatouage des soldats, met à part trois des sept sacrements, à savoir le baptême, la confirmation et l'ordre, en affirmant qu'ils « impriment dans l'âme » « un certain signe spirituel » « indélébile » (*cf.* concile de Florence, bulle *Exsultate Deo*, décret pour les Arméniens, 22 novembre 1439, Denzinger, § 1313). La conséquence est que ces sacrements sont administrés une fois pour toutes et ne peuvent donc pas être réitérés.

Qu'on la comprenne sous le mode « direct » (à l'instar de l'institution eucharistique) ou sous le mode « médiat » (résultant d'un ordre donné par le Christ aux apôtres), l'institution des sacrements a été souvent abordée avec une perspective historicisante, au risque de se restreindre à la recherche du ou des versets bibliques justifiant tel ou tel sacrement.

La perspective thomiste est plus profonde puisque l'Aquinate fonde la notion d'institution dans une visée inséparablement théologique et anthropologique :

> *1. Les éléments du rite sacramentel qui sont d'institution humaine ne sont pas nécessaires au sacrement, mais contribuent à la solennité dont on l'entoure pour exciter dévotion et respect en ceux qui les reçoivent. Quant aux éléments nécessaires au sacrement, ils ont été institués par le Christ lui-même qui est à la fois Dieu et homme; et s'ils ne nous sont pas tous révélés dans*

*les Écritures, l'Église cependant les a reçus de l'enseignement ordinaire des apôtres; c'est ainsi que saint Paul écrit (1Co **11** 34) : « Pour les autres points, je les réglerai lors de ma venue. »*

2. Les choses sensibles ont par leur nature une certaine aptitude à signifier des effets spirituels; mais cette aptitude encore indéterminée est précisée par l'institution divine qui lui donne une signification particulière. C'est ce qu'entend Hugues de Saint-Victor lorsqu'il dit que « le sacrement signifie en vertu de l'institution ». Cependant Dieu a choisi certaines réalités de préférence à d'autres pour les significations sacramentelles, non qu'il limite son action à ces seules réalités, mais afin que la signification soit mieux adaptée.

3. Les apôtres et leurs successeurs sont les vicaires de Dieu pour le gouvernement de cette Église qui est constituée par la foi et les sacrements de la foi. Aussi, de même qu'ils ne peuvent constituer une autre Église, ils ne peuvent transmettre une autre foi, ni instituer d'autres sacrements; c'est « par les sacrements qui coulèrent du côté du Christ crucifié » que l'Église du Christ a été constituée.

(Thomas d'Aquin, Somme théologique, *IIIe Partie, qu. 64, art. 2, réponse, Cerf, 1999)*

Mais il faut bien dire que les conceptions trop historicisantes de la notion d'institution ont été la source de divisions dans la mesure où l'on a cru pouvoir fonder ainsi les controverses sur le nombre des sacrements.

La sacramentaire scolastique obéit donc à une démarche déductive qui part d'une définition transmise de manière synthétique par les catéchismes, à savoir « un signe sensible et efficace de la grâce » qui signifie « par le moyen de choses sensibles, la grâce divine qu'il produit dans notre âme » (*Catéchisme de saint Pie X*, 1906). Elle aborde les sacrements avec le souci d'en préciser la nature et l'efficacité spirituelle, et traite le sujet à partir des problématiques du Moyen Âge et surtout du 16e siècle, en comportant souvent une tournure apologétique. Ce faisant, elle répond à trois questions : quelle est la nature des sacrements? Comment opèrent-ils et avec quelle efficacité? Qui en sont les ministres et les sujets, et quelles doivent être leurs dispositions? En même temps, elle revêt un aspect technique incluant un important appareillage conceptuel. Elle s'intéresse peu aux manières de célébrer les sacrements sauf pour en vérifier les conditions de validité, et détache les actions sacramentelles de leur lien à la Parole de Dieu et de leur dimension ecclésiale.

■ Le renouveau de la théologie sacramentaire

Au cours du 20ᵉ siècle, la théologie des sacrements a connu un important renouveau qui engendre des manières diversifiées d'aborder ce domaine. Ce renouveau va provenir d'un triple déplacement : l'influence de la recherche historique, la redécouverte de la tradition biblique et patristique, et enfin l'impact des sciences humaines en théologie.

Tout d'abord, sous l'influence du Mouvement liturgique (*cf.* Dom Lambert Beauduin, 1909), on assiste aux retrouvailles entre théologie sacramentaire et liturgie. Les recherches historiques montrent que les sacrements ont revêtu des formes différentes au cours de l'Histoire, des évolutions auxquelles les formulations dogmatiques interprétées de manière trop étroite ne rendent pas justice. La redécouverte de l'historicité des sacrements constitue sans doute l'un des fondements de l'opération sans précédent d'*aggiornamento* liturgique opéré à la demande du concile Vatican II. Le « ressourcement en tradition » alimenté par la redécouverte des pratiques du premier millénaire, et en même temps l'ouverture aux réalités nouvelles du monde contemporain, en constituent la dynamique fondamentale, même s'ils furent aussi source de tensions (*cf.* P.-M. Gy, *La liturgie dans l'Histoire*, Cerf/Saint-Paul, 1990).

Ensuite, sous l'influence du dialogue œcuménique, la théologie sacramentaire retrouva son enracinement dans l'Écriture et l'enseignement des Pères de l'Église. Dans ce cadre, deux chantiers peuvent être considérés comme exemplaires de la fécondité du double ressourcement biblique et patristique.

À travers des ouvrages majeurs – *Catholicisme, Les aspects sociaux du dogme* (1938) et surtout *Corpus Mysticum, L'Eucharistie et l'Église au Moyen Âge* (1944) –, Henri de Lubac a montré que les sacrements et surtout l'eucharistie trouvaient leur centre de gravité dans le fait qu'ils édifiaient l'Église (« L'eucharistie fait l'Église »).

De leur côté, les recherches exégétiques sur les fondements néotestamentaires de l'eucharistie (*cf.* H. Schürmann, J. Jeremias,

X. Léon-Dufour), des travaux de théologie biblique comme ceux de François-Xavier Durrwell et l'ouvrage de Max Thurian de Taizé, *L'Eucharistie, mémorial du Seigneur* (1963) contribuèrent puissamment à ramener la sacramentaire au plus près de sa source biblique et, dans ce projet, à retrouver la notion biblique de *mémorial* pour penser le rapport entre les sacrements et les événements du salut.

Enfin, l'apport des sciences humaines a ouvert la théologie sacramentaire à d'autres approches pour penser la nature et la portée de la ritualité, notamment en faisant appel à la catégorie de « symbole » pour penser une efficacité inscrite dans l'ordre du langage (*cf.* L.-M. Chauvet, *Symbole et Sacrement*, Cerf, 1987 ; *Les sacrements, Parole de Dieu au risque du corps*, Éditions de l'Atelier, 1993).

Dans le langage courant, la catégorie de « symbole » renvoie à une acception « faible », qui repose sur l'opposition entre symbole et réel (*cf.* par exemple l'expression « franc symbolique »). Au contraire, la compréhension de l'« ordre symbolique » chez Louis-Marie Chauvet souligne qu'il n'y a rien de plus réel que le symbolique puisque précisément l'homme est un être de raison qui n'accède au « réel » que dans l'ordre du langage. De là va émerger une compréhension renouvelée des sacrements, qui articule la Parole de Dieu, la vie éthique et les pratiques sacramentelles à l'intérieur d'un espace où la « médiation » devient la notion clé.

■ Des approches nouvelles

Influencée par ces déplacements, la théologie sacramentaire fit droit peu à peu à des approches nouvelles, qui tiennent aussi à l'évolution des pratiques.

Le travail d'*aggiornamento* liturgique conduisit à une révision générale des rituels, un chantier qui a suscité des recherches parallèles dans les autres confessions chrétiennes (*cf.* D. Holeton, « Le partenariat œcuménique en liturgie. Des débuts mouvementés », LMD 253, 2008, 93-112). L'ensemble des représentations sacramentelles en a été affecté. La prise en compte de la spécificité des personnes et des assemblées, en vue de conforter la « participation active » à la liturgie, incita les acteurs pastoraux à prendre une certaine distance par rapport au modèle scolastique évoqué plus haut.

À la concentration du regard sur la production de la grâce, on préféra la valorisation de la gratuité du don de Dieu instituant l'homme comme partenaire d'une alliance sous le signe de la liberté. Alors que l'approche classique favorisait des conceptions de type individualiste, la redécouverte de la notion de « peuple de Dieu » appelait la construction de communautés témoignant ensemble de la foi et de la charité. Enfin, à un prêtre perçu comme dispensateur d'actes rituels, on préférait l'image du pasteur d'une communauté qui célèbre et qui prie.

En revanche, les nouvelles approches intégrant l'apport des sciences humaines offraient des ouvertures pour penser autrement l'héritage de la tradition, et surtout en prenant mieux en compte le travail réalisé par les processus rituels (*cf.* J.-Y. Hameline, *Une poétique du rituel*, Cerf, 1997). L'efficacité des sacrements n'est pas une efficacité d'ordre technique mais comporte une efficience propre (travail du rite) qui entre dans une dimension relationnelle. Les rapports publiés sous l'autorité de Mgr Robert Coffy ont enregistré ces déplacements en vue d'un renouvellement de la pastorale :

> *Nous prenons donc le mot « sacrement » au sens très large de réalité du monde qui manifeste quelque chose du dessein salvifique de Dieu. En disant réalité qui manifeste, qui révèle, nous entendons bien dire : réalité du monde qui révèle le mystère du salut parce qu'elle en est la réalisation.*

(Église, Signe de salut au milieu des hommes,
Église-Sacrement, Lourdes 1971, p. 32)

Ceci préparait la *Lettre aux Catholiques de France* de 1996 qui présente la liturgie comme premier lieu de la proposition de la foi. Situés prioritairement dans le champ de l'action ecclésiale, comme des opérateurs symboliques par lesquels l'œuvre du salut est actualisée pour être manifestée dans l'agir de l'Église, les sacrements retrouvaient ainsi une pertinence dans un monde qui bien souvent n'en voit ni la nécessité, ni même la pertinence. Car la question contemporaine n'est plus d'abord celle de la nature des sacrements, ni de leur mode d'efficacité, mais bien plutôt de savoir pourquoi la foi est sacramentellement constituée. Accepter l'ordre sacramentel, c'est consentir – comme l'a souligné Henri-Jérôme Gagey – à ce que nous soyons « faits croyants » par des pratiques qui nous travaillent obscurément.

Ce renouvellement manifeste le risque qu'il y a à séparer théologie sacramentaire et liturgie, dichotomie que refuse le *Catéchisme de l'Église catholique* (*cf.* notamment § 1135 s.) mais qui continue parfois à laisser des traces dans les pratiques. C'est dans et à travers la célébration que les sacrements proposent, expriment et édifient la foi. De son côté, la liturgie propose la foi parce qu'elle reflète l'unique mystère du Christ et de l'Église :

> *En effet, la liturgie, par laquelle, surtout dans le divin sacrifice de l'Eucharistie, « s'exerce l'œuvre de notre rédemption », contribue au plus haut point à ce que les fidèles, par leur vie, expriment et manifestent aux autres le mystère du Christ et la nature authentique de la véritable Église.*

(Constitution sur la liturgie, *n° 2*)

La notion de mystère

Derrière ces évolutions contemporaines, figure une dynamique de la théologie au 20e siècle, la redécouverte du *mystèrion*. Il convient d'écarter d'emblée l'identification de cette notion à l'idée d'incompréhensibilité (mystérieux), parce qu'elle renvoie à la structure fondamentale de la révélation chrétienne.

■ Dom Casel et la réappropriation de la notion de « mystère »

La « théologie des mystères » (*Mysterienlehre*) – développée durant la première moitié du 20e siècle par un moine allemand, Dom Odo Casel (1886–1948) – a marqué en profondeur la réflexion contemporaine. Elle repose sur l'idée que la liturgie « actualise » les événements du salut, notamment la Pâque du Christ. L'intuition casélienne a souvent été résumée à l'aide d'une phrase de Léon le Grand (440–460) : « Ce qui était visible en notre rédempteur est passé maintenant dans les Mystères » (*Sermon 74,2, PL 54, 398*). Le mystère du culte n'est pas autre chose que le Christ lui-même et son œuvre de salut, mais en mode de représentation sacramentelle. Cette intuition présente l'intérêt de replacer la réflexion dans la perspective de l'histoire du salut et désigne les sacrements comme rencontre des hommes avec Dieu (*cf.*

E.-H. Schillebeeckx, *Le Christ, Sacrement de la rencontre de Dieu : Étude théologique du salut par les sacrements*, Cerf, 1957).

Cette pensée comporte le risque de focaliser l'attention sur l'actualisation d'*événements* du passé en suscitant la question : comment un événement du passé peut-il être rendu présent dans une célébration liturgique ? Pour sortir de cette impasse, il faut souligner que la notion biblique de « mémorial » (en hébreu *zikkaron*, en grec *anamnèsis* ; *cf.* 1Co **11** 24-25 et Lc **22** 19) évoque sans doute le souvenir d'un événement du passé, mais beaucoup plus le fait de demander à Dieu de réaliser pour nous aujourd'hui les promesses faites aux Pères et accomplies définitivement dans la Pâque du Christ. L'idée de l'« actualisation » des mystères dans la liturgie et la notion biblique de mémorial sont inséparables et renvoient à la dimension eschatologique du mystère chrétien : les sacrements annoncent et anticipent, sous le mode rituel, le Royaume inauguré dans la Pâque du Seigneur (*cf.* Dom O. Casel, *Le mystère du culte dans le christianisme*, Cerf, 1983).

■ Le *mystèrion* : une réalité eschatologique

Déjà présent dans les couches tardives de l'Ancien Testament, le terme biblique *mystèrion* désigne dans le Nouveau Testament l'imminente advenue du royaume de Dieu, dont les disciples de Jésus sont les premiers bénéficiaires en vue de l'annoncer à leur tour : « À vous il est donné de connaître les mystères (*ta mustèria*) du Royaume des cieux » (Mt **13** 11).

L'économie sacramentelle prend donc appui sur la révélation d'un mystère autrefois caché et maintenant manifesté aux païens (*cf.* Rm **16** 25-26), un mystère qui concerne le Christ : pour Paul, qui assimile le « mystère de Dieu » au « mystère du Christ » (*cf.* Col **2** 2, 4 3 ; Éph **3** 4), le Christ est non seulement le révélateur du mystère, mais il est lui-même le mystère de Dieu. Le « grand mystère » est celui de l'union sponsale du Christ et de l'Église (Éph **5** 32), qui qualifie le ministère apostolique dont l'objet est l'« annonce du mystère de l'Évangile » (Éph **6** 19), l'« intendance des mystères de Dieu » (1Co **4** 1) et la révélation de l'« économie du mystère » (Éph **3** 9). L'hymne de l'épître aux Éphésiens offre une synthèse de cette conception du *mystère* (Éph **1** 3-14). Parce que le mystère est la révélation eschatologique du « dessein bienveillant » de Dieu sur le monde, il conserve donc toujours la marque d'un secret quant à son accomplissement définitif, mais en même temps, bien loin de rester « caché », il doit au contraire être manifesté dans une annonce publique : l'économie du mystère repose sur le passage de l'invisible au visible, manifestation qui ne résulte pas de l'activité rituelle d'un hiérophante comme dans les « cultes à mystères » de l'Antiquité gréco-romaine, mais qui est un don de la « grâce de Dieu » dont l'apôtre est aussi le bénéficiaire :

> *Ce mystère, Dieu ne l'a pas fait connaître aux hommes des générations passées comme il vient de le révéler maintenant par l'Esprit à ses saints apôtres et prophètes : les païens sont admis au même héritage, membres du même corps, associés à la même promesse, en Jésus Christ, par le moyen de l'Évangile. J'en ai été fait ministre par le don de la grâce que Dieu m'a accordée en déployant sa puissance.*

(Éph 3 5-7)

■ *Mystèrion, sacramentum, raza :* les enjeux des traductions

L'application du vocabulaire « mystérique » aux réalités cultuelles ne s'est fait que progressivement et non sans réserve, car le terme évoquait des pratiques cultuelles en usage dans le paganisme antique. Jusqu'à la fin du 2e siècle, ce vocabulaire semble réservé essentielle-ment aux événements du salut rapportés par les Saintes Écritures et manifestant le dessein de Dieu réalisé en Christ. Les grandes étapes, la Création, le déluge ou le passage de la mer Rouge, mais aussi des moments plus spécifiques comme le sacrifice d'Isaac ou l'histoire de Joseph sont appréhendés comme autant de *mystèria* annonçant la Pâque du Christ (*cf.* Méliton de Sardes, *Sur la Pâque*, Cerf, SC123, 1866, § 57–71).

L'application du vocabulaire mystérique aux actions rituelles s'amorce à partir du 3e siècle pour se développer surtout au 4e siècle, grâce à l'essor et à l'hégémonie progressive du christianisme sur la société, qui rendaient moins risquée la contamination des cultes à mystères. L'inculturation de ce langage résulte moins d'une « récupération » des conceptions de l'Antiquité païenne que de la prise de conscience du lien fondamental entre les rites et leur enracinement dans l'économie de la révélation :

> *Le schème initiatique de mort/régénération que Paul met en œuvre à propos du baptême (Rm 6) est à comprendre, non en fonction d'une influence directe des mystères païens, mais en fonction de son arrière-plan biblique et d'une symbolique universelle fortement valorisée alors dans le bassin méditerranéen par une large aspiration à un « salut ».*
>
> (L.-M. Chauvet, « *Sacrements* », Catholicisme, *XIII, 329*)

La diversité des traditions chrétiennes s'explique en partie par les manières diversifiées avec lesquelles chaque contexte culturel traduira les données bibliques : il y a de réelles différences d'approches entre le grec *mystèrion* et sa traduction latine *sacramentum* (qui donnera le terme français « sacrement ») mais aussi entre ces deux termes et leur équivalent sémitique *raza* qui insiste sur l'aspect « caché », le secret, et sur la dimension eschatologique (I. H. Dalmais, « Raza et sacrement », in *Rituels : Mélanges offerts au P. Gy*, Cerf, 1990, p. 173-182).

C'est à propos du baptême que Tertullien donne au terme de *sacramentum* sa place dans le vocabulaire chrétien. Ce terme désignait la caution déposée par les parties à l'occasion d'un procès ou encore le serment accompagnant cette déposition de caution. Le terme renvoie également au processus d'initiation dans l'armée : par le *sacramentum militiae* le soldat s'engageait à servir son chef, fût-ce au prix de sa vie. En traduisant *mystèrion* par *sacramentum*, Tertullien a mis l'accent sur l'engagement, ce qui, dans la durée, aboutira à perdre un peu de vue la relation entre mystères et sacrements : alors que le terme *mystèrion* maintient un lien vivant avec les *mystèria* de l'Écriture et l'avènement eschatologique du Règne de Dieu, *sacramentum* entraîne davantage du côté juridique. Mais, par cette opération, Tertullien orientait également sur la relation entre sacrement et confession de foi : les sacrements chrétiens sont les « sacrements de la foi » (*cf.* L.-M. Chauvet, « Sacrements », *Catholicisme*, XIII, 330-331).

C'est progressivement, et notamment grâce à la réflexion d'Augustin sur le signe, que le concept va se préciser. À partir du 11e siècle, sous l'influence notamment des théologiens de l'école de Saint-Victor, il adopte de manière quasi définitive la figure d'un concept théologique d'une très grande précision. Comme l'a montré Irène Rosier-Catach, c'est un gigantesque effort intellectuel, caractérisé par une technicité sophistiquée, qui va organiser cette conceptualité qui repose sur quatre éléments indissociables : « la nature de signe du sacrement, le mode de causalité qui régit son efficacité, la formule linguistique qui en est élément constitutif, le rôle des protagonistes de l'acte, et particulièrement de l'intention de le dispenser et de le recevoir » (*La parole efficace*, Seuil, 2004, p. 23).

Cet effort – que rejettera en partie Luther au nom du *sola scriptura* – s'opère à travers un grand débat mené sur plus de deux siècles (11e-13e siècles) par un nombre important de théologiens, dont la synthèse la plus achevée a été exprimée dans l'œuvre de Thomas d'Aquin (*cf.* J.-Ph. Revel, *Traité des sacrements*).

Les sacrements en débat : de Luther à Vatican II

■ Sacrements et identités confessionnelles

En précisant jusqu'au raffinement les concepts, la théologie sacramentaire médiévale a produit de remarquables fruits sur le plan réflexif. Cependant cette conceptualisation a parfois conduit à distendre la relation entre la notion de sacrement et son horizon théologal, sa dimension d'expérience humaine et ecclésiale, et enfin son enracinement scripturaire. Plus encore, bien des élaborations ne faisaient droit ni à leur dimension trinitaire, ni à leur dimension ecclésiale. Ceci n'est pas sans importance pour le débat œcuménique.

En effet, parce que les institutions religieuses ne se définissent pas seulement en termes de doctrines et de repères éthiques (les vérités à croire et les vertus à pratiquer), mais aussi de représentations symboliques qui sont des lieux de cristallisation de l'identité croyante, c'est dans les pratiques sacramentelles que se trouve manifestée de manière particulièrement saisissante la diversité des traditions des différences confessions chrétiennes. Les pratiques sacramentelles ont été et demeurent par conséquent des lieux « sensibles » où se manifestent les différences confessionnelles – mais également les divergences de sensibilité rituelle – que l'on a parfois érigées en opposition. Il reste que ces querelles désignent l'impact de la ritualité sur les consciences, d'autant plus que les pratiques touchent non seulement une élite mais l'ensemble des fidèles, y compris les plus modestes.

Certes des accords œcuméniques ont permis d'établir par exemple que les condamnations doctrinales du passé – notamment celles prononcées au 16e siècle par les réformateurs et le concile de Trente – ne justifiaient plus de la même manière la division des Églises (*cf. Les anathèmes du 16e siècle sont-ils encore actuels?*, dir. K. Lehmann et W. Pannenberg, Cerf, 1989). Mais la diversité formelle des pratiques et surtout l'ignorance alimentent encore parfois des erreurs d'interprétation ou des incompréhensions. Certains théologiens cherchent les voies pour des retrouvailles en profondeur de telle sorte que les différences de pratiques et de théologies ne constituent plus des divergences séparatrices. Pour cela, il est souvent utile de reprendre les dossiers avant qu'une conceptualisation trop poussée et que les réflexes apologétiques alimentés par les querelles aient durci les positions.

Les sacrements : des signes efficaces de la grâce donnée dans la foi de l'Église

Les débats du 16e siècle – et en premier lieu la critique virulente des pratiques de l'époque exprimée par Martin Luther (1483–1546) dans le *Prélude de la captivité babylonienne de l'Église*, l'un des trois grands écrits réformateurs, publié en 1520 – ont conduit à un durcissement des positions touchant non seulement la question du septénaire mais surtout la relation entre Parole et sacrement :

> *Je commence donc par refuser de reconnaître sept sacrements et, pour l'instant, par n'en proposer que trois : le baptême, la pénitence et le pain. [...] Il est vrai que si je voulais conformer mes paroles à l'usage scripturaire, je ne retiendrais qu'un seul sacrement et trois signes sacramentels.*

> (*Martin Luther, Œuvres, t. II, Labor et Fides, 1966, p. 168*)

Face à une prise de position qui semblait remettre en question la conception même de la mission de l'Église et de son être, la réaction fut très vive : à une conception de l'Église comme lieu de « la Parole annoncée » (posture protestante), on opposa trop souvent celle d'une Église de l'« administration » des sacrements (catholique), alors qu'il est nécessaire de ne jamais séparer ces deux aspects.

C'est le concile de Trente qui a défini la doctrine catholique des sacrements en répondant aux divers courants de la Réforme protestante dont les critiques portaient sur l'efficacité des sacrements, le don de grâce dont ils sont le signe, et enfin la justification qu'ils opèrent. Ainsi, à propos du baptême, Luther écrit de manière très significative :

> *Il ne peut pas être vrai qu'une puissance efficace de justification soit contenue dans les sacrements, ou qu'ils soient des signes efficaces de la grâce. Car ces choses se disent au détriment de la foi, parce qu'on ignore la promesse de Dieu, à moins de préciser ce qu'on affirme de cette efficacité en disant que s'ils sont accompagnés d'une foi assurée, ces sacrements confèrent la grâce en toute certitude et en toute efficacité.*

> (*Œuvres*, t. II, p. 209)

Le nœud du débat résulte de la rencontre entre une doctrine sacramentelle qui s'était peu à peu desséchée, et des pratiques qui risquaient d'évacuer la foi au profit des œuvres, de faire perdre au ministère ecclésial sa dimension spirituelle pour l'ériger en puissance opprimant la liberté des fidèles, et de conférer aux sacrements la figure d'actes entachés parfois de superstitions et surtout sans rapport avec la prédication évangélique (*cf.* B. Sesboüé, *Histoire des dogmes*, t. III, « Les signes du salut », Desclée de Brouwer, 1995, p. 147). Il trouve appui sur un contexte pastoral marqué par des abus dont Luther était le témoin affligé (*cf.* A. Duval, *Des sacrements au concile de Trente*, Cerf, 1985). Le premier souci des réformateurs était donc l'annonce de l'Évangile, dans un temps où certaines pratiques dans l'administration des sacrements semblaient évacuer la foi et plus encore la prédication évangélique.

Le décret du concile de Trente sur les sacrements (7e session, 3 mars 1547, Denzinger, 38e éd., 1997, nos 1600–1630) tente de réfuter une série d'erreurs repérées dans les écrits des réformateurs. Mais la posture apologétique fait qu'il juxtapose les affirmations sans les articuler à nouveaux frais dans une doctrine générale des sacrements. Il développe surtout deux axes majeurs.

D'une part les sacrements n'ont pas été institués seulement « pour nourrir la foi » mais ils « contiennent la grâce qu'ils signifient » et « la confèrent à ceux qui n'y mettent pas d'obstacle » (c. 5-6, Denzinger nᵒˢ 1605-1606). En d'autres termes, les sacrements ne peuvent être considérés comme des « signes extérieurs de la grâce et de la justice reçus par la foi » ni comme « des marques de profession chrétienne par lesquelles les fidèles sont distingués des infidèles » (c. 6, Denzinger n° 1606). Par là, le concile de Trente interdit de réduire les sacrements à l'expression rituelle d'une foi préalable.

D'autre part, le concile insiste sur ce que l'on peut nommer une « objectivité » du don de la grâce sacramentelle : « pour ce qui est de Dieu » dans les sacrements, la grâce est donnée « toujours et à tous » et non « seulement parfois et à quelques-uns » (c. 7, Denzinger n° 1607). Le risque est ici de présenter le don de grâce indépendamment du fait que la grâce est offerte à des hommes dans le cadre d'une relation d'alliance.

■ Le mystère pascal : centre d'une conception renouvelée de la sacramentaire

Il faudra du temps – et les efforts du Mouvement œcuménique – pour sortir de ces oppositions qui séparent, au lieu de les articuler, la grâce, la foi et la promesse. C'est le renouveau de la théologie du mystère pascal qui permit l'émergence de nouveaux consensus :

> *De même que le Christ a été envoyé par le Père, de même lui-même, à son tour, envoya les apôtres, remplis de l'Esprit saint, non seulement afin que, proclamant l'Évangile à toute créature (cf. Mc **16** 15), ils annoncent que le Fils de Dieu, par sa mort et sa Résurrection, nous a libérés du pouvoir de Satan (cf. Ac **26** 18) et de la mort, et nous a transférés dans le royaume du Père, mais aussi afin qu'ils exercent cette œuvre de salut, qu'ils annonçaient, par le sacrifice et les sacrements autour desquels gravite toute la vie liturgique.*

(Constitution sur la liturgie, *n° 6*)

Sans prétendre proposer une nouvelle synthèse qui aurait remplacé l'enseignement du concile de Trente, Vatican II propose une voie qui retrouve l'enracinement de l'époque patristique dans le mystère de la révélation :

> *Cette œuvre de la rédemption des hommes et de la parfaite glorification de Dieu, à laquelle avaient préludé les hauts faits de Dieu au profit du peuple de l'Ancien Testament, le Christ Seigneur l'a accomplie principalement par le mystère pascal de sa bienheureuse Passion, de sa Résurrection du séjour des morts et de sa glorieuse Ascension, mystère par lequel « en mourant il a détruit notre mort, et en ressuscitant il a restauré la vie » (Missel romain, préface de Pâques). C'est en effet du côté du Christ endormi sur la croix qu'est né « l'admirable sacrement de l'Église tout entière » (Augustin, sur le Ps **138** 2).*

(Constitution sur la liturgie, *n° 5*)

Après le chapitre sur l'eucharistie, le chapitre III de la *Constitution sur la liturgie* distingue sans séparation les sacrements et les sacramentaux, ce qui témoigne d'une conception élargie de la sacramentalité et propose une vision qui valorise « l'admirable échange » entre Dieu et les hommes dans la liturgie :

> *Les sacrements sont ordonnés à la sanctification des hommes, à l'édification du corps du Christ, enfin au culte à rendre à Dieu ; mais en tant que signes, ils servent aussi à l'enseignement. Non seulement ils supposent la foi, mais encore, par les paroles et les choses, ils la nourrissent, la fortifient, l'expriment : c'est pourquoi ils sont dits sacrements de la foi. Certes, ils confèrent la grâce, mais, en outre, leur célébration dispose au mieux les fidèles à recevoir fructueusement cette même grâce, à rendre à Dieu le juste culte et à exercer la charité. [...] Les sacramentaux [...] sont des signes sacrés par lesquels, selon une certaine imitation des sacrements, des effets surtout spirituels sont signifiés et sont obtenus grâce à l'intercession (impetratio) de l'Église. Par eux, les hommes sont disposés à recevoir l'effet principal des sacrements, et les diverses circonstances de la vie sont sanctifiées.*

(Constitution sur la liturgie, *n°s 59-60*)

Loin de focaliser seulement sur l'efficacité des sacrements et ses conditions, le texte conciliaire replace donc l'ordre sacramentel dans l'ensemble de la vie liturgique et de la vie chrétienne, sans séparer l'administration des sacrements et leur célébration :

> C'est pourquoi la liturgie des sacrements et des sacramentaux produit cet effet que, pour les fidèles bien disposés, presque tous les événements de la vie sont sanctifiés par la grâce divine qui découle du mystère pascal de la Passion, de la mort et de la Résurrection du Christ d'où tous les sacrements et sacramentaux tirent leur efficacité ; et il n'existe pratiquement aucun usage honorable des choses matérielles qui ne puisse être orienté vers cette fin qui est la sanctification de l'homme et la louange de Dieu.

(Constitution sur la liturgie, n° 61)

Cette nouvelle donne va s'épanouir encore dans le *Catéchisme de l'Église catholique* dont le plan manifeste une conception dans laquelle le mystère pascal occupe une place de pierre angulaire pour tout l'édifice. Toute la vie liturgique découle du mystère pascal. Les sacrements sont « sacrements de Pâque ». Avec un souci œcuménique explicite, il présente l'économie sacramentelle à partir du mystère de la Pentecôte comme une dispensation des fruits du mystère pascal :

> Le jour de la Pentecôte, par l'effusion de l'Esprit saint, l'Église est manifestée au monde. Le don de l'Esprit inaugure un temps nouveau dans la « dispensation du mystère » : le temps de l'Église, durant lequel le Christ manifeste, rend présent et communique son œuvre de salut par la liturgie de son Église « jusqu'à ce qu'Il vienne » (1Co **11** 26). Durant ce temps de l'Église, le Christ vit et agit désormais dans son Église et avec elle d'une manière nouvelle, propre à ce temps nouveau. Il agit par les sacrements ; c'est cela que la Tradition commune de l'Orient et de l'Occident appelle « l'économie sacramentelle » ; celle-ci consiste en la communication (ou « dispensation ») des fruits du mystère pascal du Christ dans la célébration de la liturgie « sacramentelle » de l'Église.

(Catéchisme de l'Église catholique, n° 1076)

théologie sacramentaire

La célébration de la Semaine sainte comme modèle heuristique en théologie sacramentaire

Le parcours que nous venons d'effectuer invite non seulement à ne pas séparer liturgie et sacrements mais également à retrouver le centre pascal de la théologie sacramentaire. Ceci milite pour appuyer la réflexion théologique sur la liturgie de la Semaine sainte, en tant qu'elle est par excellence le sommet de la célébration du mystère pascal.

Même si les célébrations pascales ne prennent leur forme que progressivement à partir du 4e siècle, leur importance n'est pas sans lien avec le fait qu'elles ont été, dans le passé comme encore aujourd'hui, des moments intenses de la vie sacramentelle des chrétiens. Dans beaucoup d'Églises, la nuit de Pâque demeure le grand moment de l'initiation chrétienne, tandis que la célébration eucharistique du Jeudi saint commémore l'institution du sacrement de l'eucharistie.

La Semaine sainte déploie le mystère pascal dans une série de célébrations qui ont parfois été pensées comme autant de représentations des derniers événements de la vie terrestre de Jésus de Nazareth. En réalité il faut la concevoir comme une célébration déployée dans le temps – mais également dans l'espace par le jeu des processions – de l'unique mystère pascal, c'est-à-dire du passage de la mort à la vie, du Christ d'abord et à la suite de son corps, les fidèles du Christ qui sont associés à sa Pâque par les célébrations liturgiques. Chaque célébration manifeste le don de l'Esprit saint qui réalise pour nous aujourd'hui l'œuvre accomplie dans le Christ, et par conséquent chaque célébration réalise, d'une manière spécifique sans doute, la totalité du mystère pascal.

Sans déployer ici toute la dynamique liturgique de la Semaine sainte, nous voudrions seulement souligner que dans la liturgie catholique romaine (réformée en 1956, *cf.* Sacrée Congrégation des rites, décret *Maxima Redemptionis*, 16 novembre 1955), au cours des célébrations majeures du *triduum*, trois gestes occupent une place centrale dans le parcours rituel des fidèles : le lavement des pieds dans la liturgie du Jeudi saint, l'adoration de la Croix dans celle du Vendredi saint, et enfin les baptêmes et premières communions dans la nuit pascale. Ces gestes et leur inscription dans une ritualité ample, accordant une large place à une liturgie de la Parole dans le cadre de l'interprétation typologique des Écritures, éclairent en profondeur la structure sacramentelle de la vie chrétienne. Parce que les sacrements sont des médiations rituelles à travers lesquels l'Église fait mémoire et actualise la Pâque du Seigneur pour que les hommes y participent, notamment lorsqu'ils sont confrontés à des situations de mort, la célébration du *triduum* exprime et manifeste ce qui fonde la pratique sacramentaire de l'Église. Il s'agit d'entrer dans la Pâque du Seigneur à travers des rites qui donnent à vivre le passage pascal de la mort à la vie.

Certes ni le lavement des pieds ni l'adoration de la Croix n'entrent dans la liste des sept sacrements dont nous avons vu qu'elle résulte d'un lent travail d'élaboration de la Tradition. Si ces gestes désignent le fondement de la sacramentalité, c'est parce qu'ils offrent, chacun à leur manière, une « parole visible » (*verbum visibile*) qui exprime et réalise la puissance du mystère pascal agissante dans la vie de l'Église. Il faut d'ailleurs souligner que, dans le déroulement rituel de ces trois synaxes majeures, ces gestes occupent une place analogue : entre une longue liturgie de la Parole et le rite eucharistique, entre Parole et Pain, entre le mémorial des hauts faits de Dieu dans la table de la Parole et le mémorial eucharistique du don que le Christ a fait de sa vie sur la Croix.

Puisque nous avons évoqué largement plus haut le baptême et l'eucharistie, nous limiterons notre propos à quelques réflexions sur le lavement des pieds et l'adoration de la Croix.

Le lavement des pieds est bien une action rituelle qui rappelle à l'assemblée ce que le Seigneur a fait lors du repas qu'il partagea avec ses disciples le soir avant sa mort et dont le sens est précisé par Jésus lui-même : « C'est un exemple que je vous ai donné : ce que j'ai fait pour vous, faites-le vous aussi » (Jn **13** 15). Le récit johannique que la liturgie proclame en ce jour interdit de réduire pour autant le rite à un geste mimétique revêtant une simple valeur d'édification morale :

théologie sacramentaire

> *Sachant cela, vous serez heureux si du moins vous le mettez en pratique. Je ne parle pas pour vous tous ; je connais ceux que j'ai choisis. Mais qu'ainsi s'accomplisse l'Écriture : Celui qui mangeait le pain avec moi, contre moi a levé le talon. Je vous le dis à présent, avant que l'événement n'arrive, afin que, lorsqu'il arrivera, vous croyiez que Je Suis. En vérité, en vérité, je vous le dis, recevoir celui que j'enverrai, c'est me recevoir moi-même, et me recevoir c'est aussi recevoir Celui qui m'a envoyé.*

*(Jn **13** 17-20)*

Bien plus qu'un souvenir édifiant, le rite du lavement des pieds au cœur de cette célébration en mémorial de l'institution eucharistique, réalise ce qu'il signifie : il accomplit dans la vie des disciples la promesse que Jésus a faite après avoir lavé les pieds de ses apôtres. Ce faisant, il édifie la foi des fidèles. En « plongeant » le fidèle dans une eau qui renvoie au baptême, il le rend participant du mystère de Pâque : « Si je ne te lave pas, tu ne peux pas avoir part avec moi » (Jn **13** 8). Il rend visible la parole même du Christ qui se présente dans la livrée du serviteur pour mieux manifester que c'est lui qui préside l'assemblée liturgique (*cf. Constitution sur la liturgie*, n° 7) et que chacun devient le Christ en se faisant serviteur de son frère : « Si je vous ai lavé les pieds, moi, le Seigneur et le Maître, vous devez vous aussi vous laver les pieds les uns aux autres » (Jn **13** 14). Enfin le rite manifeste que la purification n'est pas autre chose que le don même de la vie de Dieu, dont ne sont exclus que ceux qui le refusent. Le ministère de l'Église – et donc le ministère dans l'Église – n'a pas pour visée d'opérer un tri entre les hommes mais de manifester le don de la vie qui purifie : « Celui qui s'est baigné n'a nul besoin d'être lavé, car il est entièrement pur : et vous, vous êtes purs, mais non pas tous » (Jn **13** 10).

Même si l'on considère souvent que ce rite trouve son origine dans la vénération de la relique de la Vraie Croix qui avait lieu au Golgotha à Jérusalem à partir du milieu du 4e siècle (*cf.* Égérie, *Journal de voyage*, Cerf, coll. « Sources chrétiennes », 296, § 37, p. 285-291), l'adoration de la Croix du Vendredi saint ne peut être ramenée à un simple geste de dévotion envers le crucifié. Il réalise l'invitation que fait retentir la 2e lecture tirée de la lettre aux Hébreux : « Avançons-nous donc avec pleine assurance vers le trône de la grâce, afin d'obtenir miséricorde et de trouver grâce, pour être aidés en temps voulu » (**4** 16). L'adoration de la Croix réalise à sa manière le jeu de la grâce et de la foi qui sous-tend toute la vie sacramentelle. Pour la seule fois de l'année dans la liturgie romaine, la communion a lieu sans que le geste eucharistique ne soit répété : il n'y a ni prière eucharistique ni « consécration » mais seulement une communion à partir de la réserve conservée depuis la célébration eucharistique de la veille au soir, ce qui manifeste l'unité entre la célébration du jeudi soir et celle du vendredi. L'adoration de la Croix et la communion du Vendredi saint constituent deux manières complémentaires de célébrer le mystère pascal. Si l'adoration de la Croix conforme les fidèles – y compris par le geste de l'agenouillement – à l'abaissement du Fils de Dieu (ch. Ph 2 5-11), la communion du Vendredi saint les fait participer au pain de la vie donné en viatique pour sortir vivants avec le Christ le jour de Pâque.

théologie sacramentaire

Chapitre 8

Théologie des religions

JEAN-MARC AVELINE

Institut de science et théologie des religions de Marseille[1]

Les questions concernant l'expérience de la pluralité des cultures et des religions, les interrogations liées à la considération qu'il convient d'apporter aux croyances autres que la foi que l'on confesse, ont depuis les origines habité l'expérience de la foi chrétienne et le travail de la théologie. Mais ce n'est qu'au début du 20ᵉ siècle que ces questions se sont peu à peu nouées en une véritable problématique, donnant naissance en christianisme à ce que l'on appelle aujourd'hui la « théologie des religions ». En première approximation, cette expression désigne l'ensemble du travail d'intelligence de la foi chrétienne produit à la faveur de l'expérience de la pluralité religieuse et du dialogue interreligieux.

La problématique s'est d'abord construite en milieu protestant allemand, lorsque le développement scientifique de l'histoire des religions, à la fin du 19ᵉ siècle, entraîna une remise en cause de la prétention du christianisme à être la religion absolue. Le premier, Ernst Troeltsch (1865–1923), entreprit de relever théologiquement le défi de la relativisation du christianisme par l'histoire des religions. Il conviendra donc que nous lui réservions une part importante de notre étude. Les prises de position de Troeltsch ont ainsi donné lieu à un débat qui, depuis Karl Barth (1886–1968) et Paul Tillich (1886–1965) jusqu'aux théologiens pluralistes contemporains (John Hick et Paul Knitter principalement), a traversé tout le 20ᵉ siècle. Du côté catholique, l'intérêt pour les questions posées par l'histoire des religions, l'ethnologie religieuse et la missiologie a été très important au début du 20ᵉ siècle, malgré les soubresauts provoqués par la crise

---

1. Jean-Marc Aveline est évêque auxiliaire du diocèse de Marseille depuis janvier 2014.

moderniste. En témoigne, entre autres initiatives, la création en 1910 des *Recherches de science religieuse* par Léonce de Grandmaison. Parallèlement, la fondation à Vienne en 1906 de la revue *Anthropos* par Wilhem Schidt est significative du renouveau de la pensée anthropologique et ethnologique à la faveur des activités missionnaires. Mais c'est surtout la réflexion ouverte dès les années 1930 par certains théologiens comme Henri de Lubac ou Karl Rahner qui permit de préparer le travail du concile Vatican II en ce domaine, notamment les déclarations *Nostra Ætate* (28 octobre 1965) sur l'attitude de l'Église envers les religions non chrétiennes, et *Dignitatis Humanæ* (7 décembre 1965) sur la liberté religieuse.

Depuis la fin du 20e siècle, et cela devrait encore s'accentuer au cours du siècle qui commence, l'expérience concrète et parfois difficile de la *coexistence* des religions est venue s'ajouter au défi de *l'histoire* des religions ; et les événements internationaux ont contribué à donner à la question religieuse une nouvelle actualité, notamment après le 11 septembre 2001. S'ajoute aussi, dans les pays sécularisés, une évolution significative de la réflexion philosophique sur l'importance de la place et du rôle des religions dans l'espace public. Dans un contexte où la dimension religieuse de la culture fait l'objet d'une curiosité théorique et pratique, l'engagement résolu de l'Église en faveur du dialogue interreligieux, notamment depuis l'initiative prise par le pape Jean-Paul II de la rencontre du 27 octobre 1986 à Assise, a contribué à faire de la question des religions un thème majeur et transversal de l'ensemble des traités dogmatiques de la foi chrétienne. D'autant que l'expérience concrète et parfois toute simple de la rencontre interreligieuse a révélé peu à peu une certaine fécondité spirituelle et théologique, comme en témoigne tout particulièrement l'expérience des Églises du Maghreb, et notamment les réflexions stimulantes de Christian de Chergé ou de Pierre Claverie.

Pour présenter de manière synthétique la problématique théologique ainsi développée, j'ai choisi de procéder en trois étapes. La première consiste en une traversée de l'épreuve de la relativité, depuis les réflexions de Troeltsch jusqu'aux prises de position des théologiens pluralistes. La deuxième suit les efforts déployés par Lubac pour penser, à la lumière de la Tradition patristique et scolastique, la singularité de la foi chrétienne parmi les religions du monde. Cette perspective a préparé et accompagné le travail du concile Vatican II et l'engagement de l'Église dans le dialogue interreligieux. La troisième étape s'efforce de repérer quelques lignes de force du débat contemporain en théologie des religions, débat concernant non seulement les ambiguïtés du dialogue interreligieux et la question de la place du religieux dans l'espace public, mais aussi la fécondité théologique de la rencontre interreligieuse.

L'épreuve de la relativité

On doit au théologien protestant Ernst Troeltsch d'avoir le premier tenté, avec honnêteté et courage, de relever le défi lancé par la science historique à une théologie trop habituée à affirmer le caractère absolu du christianisme, sans prendre suffisamment la mesure de la relativité et du conditionnement historique de toutes les institutions et entreprises humaines, y compris les religions et, parmi elles, le christianisme. S'il n'est, de fait, ni universel ni isolé, peut-il encore prétendre à une certaine absoluité ?

■ L'absoluité du christianisme en question

La magistrale conférence que Troeltsch a prononcée en 1901 à Mühlacker à l'invitation du Cercle des Amis de la *Christlich Welt* s'intitulait « L'absoluité du christianisme et l'histoire de la religion ». Cette conférence, qui sera publiée en 1902 et reprise pour une édition révisée en 1912, s'ouvre sur l'analyse de deux modèles apologétiques censés démontrer l'absoluité du christianisme parmi les religions : la dogmatique théologique supranaturaliste d'une part, et la philosophie idéaliste de l'histoire d'autre part. Selon la *conception supranaturaliste*, le christianisme est la religion absolue parce que Dieu lui-même l'a voulu ainsi : au moyen d'une révélation surnaturelle, il a fondé le christianisme en l'isolant du reste de l'Histoire. Cette stratégie de retrait ne peut cependant tenir face aux exigences méthodologiques de la science historique. Prenant acte de cet échec, la *philosophie idéaliste* issue de *l'Aufklärung* a cherché à remplacer la doctrine ecclésiale supranaturaliste de la révélation par une théorie philosophique à laquelle on doit précisément l'expression d'« absoluité du christianisme ».

Cependant, ce deuxième modèle restait encore insatisfaisant. En effet, Troeltsch montre que c'est sous couvert d'une alliance frauduleuse avec la science historique (dont on feint d'accepter les principes sans en appliquer les méthodes), que cette nouvelle apologétique parvient à faire du christianisme la vérité religieuse normative. Il en déduit que le changement exigé par la critique historique doit être plus radical : il s'agit d'accepter de considérer le christianisme comme un phénomène historique parmi d'autres, au même titre que toute autre religion. Certes, ni le « caractère exclusif de révélation surnaturelle » (que l'apologétique supranaturaliste lui conférait), ni le statut d'« accomplissement absolu du concept de religion » (que l'apologétique idéaliste lui reconnaissait), ne peuvent être conservés, mais Troeltsch montre que, après l'abandon de toute prétention d'*absoluité*, la simple *validité* reconnue au christianisme par la méthode historique suffit au besoin de certitude de la conscience croyante.

Vingt ans plus tard, lors d'une conférence intitulée « La place du christianisme parmi les religions », conférence qu'il avait préparée pour une tournée en Grande-Bretagne en mars 1923 mais qu'il ne put prononcer, ayant été emporté par une embolie pulmonaire le 1er février de la même année, Troeltsch reviendra sur son ouvrage de 1902-1912 et inclinera dans un sens encore plus relativiste la solution qu'à l'époque il avait cru pouvoir défendre. Alors qu'en 1902 le concept de personnalité lui avait permis d'établir la « validité suprême » du christianisme en tant que « religion personnaliste de rédemption », en 1923 Troeltsch entend nuancer son jugement. Une meilleure appréciation de l'interaction entre religion et culture l'oblige à reconnaître que le concept de personnalité est lui-même le fruit de la relation entre la culture européenne et la religion chrétienne, et que sa pertinence doit donc être relativisée.

Certes, affirme-t-il, les chrétiens peuvent penser, à partir d'une expérience intérieure qui en constitue le critère de validité, que le christianisme est bien « une manifestation de la vie divine elle-même ». Toutefois, il ne s'agit jamais que d'une validité relative, une validité *pour nous*. Cela signifie non seulement que d'autres groupes humains auront des expériences très différentes de leur contact avec la vie divine, mais aussi que, sous peine de perdre leur identité, ces différents groupes ne pourront se séparer de la religion liée à leur culture, religion qui demeure absolument valide pour eux : « Qui oserait se prononcer de manière définitive sur la validité des prétentions à la vérité des différentes religions ? Seul Dieu lui-même, qui a déterminé ces différences, peut faire cela », écrit-il en conclusion de son texte.

Il faut ajouter que, à l'encontre de ceux de ses détracteurs qui prônaient un relativisme illimité ou un scepticisme généralisé, Troeltsch accordait beaucoup d'importance à l'engagement des religions dans une interaction réciproque, renouvelant ainsi l'idée même de *mission*, en la considérant comme un moyen d'approfondissement et de purification interne pour chaque religion. Il entrevoyait même la possibilité d'une *fécondation réciproque* entre les religions par l'apprentissage de la compréhension mutuelle : si chaque religion s'efforce d'accomplir au mieux ses propres potentialités et ainsi de se détourner de la volonté de puissance et de domination, alors elle trouvera, Troeltsch en est persuadé, des points de contact avec les autres religions, tout en restant elle-même distincte des autres.

De la critique de l'absoluité du christianisme aux théologies pluralistes

Si j'ai accordé autant d'importance à la réflexion de Troeltsch, c'est parce qu'elle me semble avoir de nombreux prolongements dans le débat contemporain, notamment avec les courants actuels de théologie pluraliste des religions. Ces courants constituent plutôt une nébuleuse complexe, vaste et nuancée, dont l'un des principaux inspirateurs est le presbytérien John Hick.

Né en 1922 en Angleterre, Hick a suivi des études de philosophie à Édimbourg puis de théologie à Westminster au sein de l'Église presbytérienne. En 1956, il part pour les États-Unis et enseigne d'abord à la Cornell University dans l'État de New York. À partir de 1967, revenant en Grande-Bretagne, il enseigne à la faculté de théologie de Birmingham et s'engage aux côtés de représentants des nombreuses autres religions présentes dans la ville, au sein de l'*Inter-Faiths Council*, créé en 1975 et dont il sera le premier président. De 1978 à 1992, sans quitter tout à fait Birmingham, il enseigne également à l'université californienne de Claremont. C'est là qu'il développe, sur la base de son expérience interreligieuse de Birmingham, son « hypothèse pluraliste », utilisant l'image de la révolution copernicienne : l'ecclésiocentrisme et même le christocentrisme correspondent encore au paradigme dépassé du géocentrisme. Une conscience post-galiléenne réclame donc un théocentrisme, voire simplement un sotériocentrisme !

Cette optique conduit Hick à une remise en cause radicale des affirmations traditionnelles de la dogmatique chrétienne, notamment celles concernant la Trinité, la révélation, la rédemption et surtout l'incarnation, qu'il suggère de comprendre comme étant avant tout métaphoriques. Comme Troeltsch en son temps, Hick estime que la prétention implicite ou explicite du christianisme à une unique supériorité est de moins en moins plausible pour nos contemporains.

Avant de revenir sur les thèses pluralistes, je voudrais noter que les réponses que Troeltsch avait esquissées ont fait l'objet, au sein même de la théologie protestante, de nombreuses et instructives critiques, dont deux au moins me semblent devoir être retenues. La *première*, dont la fougue quelque peu exagérée ne doit cependant pas cacher la pertinence, est celle de Karl Barth, qui estimait que Troeltsch avait conduit la théologie libérale à son aboutissement, c'est-à-dire à la philosophie de la religion, laquelle n'est plus à proprement parler « théologie » puisqu'elle traite de la révélation à partir du concept de religion et non l'inverse. La *seconde*, plus nuancée mais non moins radicale, est celle de Paul Tillich, qui a vigoureusement dénoncé les apories de la position troeltschienne, dont il avait perçu la dérive relativiste que son auteur avait pourtant voulu éviter. Mais Tillich, tout en se démarquant radicalement de Troeltsch, le considérait comme un « présupposé négatif » et a construit, en dialogue avec son œuvre, une critique *théologique* (et non plus seulement historique) de la prétention du christianisme à l'absoluité, à partir d'une théorie dogmatique de la révélation et d'une interprétation christologique de l'histoire.

La pertinence de cette critique tillichienne apparaîtra encore davantage si l'on prête attention à deux aspects corrélatifs à la position troeltschienne et particulièrement importants dans le débat contemporain : l'un concerne la christologie, l'autre le statut épistémologique de la théologie. Je souligne tout d'abord l'étroite relation décelée par Troeltsch entre la problématique de l'absoluité du christianisme et la *question christologique*. Quand il refuse d'accorder au christianisme une absoluité qui contredirait les lois les plus élémentaires de la science historique, Troeltsch refuse également de construire un discours sur Jésus qui prendrait pour norme les énoncés dogmatiques de la christologie. En conséquence, la remise en cause de la prétention du christianisme à l'absoluité est corrélative de la critique des affirmations dogmatiques de la christologie, au profit d'un retour à la prédication de Jésus. On en déduira que pour Troeltsch (et ces conclusions apparaissent aujourd'hui très clairement sous la plume des théologiens pluralistes), de même que la religion chrétienne n'a pas besoin d'être déclarée *absolue* pour que lui soit historiquement reconnue une certaine validité, ainsi la personne de Jésus n'a pas besoin d'être confessée comme *divine* pour être spirituellement édifiante.

Dans cette perspective, qui me semble être fortement ancrée dans la conscience de nos contemporains même s'ils n'ont jamais lu ni Troeltsch ni Hick, le christianisme n'est qu'une voie de salut parmi d'autres, correspondant assez bien à la culture occidentale qu'il a d'ailleurs contribué à façonner. Quant à la prédication de son fondateur Jésus, pour respectable et pertinente qu'elle demeure encore aujourd'hui, elle ne doit pas pour autant être considérée comme absolue, définitivement valable pour toutes les cultures de tous les temps. Cette double considération, sur l'identité du christianisme et sur la personne de Jésus, montre l'actualité que conserve encore aujourd'hui le travail de Troeltsch. Elle suggère également combien il est important d'approfondir ce qui caractérise la singularité chrétienne parmi les religions, et plus particulièrement sa conception de la révélation et sa christologie, comme l'avait bien compris Tillich. Avant de venir, comme annoncé, à ce deuxième volet de la problématique, je voudrais faire une dernière remarque concernant le problème du *statut épistémologique de la théologie*.

En insérant le discours théologique dans le cadre méthodologique de la pensée historique, Troeltsch a cherché à sauver la théologie de l'isolement auquel la condamnaient les théories supranaturalistes, sans renoncer pour autant à exprimer, d'une façon conforme aux exigences de la modernité, la spécificité de l'idée religieuse chrétienne. Or, à ses yeux, ce qui fait la force et la pertinence du christianisme ne tient pas dans ses dogmes, fussent-ils christologiques et trinitaires, mais, d'une part, dans l'effectivité socio-historique du christianisme dans le monde et, d'autre part, dans l'épanouissement personnel que donne à vivre le message chrétien. Il en résulte une transformation radicale de la perspective du travail théologique. En effet, l'acceptation d'une simple validité relative du *christianisme* d'un côté, le renoncement aux affirmations dogmatiques de la *christologie* d'un autre côté le conduisent à l'attribution d'une simple validité relative au *discours dogmatique* confessant, abandonnant à la théologie principielle, qui se confond chez Troeltsch avec la philosophie de la religion, une autorité scientifique qui ne saurait s'accommoder d'une dimension confessante.

Sur ce registre épistémologique également, on peut observer que les questions soulevées par Troeltsch sont celles qui agitent aujourd'hui le débat en théologie des religions et plus largement dans les relations entre théologie, philosophie et sciences des religions. Il est significatif à ce sujet que Hick parle alternativement de philosophie et de théologie à propos de son entreprise. À mes yeux, nombre d'écrits pluralistes relèvent davantage d'une tentative pour *penser philosophiquement* la pluralité religieuse en se démarquant de tout enracinement confessionnel, que d'une *théologie* dont la tâche, en ce domaine, est de développer une herméneutique de la pluralité des religions à partir d'une confession déterminée. Cette différence radicale apparaîtra mieux encore dans l'examen d'un autre volet de la problématique : celui qui consiste à réfléchir sur la singularité chrétienne au sein de la pluralité des religions.

Singularité chrétienne et engagement dans le dialogue

Prenant acte de la relativité historique du christianisme, on s'interroge maintenant sur ce qui est spécifique de la foi chrétienne : qu'est-ce qui caractérise sa propre compréhension de la dimension universelle du message qui la fonde ? Comment peut-elle rendre compte du rôle que jouent les religions dans le plan divin de salut ? Pour bien situer le lien entre ces deux premiers aspects de la problématique, il me semble éclairant de relire ces quelques lignes du théologien Joseph Ratzinger, dans le dernier chapitre de son ouvrage sur *Le Nouveau Peuple de Dieu*, chapitre précisément intitulé « Le problème du caractère absolu de la voie chrétienne du salut » :

> *L'expérience de la relativité de toutes les données humaines et de toutes les formations historiques fait partie des caractéristiques spirituelles marquantes de notre époque. [...] C'est pourquoi la question de la relation du christianisme avec les religions du monde s'impose absolument à la foi d'aujourd'hui : elle n'est pas le fait d'une vaine curiosité qui voudrait construire une théorie sur le destin des autres – ce destin, c'est Dieu qui le décide, lui qui n'a pas besoin de nos théories ; s'il ne s'agissait que de cela, notre recherche serait vaine et même déplacée. [...]*

théologie des religions

Les religions du monde sont devenues une question adressée au christianisme qui doit, devant elles, repenser sa prétention et par là reçoit d'elles à tout le moins un service de purification. Dès qu'il est abordé, l'examen de cette question fait deviner combien le chrétien lui aussi peut comprendre la place nécessaire de ces religions dans l'histoire du salut.

(p. 172-173)

On cherchera donc ici à considérer l'affirmation chrétienne davantage *de l'intérieur*, explorant ce qui dans son histoire et sa Tradition permettrait de saisir la façon dont elle interprète la diversité des cultures et des religions. En théologie protestante, l'œuvre de Paul Tillich est ici décisive, comme je l'ai déjà suggéré. En théologie catholique, où je me tiendrai maintenant, il me semble qu'il faut partir de l'œuvre d'Henri de Lubac, afin de percevoir la portée et les présupposés de cette orientation que l'on désignera plus tard comme « théologie de l'accomplissement ». D'autres auteurs, en particulier Karl Rahner, s'inscriraient à mes yeux dans cette même perspective globale, dont l'objectif est de penser les relations entre le mystère du Christ, la mission de l'Église et le rôle des religions.

Le Christ, l'Église et les religions

Déjà en 1933, dans un rapport présenté au congrès de l'Union missionnaire du clergé à Strasbourg, rapport qui fournira la base du chapitre VII de *Catholicisme*, publié en 1938, Henri de Lubac entrevoyait que l'extension sans précédent des capacités et des horizons humains poserait de manière radicale la question de la validité du fait christique et de son universalité. Par là même se trouverait posée, estimait-il, la question de l'Église : pourquoi cette Église? Que donne-t-elle *de plus*, que les autres religions donneraient *de moins*? Pourquoi continuerait-elle d'être *missionnaire*, si la validité universelle du salut christique venait à perdre de son évidence? Ou, selon une formulation qui annonçait déjà ses futurs débats avec Karl Rahner : « Si un christianisme *implicite* suffit au salut de qui n'en connaît point d'autre, pourquoi nous mettre en quête du christianisme *explicite*? » (p. 163) La réponse de Lubac à ces questions met l'accent sur l'un des points majeurs du débat actuel, à savoir le problème du *statut particulier de l'Église*, dans son double rapport, d'une part, à l'*unique* médiation christique et, d'autre part, à la *pluralité* des religions de l'humanité.

Observant que, dès les premiers temps de son histoire, l'Église « s'est reconnue la charge du genre humain tout entier », et que c'est cette préoccupation qui est le signe de sa catholicité, toujours en devenir, Lubac soulignait que, pour cette tâche, l'Église ne part pas de rien. Elle sait que les « autres » sont travaillés intérieurement par le désir surnaturel de Dieu, en raison même de leur condition de créatures, et que ce désir s'exprime dans diverses formes religieuses qui, en tant que réalités socioculturelles, ne peuvent pas ne pas remplir dans l'histoire du salut une certaine fonction positive, qu'il revient précisément à la théologie d'essayer de définir. Sans aller jusqu'à conférer aux institutions religieuses une telle fonction, Lubac a établi que les « autres » ne sont pas radicalement étrangers au salut que l'Église doit cependant leur annoncer. Non pas parce qu'ils posséderaient à l'état *implicite* ce que l'Église confesserait de façon *explicite*, mais parce que, membres du *corps* unique de l'humanité, appelé tout entier au salut, ils entretiennent déjà, avec le *corps ecclésial* qui en est le sacrement, des échanges vitaux par lesquels l'Esprit saint fait croître le *corps* du Christ. C'est la raison pour laquelle, explique Lubac, si tous ne sont pas membres de l'Église visible, tous seront cependant sauvés *par* l'Église. C'est ainsi qu'il comprend la vérité de l'axiome « hors de l'Église, point de salut ». Il s'agit d'une vérité praxéologique, puisque la catholicité qui est la marque de l'Église reste pour elle une exigence et qu'elle ne saurait y prétendre sans en accomplir la tâche : être *in ecclesia* ne suffit pas pour vivre *de ecclesia* !

Le programme fixé dès 1938 par *Catholicisme* me paraît avoir eu pour notre propos une triple conséquence. La première est d'avoir encouragé la théologie catholique, au nom d'une solidarité foncière de toute l'humanité, à *l'étude respectueuse des autres religions*, sans étroite préoccupation apologétique. C'est en approfondissant la *singularité* chrétienne que Lubac a mis l'accent sur « les aspects *sociaux* du dogme », sur cette profonde *solidarité* de toute la famille humaine dans sa recherche culturelle et spirituelle. De cette conscience de solidarité naîtra plus tard l'invitation au *dialogue*. En outre, en s'intéressant aux travaux de l'histoire des religions, Lubac a commencé à mettre en œuvre, dès ses enseignements à la faculté de théologie de Lyon, une *interaction épistémologique* entre les recherches en histoire des religions et les études en théologie dogmatique. La troisième conséquence est une invitation à *un travail minutieux de discernement*. En recueillant l'héritage patristique, Lubac a montré que le jugement nuancé des Pères sur les religions païennes devait se traduire aujourd'hui par un patient et rigoureux travail de discernement concernant chaque religion pour elle-même, au-delà de la pure séduction ou du simple refus. S'il y a bien en elles des « semences du Verbe » qu'il s'agit de découvrir, il convient également de rejeter ce qui, à l'inverse, relève de l'*hybris* humaine et de l'idolâtrie. Le discernement doit donc être opéré religion par religion, doctrine par doctrine, rite par rite. En quelque sorte, une fois posé le principe fondamental de l'universalité du salut par l'unique médiation christique, nous avons moins besoin d'une théologie *générale* des religions, que de plusieurs études *sectorisées*, donnant lieu à une théologie chrétienne de la rencontre avec l'islam, ou avec le bouddhisme, etc. C'est là d'ailleurs l'un des chantiers les plus prometteurs en théologie des religions. Lubac lui-même s'est livré à ce travail à propos du bouddhisme, en publiant, dès les années 1950, soit quelque dix ans avant Vatican II, auquel il nous faut maintenant venir, trois ouvrages sur la rencontre du bouddhisme et de l'Occident.

■ Vatican II et le dialogue interreligieux

Les réflexions théologiques d'Henri de Lubac (et celles d'autres auteurs) ont ouvert la voie au travail des pères conciliaires de Vatican II. Il suffit, pour s'en convaincre, de relire la déclaration conciliaire *Nostra Ætate* et les autres textes traitant du rapport de l'Église avec les religions. Après le concile et l'encyclique programme de Paul VI, *Ecclesiam Suam* (6 août 1964), l'engagement de l'Église catholique dans la rencontre et la coopération interreligieuses a été fortement encouragé lors du pontificat de Jean-Paul II par des documents et par des gestes symboliques forts, comme sa rencontre avec de jeunes musulmans à Casablanca en 1985, ou encore sa visite à la synagogue de Rome le 13 avril 1986, et surtout la journée d'Assise le 27 octobre de cette même année 1986. D'autres initiatives du même ordre ont été prises par les instances représentatives des autres confessions chrétiennes, et l'on pourrait suivre avec intérêt l'évolution du *Conseil œcuménique des Églises* sur cette question. Le pontificat de Benoît XVI est encore relativement court, mais l'on peut relever d'ores et déjà, à la fois, une fidélité à l'engagement conciliaire en faveur du dialogue interreligieux et, en même temps, une certaine prudence en ce qui concerne la dimension proprement théologique de ce dialogue. Compte tenu de ces évolutions, la position actuelle du magistère catholique peut être, à mes yeux, synthétisée en trois points.

L'Église catholique reconnaît tout d'abord la possibilité d'un *rôle positif des autres religions*, en tant que réalités socioculturelles, dans l'économie générale du salut. Par là se trouve écartée une *position exclusiviste* qui, au nom d'un ecclésiocentrisme étroit, refuserait aux religions non chrétiennes tout lien avec l'économie du salut réalisée en Jésus-Christ, en s'appuyant sur une interprétation durcie, et donc faussée, de l'antique adage patristique « hors de l'Église, point de salut ». Puisque Dieu veut que « tous les hommes soient sauvés » (1Tm **2** 4), il est possible d'affirmer que se trouvent déposés, dans les religions elles-mêmes, des « semences du Verbe », des « rayons de la vérité qui illumine tout homme », et que « l'Esprit saint offre à tous, d'une façon que Dieu connaît, la possibilité d'être associés au mystère pascal », comme l'affirme le texte conciliaire *Gaudium et Spes* (22, 5).

À cette première affirmation s'ajoute une deuxième, que le magistère entend tenir avec la même détermination, à savoir *l'unicité et l'universalité de la médiation christique* dans l'économie du salut. Jésus le Christ est « l'unique médiateur du salut » (1Tm **2** 5) et « il n'y a aucun salut ailleurs qu'en Lui, car il n'y a sous le ciel aucun autre nom offert aux hommes qui soit nécessaire à notre salut » (Ac **4** 12). En conséquence, ce n'est que de leurs relations au Christ que les religions détiennent, aux yeux des chrétiens, leur valeur positive dans l'ordre du salut : « Le concours de médiations de types et d'ordres divers n'est pas exclu, mais celles-ci tirent leur sens et leur valeur uniquement de celle du Christ et elles ne peuvent être considérées comme parallèles ou complémentaires », selon l'expression de Jean-Paul II dans l'encyclique *Redemptoris Missio* de 1990 (§ 5). Par là se trouve cette fois-ci écartée une *position relativiste*, qui tiendrait que toutes les religions peuvent conduire au salut d'une manière totalement indépendante de l'histoire concrète du salut accomplie en Jésus-Christ.

Enfin, le magistère de l'Église catholique affirme que *la mission de l'Église*, en tant que « sacrement universel du salut » apporté par le Christ, a elle-même un fondement *dialogal*. C'est parce que Dieu, dans sa révélation, a pris l'initiative, comme le disait Paul VI, d'instaurer avec l'humanité un « dialogue », que l'Église est tenue d'engager avec tout homme, y compris (mais pas exclusivement) avec les croyants d'autres religions, un authentique « dialogue de salut ». Le dialogue interreligieux n'est en définitive que l'un des aspects de la mission des chrétiens dans le monde. L'Église confesse que l'Esprit du Christ, qui l'anime et la constitue, est également présent et agissant dans l'ensemble de la création et donc aussi dans les cultures, l'histoire, les sociétés et les religions, comme l'affirme *Redemptoris Missio* (§ 28).

On situera mieux ainsi le débat du magistère catholique avec les théologiens dits « pluralistes », qui se reconnaissent dans leur volonté de dépassement non seulement de *l'exclusivisme ecclésiocentrique*, héritier d'une interprétation durcie de la formule « hors de l'Église, point de salut », mais aussi de *l'inclusivisme christocentrique*, qu'ils dénoncent dans le concile Vatican II et chez la plupart des théologiens catholiques. Les théologiens pluralistes estiment que ces deux schèmes sont insuffisamment adaptés aux nécessités concrètes du dialogue interreligieux et proposent donc de passer à un *théocentrisme*, avec ou sans référence normative à Jésus-Christ, voire à un *sotériocentrisme*, accordant le primat, en matière de rencontre interreligieuse, à l'engagement concret au service de l'humanité souffrante (orthopraxie) plutôt qu'à la confrontation dogmatique entre religions (orthodoxie). Quoi qu'il en soit, c'est la confession du Christ comme *unique médiateur du salut* qui se trouve mise en question par la perspective pluraliste. À la théologie libérale anglo-saxonne se mêlent alors d'autres voix, essentiellement en provenance de la théologie asiatique confrontée à d'autres problèmes, notamment ceux de l'inculturation : Aloysius, Pieris, Stanley Samartha ou Raimundo Panikkar en sont les principaux représentants.

La publication en septembre 2000 par la Congrégation pour la doctrine de la foi, de la déclaration *Dominus Jesus* a constitué un avertissement à l'égard de certaines formes de théologies pluralistes qui, prenant argument des exigences de réciprocité inhérentes au dialogue interreligieux, en viendraient à nier ou à affaiblir non seulement l'unicité et l'universalité de la médiation de Jésus-Christ, mais aussi la spécificité du lien entre le Christ et l'Église. Il reste que, tenant compte de la gravité du danger signalé, la tâche de la théologie consiste précisément à explorer, sur la base même de l'unicité de la médiation christique et de la spécificité de la mission de l'Église, la possibilité, dans l'ordre du salut, du « concours de médiations de type et d'ordre divers ». Le développement de cette perspective constitue à mes yeux le troisième volet de notre problématique, volet dont le point de départ et la condition de possibilité résident dans l'expérience concrète de la rencontre interreligieuse.

La fécondité théologique de la rencontre interreligieuse

Il faut bien reconnaître que la situation a considérablement changé depuis l'époque de *Catholicisme*! Dans la cohérence que j'ai rappelée, Lubac définissait la tâche de l'Église, dans son rapport aux valeurs religieuses de l'humanité, comme un travail d'intégration, de purification, d'accomplissement et de transfiguration : « L'Église du Christ doit, écrivait-il en 1967, dans sa foi au Christ, intégrer en le convertissant tout l'effort religieux de l'humanité. » Or, c'est cette conviction fondamentale qu'est venue remettre en question *l'expérience concrète* de la rencontre interreligieuse, vécue par des chrétiens soucieux, à juste titre, de faire valoir la *réciprocité* de l'échange entre croyants de différentes religions et *la valeur pour elles-mêmes* des autres religions, sous peine de fausser et donc de rendre impossible tout dialogue.

Dès lors, les mots d'« intégration », d'« accomplissement », de « transfiguration », sont devenus suspects! L'écoute, l'effort de compréhension, le dépaysement qu'entraîne tout respect de l'autre, l'accueil même de son éventuelle critique à l'égard de ma propre religion, tout cela ne devait-il pas être premier par rapport à un travail de discernement qui ne pourrait et ne devrait être que second, et pour lequel il faudrait encore s'assurer que le critère adopté ne serait pas lui-même trop ecclésiocentré et donc à relativiser? En définitive, existe-t-il vraiment un critère *supérieur* de jugement qui puisse être appliqué à la rencontre interreligieuse, sans que la religion qui prétendrait le détenir ne succombe en réalité à l'illusion ou à l'*hybris* de sa prétendue supériorité, voire de son absoluité, ainsi que l'avait dénoncé Troeltsch? Ces questions sont devenues d'actualité dès que les communautés chrétiennes ont concrètement été confrontées à l'expérience souvent passionnante, mais parfois déroutante, du dialogue interreligieux.

■ Ambiguïtés et enjeux du dialogue interreligieux

Il semble que l'expression « dialogue interreligieux » ait quelque peu perdu son aspect enthousiasmant à mesure que sont apparues ses limites et ses ambiguïtés. Ses *limites*, parce que l'objectif d'un vrai « dialogue » n'est que rarement atteint. Mieux vaudrait parler, pour ne pas être trop en décalage par rapport à ce qui se vit réellement, de rencontres ou de relations interpersonnelles qui constituent un « dialogue de vie ».

En outre, on a mieux conscience aujourd'hui des *ambiguïtés* de cette expression, au sens où elle désigne à la fois le rôle que *les États* voudraient que les religions jouent pour contribuer à la paix sociale et, ce qui est loin d'être la même chose, l'attitude que *des croyants*, au nom de leur foi, entendent adopter à l'égard de fidèles d'autres religions que la leur. La première acception relève d'une théorie sociopolitique des religions, la seconde d'une réflexion théologique et pastorale. Or les religions, à cause même de la dimension critique et prophétique des messages qui les fondent, éprouvent régulièrement la distance qui existe entre ce que les États voudraient qu'elles fassent et ce qu'elles estiment être leurs missions. L'Histoire nous apprend assez les dangers liés aux tentatives réciproques d'instrumentalisation dans la relation entre État et religion!

Par ailleurs, l'engagement ecclésial en faveur du dialogue interreligieux s'accompagne de plus en plus, au niveau officiel, du souci d'alerter les institutions d'autres traditions religieuses sur la nécessité d'une réelle *réciprocité* concernant l'exercice de la liberté religieuse. La fécondité spirituelle et théologique des échanges entre croyants de religions différentes ne saurait dispenser de la responsabilité institutionnelle concernant le respect de la liberté religieuse dans le monde. Pour cette raison encore, on perçoit l'importance d'une approche en *théologie politique* des questions concernant la rencontre des religions.

Et pourtant, malgré ces difficultés et ces ambiguïtés, dont il importe de prendre la mesure sous peine de sombrer dans une naïveté irénique qui est le pire ennemi du véritable dialogue, la rencontre avec des croyants d'autres religions constitue pour l'Église un formidable enjeu qui non seulement fait partie de sa responsabilité historique au début du 21e siècle, mais se révèle également fécond spirituellement, pastoralement et théologiquement. Il pose à la foi chrétienne, avec une acuité renouvelée, la question du « sens divin de ce qui humainement nous sépare », pour reprendre la formulation que lui donnait en 1984 Christian de Chergé, prieur de Tibhirine, à partir de l'expérience d'une vie monastique ouverte à la rencontre avec des musulmans. C'est également dans cette ligne, scrutant l'énigme de la différence, que se situe la réflexion théologique de Claude Geffré, l'un des grands artisans, en francophonie, du débat contemporain en théologie des religions.

■ L'énigme de la différence

Geffré est venu à la théologie des religions par la voie de la théologie herméneutique. Si la foi est fondamentalement un acte d'interprétation, conjuguant une herméneutique de la Parole de Dieu et une herméneutique de l'existence humaine, et si la situation de pluralité religieuse et de brassage des croyances est devenue une composante constitutive des sociétés contemporaines, alors une théologie se voulant herméneutique doit s'engager dans un long et patient travail d'interprétation de la dimension religieuse de l'existence humaine, dimension qui s'exprime à travers les symboles, les mythes et les rites des différentes religions. Il en déduit la nécessité d'un véritable « changement de paradigme » en théologie. Prenant acte du passage d'une « théologie du salut des infidèles », où l'on s'interrogeait sur les conditions de possibilité d'accès au salut pour les *personnes* qui ne confessent pas le Christ et n'appartiennent pas explicitement à l'Église institutionnelle, à une « théologie des religions » dont l'objectif est de déterminer le rôle que peuvent éventuellement jouer les *religions*, en tant que réalités socioculturelles, dans le plan divin de salut, il propose d'aller vers une *théologie interreligieuse*, chargée de dépasser les ambiguïtés d'une théologie dite « de l'accomplissement », sous-jacente à plusieurs textes de Vatican II.

Mais puisque ce qui qualifie le message chrétien, c'est le mystère pascal du Christ crucifié et ressuscité, et puisque tout homme peut être associé par l'Esprit saint à ce mystère, alors seule une théologie des religions pour laquelle *la christologie reste normative* pourra répondre aux exigences d'une véritable théologie chrétienne. C'est en cela que Geffré se distingue des théologies pluralistes comme celles de Hick ou de Knitter. Selon l'intuition de Paul Tillich auquel il se réfère souvent, c'est le paradoxe même de l'incarnation qui nous invite à ne pas absolutiser le christianisme. Dans cette optique, Geffré ne cherche pas à construire une « théologie comparée des religions », laquelle serait toujours menacée de mauvaise apologétique, mais plutôt à élaborer une véritable « théologie en dialogue », qui manifeste la fécondité de l'interpellation réciproque.

Curieux lui aussi d'entrevoir la fécondité d'une telle interpellation, Christian de Chergé, prolongeant l'intuition lubacienne de « l'extension du dogme de la communion des saints », attirait l'attention sur l'étrange *relation d'interdépendance* qui se fait jour dans l'histoire du salut, relation où Dieu, parce qu'il se révèle aux uns et aux autres, aux uns *par* les autres, les appelle tous au dialogue. Il évoque alors la nécessité, pour les chrétiens et les musulmans (mais on pourrait étendre la portée du propos), de s'efforcer de « correspondre », c'est-à-dire de répondre ensemble à l'appel de Dieu. Cet appel s'adresse aux uns *par* les autres dans une inlassable réciprocité, et l'on ne peut l'appréhender ainsi que selon une vision eschatologique de l'Histoire qui renvoie sans cesse à la tâche d'une incarnation au quotidien, pour vivre la profondeur de chaque rencontre en développant toutes les « complémentarités virtuelles » de nos fidélités à Dieu.

En suivant cette optique, on comprendra mieux que sur l'horizon eschatologique de la Promesse, tous les peuples ont part à la mission que le Père a confiée au Fils et à l'Esprit, *Missio Dei* par laquelle se prépare, de multiples façons, l'avènement du Royaume inauguré en Jésus-Christ. Dès lors, c'est parce qu'elle est ordonnée à ce ministère que l'Église n'est pas tout à fait réductible à ce que l'on entend d'ordinaire par le mot de « religion ». Et c'est bien ce qui la rend mal à l'aise dans les formes que prend quelquefois aujourd'hui le « dialogue interreligieux ». Elle sait que, selon son Évangile, Dieu n'est pas plus proche de l'homme religieux que de l'homme séculier! Il lui arrive d'ailleurs souvent de faire l'expérience d'une plus grande communion avec des humanistes non religieux qu'avec des religieux plus ou moins fondamentalistes, fussent-ils déclarés comme chrétiens! C'est que son centre de gravité n'est ni en elle-même, ni même dans le lien qui l'unit à Dieu; il est dans *la relation de Dieu avec le monde*, relation dont elle est la servante, le ministre. Saisie théologiquement, la figure de l'Église n'est pas celle d'une nouvelle religion qui viendrait s'ajouter aux *pèlerinages des peuples vers leurs panthéons*, engageant avec eux des dialogues religieux qui se résument souvent à des monologues parallèles. En Jésus-Christ, la figure de l'Église se dessine plutôt dans l'acte par lequel elle accompagne « la marche de Dieu vers les peuples » du monde, selon l'heureuse expression de Joseph Ratzinger dans *Le Nouveau Peuple de Dieu* (p. 185–187). Dans l'expérience du dialogue interreligieux, elle trouve une occasion inédite et exigeante d'éprouver que l'exode vers l'autre, loin de la détourner de la Terre promise, lui fait découvrir sa mission comme l'expression d'une Promesse qui tout à la fois la dépasse et la requiert. Elle se comprend alors elle-même non pas comme une *voie de salut* parmi d'autres, mais bien plutôt comme étant, dans le Christ, en quelque sorte le *sacrement du salut*, c'est-à-dire le signe (parce que ce salut la dépasse) et le moyen (parce qu'il la requiert) de l'union de l'homme avec Dieu et de l'unité de tout le genre humain.

Conclusion

Que deviendra le dialogue interreligieux au cours du 21e siècle ? Certains ne voient en lui qu'une belle utopie héritée du siècle précédent, encore entretenue par quelques rêveurs naïfs, mais irrémédiablement destinée à disparaître à l'épreuve de l'Histoire et de son cortège de guerres et d'incompréhensions. D'autres font remarquer qu'il s'agit là d'une initiative typiquement chrétienne, incomprise tout autant à l'intérieur, parce que soupçonnée de s'accorder trop facilement au relativisme ambiant, qu'à l'extérieur, parce que perçue comme un nouveau prosélytisme, d'autant plus redoutable qu'il avance masqué sous une candide invitation à la rencontre et au dialogue.

Pour que la théologie puisse relever ce défi, je suis persuadé qu'il importe de sortir de l'ornière où nous a trop longtemps maintenus un débat sotériologique sur les « centrismes », passant de l'ecclésiocentrisme au christocentrisme, du théocentrisme au sotériocentrisme, et s'épuisant dans d'interminables constructions typologiques. Que ce soit la question *anthropologique* de la dimension religieuse de l'humain, la question *politique* de la place des religions dans l'espace public, ou encore la question *dogmatique* du renouvellement de l'intelligence de la foi à partir non seulement de la prise en considération de la pluralité religieuse mais aussi des questions spécifiques que chaque religion adresse à la théologie chrétienne, de nouveaux horizons s'ouvrent aujourd'hui à la recherche en théologie.

En distinguant schématiquement trois défis, celui d'une nécessaire prise de conscience de la *relativité* du christianisme dans l'histoire des religions, celui d'un approfondissement de la *singularité* chrétienne au sein de la pluralité religieuse, et celui d'une évaluation de la fécondité théologique de la *rencontre* interreligieuse, j'espère simplement avoir contribué à dessiner les contours d'une problématique théologique qui n'a pas encore livré toute sa fécondité.

Pour aller plus loin, consulter la bibliographie en ligne et p. 313.

Ecclésiologie

MAURICE VIDAL, P.S.S.

Ancien professeur au séminaire de Saint-Sulpice à Issy-les-Moulineaux,
professeur à l'École cathédrale de Paris,
professeur honoraire de l'Institut catholique de Paris

Dans les disciplines de la théologie, l'ecclésiologie est l'étude de l'Église. Cette étude théologique se justifie parce que l'Église n'est pas seulement l'école de la foi des chrétiens par son enseignement, sa liturgie et sa forme de communauté. Elle est aussi objet de foi et donc de théologie dans la mesure où les chrétiens croient en un Dieu Père, Fils et Esprit saint, créateur et sauveur, qui se fait connaître en révélant et réalisant son dessein, dont l'Église est témoin : rassembler tous les hommes en un seul peuple de Dieu, une « multitude de frères » de son Fils unique Jésus-Christ (Rm 8 29).

Dans ce chapitre nous verrons d'abord comment se définissent l'Église et l'ecclésiologie (I). Nous réfléchirons ensuite sur la genèse de l'Église qui se dit fondée par Dieu : quand et comment (II)? À partir de là nous examinerons comment l'Église est constituée (III), puis jusqu'où sa constitution lui permet de relier l'idéal d'une Église sainte et la réalité d'une société de pécheurs (IV). Tout cela conduit à poser la question très actuelle : pour quoi donc, en vue de quoi une Église qui ne prétend plus être l'exclusive arche du salut (V)? Revenant sur sa réalisation concrète, nous chercherons à comprendre la diversité des formes qu'elle a prises dans l'Histoire. Certaines sont l'origine ou la conséquence de ruptures entre des Églises et autres communautés ecclésiales qui ne sont pas en pleine communion (VI).

Église et ecclésiologie

◼ Les mots

Les dictionnaires reprennent la définition de l'Église la plus courante chez les auteurs chrétiens : l'Église est la communauté de celles et de ceux que rassemble leur foi en Jésus-Christ, Fils de Dieu et Sauveur. Cette foi s'exprime dans une confession de foi (un *credo*), des pratiques rituelles, dont les principales sont les sacrements, une appartenance à l'Église et une adhésion à ses ministres, enfin une manière de comprendre et de vivre l'existence humaine commune en disciples de Jésus et de son Évangile.

Nous ignorons comment les premiers chrétiens, qui étaient des Juifs, désignaient en hébreu et en araméen leur nouveau groupe. Nous savons seulement que dès sa première lettre aux Thessaloniciens, qui est le premier document chrétien connu, datant de 50-51, saint Paul s'adresse « à l'Église des Thessaloniciens qui est en Dieu le Père et dans le Seigneur Jésus-Christ » (1 Th **1** 1). Quelques années plus tard, il écrit « à l'Église de Dieu qui est à Corinthe » (1 Co **1** 2). Le mot français vient du latin *Ecclesia* que l'on retrouve dans les autres langues latines : *Chiesa, Iglesia, Igreja.* C'est une transposition du grec *Ekklesia*, qui veut dire une « assemblée convoquée ». Dans le monde hellénistique, c'était l'assemblée régulière des citoyens (Ac **19** 29-40). Dans la Bible, le mot traduit deux fois sur trois l'hébreu *qahal*, qui désigne également l'assemblée du peuple, avant tout celle, fondatrice, du Sinaï (Ac **7** 38), mais, à partir de là, s'applique aussi à la communauté d'Israël. Dans les langues germaniques, *Kirche, Church, Kerk*, etc. viennent d'un autre mot grec *kyriakon*, plus spécifiquement chrétien, puisqu'il désignait la « maison du Seigneur » où les chrétiens se rassemblent « le jour du Seigneur » (Ap **1** 10) pour célébrer le « repas du Seigneur » (1 Co **11** 20).

Si tout le monde s'entend sur le sens du mot « Église », l'histoire de son emploi et son usage actuel font apparaître des déterminations qui indiquent les diverses localisations et formes sociales de l'Église : par exemple, l'Église de Paris ou Lyon, ou l'Église de France (en latin *galli-cana*), mais aussi des scissions entre ce que l'on appelle des « confessions » ou des « communions » différentes qui en sont venues à se disputer la qualification d'Église. Ainsi, l'Église romaine veut dire à la fois l'Église qui est à Rome, dont le pape est l'évêque local, et l'organisation universelle de l'Église catholique en un seul peuple, dont le pape est le pasteur suprême avec le collège mondial des évêques, mais avec laquelle d'autres Églises ne sont plus en communion.

■ Développements de l'ecclésiologie

La place de l'Église dans le *credo* permet de comprendre pourquoi l'ecclésiologie ne naît pas du mouvement premier de la foi en Dieu, qui s'exprime dans la prière et l'adoration, mais dans une réflexion de l'Église sur elle-même et sa relation à Dieu. Pendant des siècles, à l'époque des Pères et du Moyen Âge, cette réflexion a porté plutôt sur des questions particulières comme la sainteté et l'unité de l'Église, ou les rapports entre l'Église et l'État. La question de l'Église dans son ensemble s'est posée à partir de la crise qui s'est produite à l'époque moderne dans la relation entre l'individu croyant et l'Église. Elle lui apparaissait désormais moins comme la mère qui l'engendre à la foi, que comme la communauté à laquelle il choisit d'appartenir. Cependant, l'ecclésiologie ne se développa vraiment qu'après que la Révolution française, en séparant la citoyenneté politique des appartenances religieuses, eut mis fin à l'ancienne chrétienté et obligé les chrétiens à assumer et à assurer leur propre communauté et la sociabilité de leur foi. Cela a favorisé dans la Tradition chrétienne un progrès ecclésial et ecclésiologique qui demeure actuel.

Le progrès ecclésial est la prise en charge de l'Église et de sa mission par un plus grand nombre de baptisés. Le progrès ecclésiologique est le développement d'une ecclésiologie systématique profondément théologique, ressourcée dans les Écritures et la Tradition, chez les Pères et les théologiens médiévaux, et résumée dans les images bibliques du Corps du Christ, du Temple de l'Esprit et, plus récemment, du peuple de Dieu. L'élan fut donné à Tübingen par Johann Adam Mölher (1796–1838). Dans la théologie de langue française du 20e siècle il faut citer, entre autres, les noms de Émile Mersch (1890–1940), Charles Journet (1891–1975), Henri de Lubac (1896–1991), Yves Congar (1904–1995), Louis Bouyer (1913–2004). Il n'est donc pas étonnant que les conciles de Vatican I (1869–1870) et Vatican II (1962–1965) aient mis à leur ordre du jour les questions fondamentales de la Révélation et de la foi et la doctrine de l'Église, considérée dans sa propre constitution et, du moins à Vatican II, dans sa relation avec « le monde de ce temps ».

Genèse de l'Église

▥ L'Église d'après Pâques

Très tôt, dès les années 40, les disciples de Jésus ont été appelés « chrétiens » (Ac **11** 26), parce qu'ils croyaient que Jésus de Nazareth était le Christ (le Messie) sauveur des hommes, le Seigneur, le propre Fils de Dieu. La définition la plus commune de l'Église est d'être, par conséquent, le rassemblement et la communauté des chrétiens. Nous verrons, au paragraphe suivant, que ses institutions les plus fondamentales renvoient à Jésus-Christ. Au premier abord, il ne devrait donc guère faire de doute que ce Jésus-Christ est le fondateur du christianisme et de l'Église qui en est la forme sociale.

À la réflexion cependant, la chose se révèle plus complexe, et la théologie est amenée à distinguer différents aspects et moments de la genèse de l'Église. Pour commencer par le plus historiquement évident, elle apparaît sous ce nom après la mort de Jésus. Elle n'est donc pas une fondation de Jésus mais des apôtres et d'autres disciples, certes sur le fondement qu'est Jésus-Christ, et la foi en lui (1 Co **3** 10-11).

Le seul passage des évangiles qui parle de la fondation de l'Église par Jésus est une annonce au futur : à Simon-Pierre qui vient de déclarer que Jésus n'est pas « l'un des prophètes » mais « le Christ, le Fils du Dieu vivant », Jésus répond que cette confession de foi inspirée à Simon par Dieu le Père, fait de lui la « pierre », plus exactement le « roc » (en araméen *képha*). Sur ce roc, ajoute-t-il, « je bâtirai mon Église » (Mt **16** 16-18). L'évangéliste nous fait comprendre que ce sera après la mort et la Résurrection de Jésus, puisque c'est « à partir de ce moment » que Jésus commence à l'annoncer, suscitant de la part du même Pierre une fin de non-recevoir (Mt **16** 21-23). Effectivement, la finale des quatre évangiles montre comment Jésus ressuscité rassemble à nouveau ses disciples dispersés en se faisant reconnaître vivant et seigneur même de la mort, et en les envoyant dans le monde proclamer son évangile du Royaume de Dieu, dont sa Résurrection confirme la vérité. Singulier fondateur qui ne l'est que par sa mort et sa Résurrection, comme le symbolisent, selon Jn **19** 33-34, le sang et l'eau qui jaillissent du côté transpercé de Jésus déjà mort !

Une autre singularité de cette fondation est que, du même coup, les acteurs historiques en sont les disciples, au premier chef les apôtres représentant le Ressuscité qui les envoie : d'abord les Douze, que Jésus avait créés pour signifier qu'est commencé le rassemblement des douze tribus d'Israël, puis quelques autres, dont saint Paul, l'Apôtre par excellence. Ce sont eux qui prennent les décisions fondatrices : formuler la foi nouvelle en Jésus-Christ sans contredire la foi d'Israël en Dieu seul (Dt **6** 4) ; constituer les Évangiles ; régler les célébrations du baptême et de l'eucharistie et, plus largement, la vie des chrétiens et des communautés.

Une de leurs décisions capitales, et qui n'alla pas sans débats ni résistances, fut d'accueillir les païens convertis au même titre que les Juifs. Saint Luc leur attribue cette formule de style impérial : « Il a paru bon à l'Esprit saint et à nous » (Ac **15** 28). Aucune référence n'est faite ici à Jésus, et pour cause, car il n'avait prêché qu'aux Juifs auxquels il se savait envoyé (Mt **10** 5-6 ; **15** 24). Les disciples n'en sont pas moins conscients de faire ainsi la volonté du Seigneur Jésus (Ac **1** 8). Mais ils doivent désormais la discerner à travers les événements et les circonstances, avec l'assistance de l'Esprit saint promise par Jésus. Il joue auprès d'eux le rôle d'un « autre Paraclet (Avocat) » (Jn **14** 16), d'un autre Maître qui les « guide vers la vérité totale » (Jn **16** 13), laquelle est celle du Christ. Il la leur « rappelle » (Jn **14** 26), l'intériorise et la fait pénétrer en eux comme une « onction » (1 Jn **2** 27). L'Esprit saint est ainsi révélé comme cofondateur de l'Église avec Jésus-Christ.

Il ne s'agit pas seulement de décisions fondatrices mais aussi et d'abord de la vie chrétienne. En « rappelant » Jésus-Christ, l'Esprit saint n'actualise pas le souvenir d'un mort. Jésus ressuscité se rend lui-même présent à nouveau à ses disciples et en eux. Mais, étant le même en Jésus-Christ et dans le « cœur » des chrétiens, c'est-à-dire le plus intime d'eux-mêmes, l'Esprit saint leur permet de faire leur l'inspiration la plus personnelle de Jésus dans sa prière au Père (*Abba*), dans son interprétation de la volonté du Père (Jn **1** 18), dans son amour pour le Père et pour tous les hommes, dans l'offrande à Dieu de sa vie et de sa mort « pour la vie du monde » (Jn **6** 51). Les chrétiens sont ainsi rendus capables non seulement de recevoir des fruits de ce sacrifice, mais encore de s'y associer en s'offrant eux-mêmes à Dieu pour leurs frères (Rm **5** 5 ; **8** 14-16, 26-27 ; 1 Jn **3** 11-20). C'est par lui que l'Église est, selon saint Paul, le corps social du Christ, et les chrétiens ses membres (1 Co **12** 12-13). Par là aussi se fait énigmatiquement connaître l'Esprit saint, qui se révèle en s'effaçant, sans visage ni nom propres, car, dit saint Augustin, « étant commun au Père et au Fils, il reçoit en propre les noms qui sont propres à tous deux » (*de Trinitate* XV 19, 37).

◼ Jésus et l'Église

L'Église ne naissant qu'après Pâques, rassemblée sur de nouvelles bases par le Christ ressuscité, les évangélistes, tout soucieux qu'ils sont de manifester la continuité entre la mission de Jésus et celle de l'Église, laissent en même temps apparaître l'écart entre le temps de Jésus et celui de l'Église.

Cet écart ne troublait pas les chrétiens et théologiens de l'Antiquité et du Moyen Âge car ils contemplaient la continuité de l'œuvre de Dieu depuis les origines de l'humanité, et celle de la mission de Jésus-Christ à travers sa mort et sa Résurrection. Le doute est né et la question s'est posée sur Jésus et l'Église quand des chrétiens ont douté de l'Église au nom de leur foi en Jésus, comme nous l'avons précédemment évoqué. Comment Jésus aurait-il pu vouloir une Église qui, par son cléricalisme, son dogmatisme et son ritualisme, leur paraissait être plus un obstacle qu'un soutien à leur foi ? Du côté juif, on n'a pas manqué d'opposer l'Église de la foi en Jésus Christ et Fils de Dieu, accueillant les païens aussi bien que les Juifs, au Juif Jésus réformateur d'Israël. L'Église est-elle justifiée de se réclamer de Jésus et de son Évangile comme elle le fait pour s'identifier et pour se réformer ?

Pour répondre à cette question, un point de départ peu contestable est la mort de Jésus. Il n'est pas mort n'importe comment, mais condamné au supplice de la croix par le préfet romain Ponce Pilate, sur la dénonciation très probablement des autorités juives du Temple.

Il est vraisemblable en effet que Pilate, qui a fait crucifier Jésus au titre, pour lui dérisoire, de « Roi des Juifs », n'a pas perçu un danger pour l'Empire en ce visionnaire étrange, abandonné par ses propres disciples. Sinon il aurait fait poursuivre ces derniers. Ce sont les autorités juives de Jérusalem – les « premiers parmi nous » écrit à la fin du 1ᵉʳ siècle l'historien Flavius Josèphe – qui ont persécuté les Juifs devenus chrétiens, du moins ceux d'entre eux jugés les plus dangereux pour la sauvegarde de l'identité juive. Saint Paul avoue par trois fois avoir été l'un de ces persécuteurs. Si Jésus a été livré à

Pilate – contrairement à la coutume de ne pas livrer un Juif aux païens – c'est que lui-même fut perçu comme un danger pour la « nation » (Jn **11** 47-53). Il fut condamné non comme un maître de prière et de sagesse, encore moins comme l'avocat d'un salut individuel, mais pour son action « politique » de rassembleur d'Israël, peuple de Dieu. Jésus annonçait l'imminence du règne et du Royaume de Dieu, appelant à la conversion à Dieu. Or, il n'y a pas de Royaume de Dieu sans peuple de Dieu, et l'inauguration du Royaume de Dieu était nécessairement celle du rassemblement final du peuple de Dieu promis par les prophètes. Mais la manière dont Jésus accomplissait la promesse était éminemment et doublement inédites.

Elle l'était d'abord dans ce que disait et faisait Jésus. Jérémie et Ézéchiel avaient annoncé que Dieu prendrait l'initiative de pardonner les péchés et d'inscrire la Loi dans les cœurs. Jésus, lui, concrétisait ces prévenances de la grâce de Dieu à l'égard des pécheurs notoires, publicains et prostituées, mais aussi vis-à-vis des enfants, des pauvres, des malades, des lépreux, dont l'ignorance ou les violations de la Loi faisaient, dit un exégète, des « déclassés du judaïsme officiel ». La grâce de Dieu surprend les justes eux-mêmes, en révélant le péché de leur suffisance et de leur mépris des autres (Lc **7** 36-50, **18** 9-14). Quant à la conversion requise, elle était, et elle est, bien plus radicale que l'observance de tous les commandements, puisqu'il ne s'agit rien de moins que d'imiter filialement l'amour infini de Dieu qui, n'ayant pas d'autre motif que lui-même, aime jusqu'à ses ennemis.

Or, par ailleurs, Jésus exerce en tout ce qu'il dit et fait une autorité (une *exousia*) qui renvoie directement à Dieu, au-delà, éventuellement, de l'autorité de Moïse et des enseignements des Pères d'Israël (Mt **5** 21-48, **7** 28-29, **19** 3-9). Sollicité de produire un signe de son autorisation divine, Jésus n'en indique pas d'autre que celui qu'il est lui-même (Mt **16** 1-4).

Cette manière de Jésus d'inaugurer en Israël le rassemblement final du peuple de Dieu en radicalisant sa relation à Dieu ne contestait ni l'élection d'Israël, ni ses institutions essentielles, mais les relativisait. Après Pâques, les chrétiens, avant tout saint Paul, comprirent que cela annonçait et permettait l'accueil des païens sans les obliger à judaïser. Tel historien juif résume la manière radicale de Jésus dans cette formule paradoxale : « Jésus amenait le judaïsme à une sorte d'extrémisme qui devenait, en un certain sens, un non-judaïsme » (J. Klausner, *Jésus de Nazareth*, Paris, 1933, p. 541-542).

■ L'Église et Israël

L'Église est donc née à l'intérieur d'Israël, d'un mouvement de réforme radicale du peuple de Dieu déclenché par le Juif Jésus de Nazareth. Dans les Actes des Apôtres, saint Luc ne cache pas que les chrétiens apparaissaient comme une nouvelle « secte » juive, celle des Nazôréens (Ac **24** 5). Il montre aussi que des chrétiens d'origine juive, particulièrement parmi les Juifs hellénisés, annoncèrent l'Évangile aux païens et firent beaucoup de convertis, pas seulement chez ceux d'entre eux qui s'étaient rapprochés déjà du judaïsme sans pourtant devenir Juifs (les « craignant-Dieu »).

Tout annoncée qu'elle était en partie par certains prophètes, cette nouveauté n'en était pas moins bouleversante lorsqu'elle arriva, comme saint Paul l'exprime dramatiquement dans Ph **3** 3-14. L'interprétation paulinienne fut de reconnaître que Jésus-Christ a inauguré une « création nouvelle » (Ga **6** 15 ; 2 Co **5** 17) où « il n'y a pas de Juifs ni de Grecs »… « car tous sont un seul en Christ Jésus » (Ga **3** 28). Cette vision ne s'imposa pas tout de suite, et sans résistances. Elle facilitait la conversion des païens, qui n'avaient pas à se faire Juifs pour devenir chrétiens, mais elle confirmait aussi les Juifs dans leur méfiance et leur refus, renforcés par la distance que prirent les Juifs chrétiens dans les deux révoltes contre Rome de 66-70 et 132-135. Saint Paul a bien perçu cette paradoxale interaction. Il y a vu un des signes qu'Israël a toujours sa place, bien qu'insolite et imprévue, dans l'histoire du salut.

Bien des passages du Nouveau Testament pouvaient et peuvent être exploités pour prétendre que Dieu a « substitué » l'Église à l'Israël incrédule dans l'histoire du salut. Saint Paul est le seul à résister nettement à cette interprétation. Tout en accusant ses frères juifs de s'opposer à la mission chrétienne en Israël comme ils s'étaient opposés à Jésus jusqu'à le livrer à la mort (1 Th **2** 15-16), il affirme, dans une vision de foi et d'espérance, qu'en dépit des vicissitudes de l'Histoire et des renversements de situations, Dieu n'a pas rejeté son peuple (Rom **11** 1-2). Le même saint Paul qui répète que, dans l'humanité nouvelle du Christ nouvel Adam, être Juif ou Grec n'a plus d'importance, dit aussi que les Juifs qui refusent de croire en Jésus-Christ et sont devenus les « ennemis » des chrétiens, demeurent « aimés (de Dieu) à cause des Pères, car les dons et l'appel de Dieu sont sans repentance » (Rom **11** 28-29). C'est, entre autres raisons, parce qu'ils sont et veulent être fidèlement le peuple élu de Dieu en tant que peuple qu'ils refusent la nouveauté chrétienne, et c'est aussi parce que Dieu est fidèle à son amour pour ce peuple que la première Alliance demeure. Il a fallu attendre le concile de Vatican II et, dans la réception du concile, la prise de position de Jean-Paul II sur la première Alliance « qui n'a jamais été révoquée » (discours du 17 novembre 1988 à Mayence), pour que l'interprétation de saint Paul reprenne le dessus dans l'Église. Chez des penseurs juifs contemporains, tels certains signataires de la déclaration *Dabru Emet* (« Dire la vérité ») du 10 septembre 2000, on rencontre quelque chose d'antithétiquement correspondant lorsqu'ils reconnaissent que le christianisme, né dans le judaïsme, devait devenir autonome, selon sa foi en Jésus-Christ, et le peuple juif, peuple de la Loi, préserver la particularité de son propre témoignage, dans la dialectique des formes de l'Alliance entre Dieu et les hommes.

La constitution de l'Église

■ Comment les chrétiens sont-ils constitués en Église ?

La fondation de l'Église nous conduit à étudier son résultat : l'Église se dit instituée par Dieu en Jésus-Christ par l'Esprit saint, dans le mouvement même du rassemblement que Dieu inaugure de son peuple, non plus seulement avec Israël mais avec des hommes et des femmes de toutes langues, tous peuples et nations.

Dire comment l'Église est constituée est dire de façon équivalente à quelles conditions quelqu'un en fait partie. Vatican II les définit ainsi pour l'Église catholique :

> *Sont pleinement incorporés à la société qu'est l'Église ceux qui, ayant l'Esprit du Christ, acceptent intégralement son organisation et tous les moyens de salut qui ont été institués en elle et qui, par les liens que constituent la profession de foi, les sacrements, le gouvernement ecclésial et la communion, sont unis, dans l'organisme visible de l'Église, avec le Christ qui la régit par le souverain pontife et les évêques.*

(LG 14)

Ce texte capital appelle plusieurs observations et réflexions sur la constitution de l'Église.

Premièrement, la « constitution hiérarchique de l'Église », contrairement à ce que pourrait laisser croire le titre du chapitre III de *Lumen Gentium* qui est ainsi intitulé, ne se réduit pas à son gouvernement par les ministres légitimes. Même si la doctrine catholique voit en eux un facteur essentiel de l'Église, elle les sait et les dit ordonnés pour assurer que le rassemblement de l'Église se fasse dans la foi en Jésus-Christ, par l'écoute de la Parole de Dieu et la célébration des sacrements.

Deuxièmement, en parlant de la « profession de foi » et de l'« acceptation » des moyens de salut institués par Dieu, le texte conciliaire présente les institutions de l'Église dans leur mise en œuvre par les chrétiens, à la manière dont la description typique de la première Église par saint Luc parle des « persévérances » des fidèles : « Ils se montraient assidus à l'enseignement des apôtres et à la communion, à la fraction du pain et aux prières » (Ac **2** 42).

Troisièmement, le concile ne se contente pas d'une acceptation, qui pourrait demeurer extérieure, des institutions de l'Église. Ceux qui « acceptent intégralement son organisation et les moyens de salut institués en elle » ne sont « pleinement incorporés » que s'ils « ont l'Esprit du Christ », selon Rm **8** 9. La relation entre ce que l'on a appelé les « éléments externes » de l'Église et ses « éléments internes » est complexe et variable. Le concile maintient la relation entre les deux pôles, social et mystique, au nom de ce qu'est l'être humain et de la vérité du mystère de l'Incarnation du Verbe Fils de Dieu. La tension entre les deux est le lieu d'où naît et renaît la vitalité de l'Église, aussi bien dans les initiatives pour la réformer que dans celles de l'évangélisation.

Quatrièmement, tenant compte de cette complexité de la constitution de l'Église et donc de l'appartenance ecclésiale, le texte conciliaire admet que cette dernière connaisse le plus et le moins. Cette diversité n'existe pas uniquement entre l'Église catholique et d'autres Églises et communautés ecclésiales où elle ne reconnaît pas la plénitude des moyens institués par le Christ, mais seulement certains d'entre eux. La diversité du plus ou moins existe aussi dans l'Église catholique, suivant le degré de connaissance et d'acceptation de ces fameux moyens de salut et le degré de docilité à l'Esprit du Christ.

■ La constitution doctrinale de l'Église

L'Église est une communauté dont le lien social n'est ni une ascendance commune ni un projet commun mais la foi commune en Jésus-Christ, Fils de Dieu, notre Seigneur et Sauveur. Cette communauté de foi ne se réalise pas uniquement dans un discours articulé, qui va des confessions de foi néotestamentaires et conciliaires aux différentes formes d'exposition de la foi, des plus élaborées intellectuellement, avec un grand raffinement de concepts, aux catéchismes les plus simples. Elle s'exprime et se réalise aussi dans les paroles et les gestes symboliques de la liturgie, dans les valeurs prisées et les comportements adoptés par les chrétiens, dans la manière dont l'Église s'organise, dans la littérature et l'art inspirés par le christianisme. De ce fait, bien des personnes peuvent se dire chrétiennes en se reconnaissant en partie façonnées par cette culture, sans professer la foi chrétienne.

Le christianisme accorde cependant une importance fondatrice et décisive à la parole qui dit la foi, au *logos* qui la formule, selon 1Co **15** 2. La foi ne s'attache pas, en effet, à une divinité ou une transcendance plus ou moins définies, ni à une doctrine qui ne serait que bonne et consolante, ni à un culte dont la beauté sacrée nourrirait seulement le sentiment religieux. La foi chrétienne croit en des événements où Dieu se révèle et se communique aux hommes. Pour les chrétiens il importe donc au plus haut point que ces événements soient vrais, comme saint Luc en exprime le souci au début de son Évangile (Lc **1** 1–3), et que leur interprétation soit correcte, droite (1Co **15** 2). On comprend donc que l'exigence d'orthodoxie (on dirait aussi bien « orthologie ») soit beaucoup plus forte dans le christianisme qu'en d'autres religions. Certes, tout disciple de Jésus sait qu'il ne suffit pas d'avoir une doctrine correcte, « orthodoxe », de la foi, car il faut « suivre » et « imiter » Jésus-Christ sur les chemins de notre vie. Mais il sait aussi que la foi qui croit en ce que Dieu en Jésus-Christ a fait pour nous est première par rapport à ce que nous faisons pour lui, dans une docilité plus ou moins grande à l'Esprit saint.

Il n'en est que plus important de suffisamment connaître et de respecter dans sa complexité la constitution doctrinale de l'Église, la « règle de la foi » telle qu'elle s'est formée pendant les premiers siècles de son histoire pour assurer la transmission authentique de l'enseignement fondateur des apôtres, très tôt menacé par des interprétations divergentes et contradictoires. Ce que saint Irénée (2e siècle) et d'autres Pères appellent la « règle de la foi » ou « de la vérité » est un enseignement de la foi vivant dans l'Église : c'est l'enseignement fondateur des apôtres, contenu, pour l'essentiel, dans les Écritures, mais qui continue à être prêché dans les Églises, avec les adaptations et innovations que requiert sa tradition, par les évêques à qui les apôtres ont confié ces Églises et qui s'y succèdent depuis leur disparition de l'Histoire. Les symboles de foi sont des abrégés de cet enseignement dont on trouve des ébauches dans le Nouveau Testament.

Le concile de Vatican II a repris cette doctrine sous la forme d'un triptyque :

> *La sainte Tradition, la sainte Écriture et le magistère de l'Église, par une très sage disposition de Dieu, sont reliés et associés entre eux de telle manière qu'aucun d'eux ne subsiste sans les autres et que tous ensemble, chacun à sa façon, sous l'action de l'unique Esprit saint, contribuent efficacement au salut des âmes.*

> *(Dei Verbum 10)*

Cette constitution doctrinale de l'Église est reçue dans toutes les Églises de structure catholique, en Orient et en Occident. Elle a été modifiée par les réformateurs protestants au 16e siècle par la prépondérance accordée à l'Écriture, jusqu'à ne vouloir tirer la doctrine de la foi que de « la seule Écriture ».

La constitution sacramentelle de l'Église

Le baptême et l'eucharistie sont les deux rites majeurs où l'Église a reconnu ce qu'elle appelle en grec des *mysteria*, en latin des *sacramenta*. *Mysterion* exprime l'initiation à une doctrine secrète, qui est ici le dessein de Dieu se réalisant en se manifestant dans l'histoire. Celle-ci est ainsi révélée comme histoire du salut, dont les événements sont par là des « mystères ». *Sacramentum*, qui a la même racine que serment, signifie un engagement sacré. L'édition abrégée du *Catéchisme de l'Église catholique* (2005) donne des sacrements la définition suivante : « Des signes sensibles et efficaces de la grâce, institués par le Christ et confiés à l'Église, par lesquels nous est donnée la vie divine » (n° 224). Les sacrements réalisent ce qu'ils signifient. Ils le font par la force du symbole, différemment donc selon les divers sacrements. Ce n'est pas la même chose qui se réalise dans une ablution d'eau ou dans le partage d'un repas. Pour les chrétiens, ce qui est signifié et réalisé renvoie à Jésus-Christ, considéré comme auteur instituant et comme acteur principal des sacrements. « Que ce soit Pierre ou Paul ou Judas qui baptise, c'est Lui (le Christ) qui baptise » (saint Augustin, *Homélies sur saint Jean* VI 7).

Le Nouveau Testament n'explicite, il est vrai, cette institution par Jésus-Christ que pour le baptême et l'eucharistie (Mt **28** 19 ; 1Co **11** 23–25). Aussi les protestants ne retiennent-ils que ces deux sacrements, en y ajoutant parfois le pardon des péchés. L'Église catholique a, depuis le 12ᵉ siècle, reconnu dans le foisonnement de ses rites sept sacrements, que le *Catéchisme de l'Église catholique* énumère ainsi : « Le baptême, la confirmation ou chrismation, l'eucharistie, la pénitence, l'onction des malades, l'ordre, le mariage » (n° 1113). Les Églises orientales, même celles séparées de Rome, font de même.

La constitution ministérielle de l'Église

Toute Église a besoin de ministres qui la représentent, qui veillent et président à ce qui la rassemble, c'est-à-dire la foi authentique en Jésus-Christ qui s'exprime dans la doctrine professée et les sacrements célébrés, la fidélité à l'Évangile et la communion fraternelle (Ac **2** 42). Parmi ces ministres, l'Église romaine, les Églises orientales et, à sa façon, la Communion anglicane reconnaissent à certains d'entre eux, consacrés à vie par une ordination sacramentelle, non seulement une fonction régulatrice mais encore une importance constitutionnelle essentielle à l'Église, parce que, pour ces Églises, ils assurent et signifient la « succession apostolique », l'apostolicité de l'Église dans la direction pastorale. Deux affirmations de Vatican II résument sur ce point l'enseignement de l'Église catholique : « Les évêques, en vertu de l'institution divine, ont pris par succession la place des apôtres, en tant que pasteurs de l'Église. » Les évêques ne sont pas seuls : « Les évêques ont reçu, avec leurs collaborateurs, les prêtres et les diacres, le ministère de la communauté » (*LG* 20).

Comment accorder en effet la réception de ces ministres comme des dons du Seigneur et de l'Esprit, et leur choix par l'Église ? Justement par l'ordination, attestée déjà dans 1Tim **4** 14 et 2Tim **2** 2.

Par l'imposition des mains soit du groupe des « anciens », soit de saint Paul, Timothée, collaborateur personnel de saint Paul, reçoit le « charisme de Dieu » et devient un des « anciens » qui dirigent l'Église. Il le devient d'une manière qui permet d'en ordonner d'autres par la suite, pour assurer la transmission de l'enseignement par des « hommes sûrs » (2Tim **2** 2) et pourvoir le ministère de l'« épiscopat » de tels hommes (1Tim **3** 1).

❙ *Pour aller plus loin, voir l'Annexe « Où est l'Église ? » en ligne et p. 287.*

Une sainte Église de pécheurs

Des quatre marques de l'Église que professe le symbole dit de Nicée-Constantinople (« une, sainte, catholique et apostolique »), la sainteté est la plus anciennement attestée, dès le 2ᵉ siècle. L'expression ne se trouve pas dans le Nouveau Testament, mais les formules équivalentes n'y manquent pas. Saint Paul parle spontanément des « Églises des saints » (1Co **14** 33) que sont pour lui les chrétiens (1Co **16** 15 ; 2 Co **13** 12 ; Rm **16** 15 ; etc.). C'est aussi le vocabulaire des Actes des Apôtres (Ac **9** 13). Cela veut dire qu'ils sont les saints de Dieu, qu'ils lui appartiennent (Ac **9** 32). C'est ce que signifie aussi la formule chère à saint Paul, alors qu'elle est plutôt rare dans l'Ancien Testament : « l'Église de Dieu ». De cette Église, nous lisons dans Eph **5** 26–27 que le Christ « s'est livré pour elle, afin de la sanctifier en la purifiant par le bain d'eau qu'une parole accompagne [le baptême, bien sûr], afin de se la présenter à lui-même… sainte et irréprochable ». C'est la vocation du peuple de Dieu et, à travers lui, de l'humanité (Eph **1** 4 avec les mêmes mots).

Ainsi nous apparaissent déjà tous les aspects et les contrastes de la sainteté de l'Église et les questions qu'ils soulèvent. Une lecture attentive en ce sens du troisième et dernier article du *Symbole des apôtres* nous permet de les résumer en quelques points :

ecclésiologie

1   *Je crois en l'Esprit saint, à la sainte Église catholique.* Les chrétiens ne professent donc que l'Église est sainte que parce qu'ils croient qu'elle est sanctifiée par l'Esprit saint qui, étant l'Amour du Père et du Fils, est la sainteté divine en personne.

2   *Je crois à la communion des saints.* Les chrétiens ne professent donc que l'Église est sainte que parce qu'ils croient et acceptent que Dieu les sanctifie par les moyens qu'il leur offre pour cela (les *sancta*), et qu'ils comptent sur la communauté et la solidarité de celles et ceux qui sont par là sanctifiés (les *sancti* et les *sanctae*).

3   *Je crois à la rémission des péchés.* Les chrétiens ne professent donc que l'Église est sainte que parce qu'ils croient que le pardon de Dieu que Jésus-Christ nous a révélé en paroles et en actes est indéfini parce qu'il est infini (Mt **18** 22 : « Jusqu'à soixante-dix fois sept fois » !), et que Dieu, justement puisqu'il est « Dieu et non pas homme » (Os **11** 9), peut faire « surabonder sa grâce là où se multiplie le péché » (Rm **5** 20).

4   *Je crois à la résurrection de la chair, à la vie éternelle.* Les chrétiens ne professent donc que l'Église est sainte que parce qu'ils espèrent la résurrection de la chair et avec elle le salut, c'est-à-dire l'intégration et la réconciliation de notre être humain, actuellement divisé – même chez les « saints » ! – dans la communion avec Dieu, le saint des saints, et avec tous les frères et sœurs du Premier-Né, Jésus-Christ, le Fils unique.

Le 12 mars 2000, qui était le 1ᵉʳ dimanche de Carême, au cours de la messe célébrée à Saint-Pierre de Rome, après l'homélie prononcée par Jean-Paul II, sept hauts dignitaires de la curie du Saint-Siège lurent, comme prière universelle, sept intentions de demande de pardon pour l'Église, qui faisaient ensuite l'objet de la prière du pape. De quels péchés demandait-on pardon ? La première demande est générale : tous les péchés des chrétiens qui « contredisent l'Évangile », par action ou par omission. On ne saurait équitablement imputer dans tous les cas ces péchés à l'Église, car ce n'est pas selon l'enseignement de l'Église ni en son nom que de tels péchés ont été commis.

Mais certaines repentances du 12 mars 2000 demandent pardon à Dieu devant les hommes pour des péchés commis par « des hommes d'Église, au nom de la foi et de la morale » : par exemple « en ayant recours, eux aussi, à des méthodes non évangéliques…, à des méthodes d'intolérance…, en accomplissant leur devoir de défendre la vérité ». Ce peut être aussi en « méprisant les cultes et les traditions religieuses » des populations évangélisées, ou encore « les fautes commises dans les relations avec Israël ». Dans ces cas-là, on ne peut pas dissocier l'Église de ses fils et de ses membres, puisque c'est en son nom que clercs et laïcs ont commis de telles fautes. Ce sont, comme on dit, des « fautes historiques ».

Pourquoi une Église ?

La question de la finalité, de la raison d'être, du sens de l'Église est de soi primordiale. Elle se pose cependant avec une urgence et une acuité nouvelles depuis que les chrétiens, à partir du 16e siècle, ont pris conscience qu'ils avaient toujours été et devenaient dans le monde une minorité. Les chiffres sont là : même en additionnant tous les baptisés, qui sont loin d'être tous personnellement chrétiens, ils ne sont aujourd'hui qu'un peu plus du tiers de l'humanité. C'est quand même une minorité importante, qui est obligée de s'expliquer, vis-à-vis d'elle-même et des autres, sur ce qu'elle est, ce qu'elle veut faire, ce que l'on peut ou non attendre d'elle. Par ailleurs, elle n'a d'avenir que par une évangélisation toujours à recommencer et donc à justifier, au nom de la nouveauté de l'Évangile, qui demeure aussi dérangeante que libératrice, et en fonction des mutations culturelles des sociétés humaines. C'est en ce sens que le concile de Vatican II a cherché à répondre à la question moderne : « Église, que dis-tu de toi-même ? »

■ L'Église sacrement du Royaume ou de la Cité de Dieu

Pour parler de la mission de l'Église, le dernier concile a substitué à l'image traditionnelle de l'arche du salut – « hors de laquelle il n'y a pas de salut » – le concept, moins immédiatement parlant et plus subtil, de « sacrement universel du salut ». On lit dans *Lumen Gentium* 48 : « Le Christ, élevé de terre, a attiré à Lui tous les hommes (Jn **12** 32); ressuscité des morts (Rm **6** 9), Il a répandu sur ses disciples son Esprit vivifiant, et par lui Il a constitué son corps, qui est l'Église, comme sacrement universel du salut. » *LG* 1 précise que l'Église peut être dite « sacrement, c'est-à-dire signe et moyen » du salut. Elle ne peut l'être que « dans le Christ », donc à la mesure de sa docilité à l'Esprit saint qui sanctifie par la Parole de Dieu et les sacrements de Jésus-Christ cette communauté de pécheurs. Elle apparaît ainsi comme un signe communicatif d'espérance au sein d'une humanité où les saintetés héroïques sont rares et dont les élites qui l'honorent sont rarement exemplaires à tous égards.

Un autre bénéfice de cette manière de comprendre la mission de l'Église est de préciser le contenu humain de ce salut dont on parle si souvent sans dire ce qui est sauvé et de quoi. C'est, dit *LG* 1, le salut « de l'union intime avec Dieu et de l'unité de tout le genre humain ». Nous ne parlons de salut que pour des biens à la fois très précieux et désirables, et très précaires et vulnérables. Quoi de plus précieux et désirable que l'union intime de chacun et de tous avec Dieu, qui inspire tant d'itinéraires religieux, voire mystiques ? Et quoi de plus vulnérable, de plus exposé à toutes les aberrations de la religion et à tous les rejets qu'elles suscitent ? Quoi de plus précieux et désirable que l'unité de tout le genre humain dans une fraternité universelle, qui inspire tant de nobles dévouements, tant d'initiatives personnelles et institutionnelles au service de la justice et de la paix ? Et quoi de plus exposé aux entreprises impérialistes et totalitaires d'unification, et aux réactions nationalistes, ethniques, politiques, religieuses ?

Quant à la manière dont l'Église atteint effectivement celles et ceux qui ne lui appartiennent pas, le rapport de la Commission théologique internationale (CTI) sur *L'Unique Église du Christ* (1985) dit ceci :

> *C'est à travers la vie, le témoignage de l'action quotidienne des disciples du Christ, que les hommes seront conduits vers leur Sauveur. Certains, par la connaissance du signe de l'Église et la grâce de la conversion, découvrent quelles sont la grandeur de Dieu et la vérité de l'Évangile, de telle sorte que, pour eux, l'Église est tout à fait explicitement « signe et instrument » de salut. D'autres sont associés par l'Esprit saint, d'une façon que Dieu seul connaît, au mystère pascal du Christ et donc aussi à l'Église.*

(GS 22, 5)

■ « Surmonter la dispersion de Babel »

Le concile a exprimé d'une autre manière, plus biblique et concrète, la raison d'être et la mission de l'Église en commentant ainsi l'événement de la Pentecôte :

> *L'Église fut manifestée publiquement devant la multitude ; la diffusion de l'Évangile parmi les nations par la prédication prit son départ ; enfin fut préfigurée l'union des peuples, dans la catholicité de la foi, par l'Église de la Nouvelle Alliance, qui parle toutes les langues ; qui, dans la charité, comprend et embrasse toutes les langues, et qui surmonte ainsi la dispersion de Babel.*

(Ad Gentes 4)

Dans la Bible, l'antithèse au récit de la construction de la ville et de la tour de Babel-Babylone (Gn **11** 1–9) est d'abord celui de la vocation d'Abraham (Gn **12** 1–4). Dieu a arrêté la construction de la cité-empire. Elle est la figure des empires de tous les temps : ils rassemblent, certes, les hommes dans un travail de civilisation, mais grâce à la domination des vainqueurs, qui imposent leur langue aux vaincus et aux dominés (cette interprétation moderne a remplacé, depuis le 18e siècle, celle de la nostalgie de la langue unique perdue). À ces hommes qui veulent défier la mort en « se faisant un nom » par la construction d'une Ville éternelle, le récit de la vocation d'Abraham oppose l'ordre divin de « quitter » cette civilisation pour le moins ambiguë, avec la promesse que c'est Dieu qui « rendra grand le nom » d'Abraham, « par qui se béniront [ou "seront bénies"] toutes les familles de la Terre ».

Le peuple de Dieu (Israël puis l'Église) lit son histoire sainte dans sa Bible, qui est sa bibliothèque, élaborée à longueur de siècles et témoin de tous les aspects, sublimes, médiocres et ignobles de son existence. Grâce à sa Bible, il se reconnaît deux événements fondateurs – la vocation d'Abraham et celle de Moïse – reliés par l'histoire des patriarches. Dans le Nouveau Testament, le cantique de Zacharie évoque les deux (Lc **1** 68–73) et celui de Marie la fidélité de Dieu à ses promesses « en faveur d'Abraham et de sa descendance à jamais » (Lc **1** 55).

À la lumière de ces récits fondateurs se précise et se concrétise la vocation d'un peuple de Dieu dans l'histoire des hommes. Elle n'a rien d'exclusif car elle est représentative. Représentative d'abord de l'amour de Dieu : il révèle dans l'histoire de son alliance avec son peuple comment il aime tous les hommes. Cette vocation est représentative ensuite de la vocation des peuples et de l'humanité à collaborer à la réalisation du dessein de Dieu d'une fraternité universelle, où les uns existent pour les autres et avec eux. En même temps, en plaçant l'Histoire sous le signe de sa promesse, Dieu avertit qu'elle ne peut pas elle-même réaliser le Royaume de Dieu (1 Co **15** 50), à l'encontre de toutes les entreprises qui le prétendent mais en arrivent à lier fraternité et terreur dans un totalitarisme meurtrier. Sous ces deux premiers aspects se découvre la fonction *prophétique* du peuple de Dieu, en corrélation critique avec l'histoire des sociétés et des civilisations. Sa fonction *royale* est de montrer le caractère praticable de la Loi de Dieu de justice et de paix, acceptée par quelques-uns mais valable pour tous. Comme la Loi de Dieu n'est cependant pas toujours bien pratiquée, c'est la vocation *sacerdotale* du peuple de Dieu d'intercéder et d'offrir pour une humanité de pécheurs dont il est solidaire, en confessant envers et contre tout l'infinie miséricorde et l'inlassable fidélité de Dieu, et en se dessaisissant dans l'action de grâces, au nom de l'humanité, du projet divin qui la travaille.

Les divisions ecclésiales du christianisme et le mouvement œcuménique

◼ L'Église une et unique est divisée

Le préambule du décret de Vatican II sur l'œcuménisme décrit sobrement la situation et son caractère scandaleux :

> *Promouvoir la restauration de l'unité entre tous les chrétiens, c'est l'un des buts principaux du saint concile œcuménique de Vatican II. Une seule et unique Église a été instituée par le Christ Seigneur. Et pourtant plusieurs Communions chrétiennes se présentent aux hommes comme les véritables héritières de Jésus-Christ. Tous, certes, confessent qu'ils sont les disciples du Seigneur ; mais ils ont des attitudes différentes. Ils suivent des chemins divers, comme si le Christ lui-même était partagé. Il est certain qu'une telle division s'oppose ouvertement à la volonté du Christ. Elle est pour le monde un objet de scandale et elle fait obstacle à la plus sainte des causes : la prédication de l'Évangile à toute créature.*

Le même document présente deux types principaux de division.

> *Les premières scissions eurent lieu en Orient, soit par la contestation des formules dogmatiques des conciles d'Éphèse et de Chalcédoine, soit, plus tard, par la rupture de la communion ecclésiastique entre les patriarcats orientaux et le Siège romain. Après plus de quatre siècles, d'autres scissions se produisirent en Occident, à partir des événements que l'on appelle communément la Réforme. Il en résulta que plusieurs Communions, soit nationales soit confessionnelles, furent séparées du Siège romain. Parmi celles qui gardent en partie les traditions et les structures catholiques, la Communion anglicane occupe une place spéciale.*

Le texte résume d'une manière extrêmement concise et simplifiée des processus historiques très complexes. Dans tous les cas, les facteurs internes au christianisme, c'est-à-dire sa doctrine et son organisation sociale ecclésiale, interfèrent avec des facteurs externes d'ordre culturel et politique, si bien que les historiens discutent toujours des causes de ces ruptures et divisions. Des intentions originelles authentiques de précision dogmatique de la doctrine ou de réforme de l'Église se sont trouvées être à l'origine de scissions qui n'étaient pas voulues au départ, mais qui, par la suite, en furent présentées comme la conséquence nécessaire.

Pour être compris, le résumé conciliaire suppose donc connues beaucoup d'autres informations. Nous ne pouvons pas les fournir ici. Elles font apparaître pourquoi on peut ramener les innombrables divisions du christianisme à ces deux types fondamentaux décrits par le concile. Le premier est une rupture de communion entre des Églises ou des groupes d'Église dont la séparation ne modifie pas la constitution fondamentale. On dit qu'elles demeurent des « Églises sœurs ». Le second type de division fait naître, à partir de l'Église dont elles se séparent, des Églises et communautés nouvelles jusque dans leur constitution. Ces deux types de division sont à l'origine des trois grands ensembles que sont le catholicisme, l'orthodoxie et le protestantisme. Un rapport de la première assemblée du Conseil œcuménique à Amsterdam en 1948 présentait d'abord « l'unité qui nous est donnée », et qui permet le mouvement œcuménique, puis « notre désaccord fondamental » entre « deux manières différentes de saisir la nature de l'Église du Christ ». L'une est *catholique* : elle

« insiste avant tout sur la continuité visible de l'Église dans la succession apostolique de l'épiscopat ». L'autre est *protestante* et « souligne essentiellement l'initiative de la parole de Dieu et la réponse de la foi ». Même là où ces éléments paraissent semblables, ils sont en réalité situés dans des contextes généraux qui, jusqu'à présent, nous apparaissent irréductibles l'un à l'autre. Heureusement « jusqu'à présent » ne veut pas dire « à jamais » !

Le mouvement œcuménique

Malgré les séparations, l'éloignement et la méfiance réciproques, les haines et les violences qui s'ensuivent, les contacts, rencontres, dialogues, voire les projets d'union n'ont jamais totalement cessé sinon entre Églises, du moins entre chrétiens. Entre l'Église d'Orient et celle d'Occident, l'union décidée au concile de Florence, malgré l'honnêteté des débats, fut sans lendemain. Entre protestants et catholiques cohabitant dans les mêmes pays, les occasions de tels dialogues étaient nombreuses. Elles avaient souvent la forme de « controverses », dont le nom servit à en caractériser les écrits.

Il faut cependant attendre le 19e siècle pour voir naître les prodromes du mouvement œcuménique. Le concile de Vatican II reconnaît « qu'il est né chez nos frères séparés, sous l'effet de la grâce de l'Esprit ». Une conscience plus vive de la mondialisation des relations humaines et, chez les protestants, de l'urgence de la mission *ad gentes* fit créer des « sociétés missionnaires », des « Alliances » mondiales dans plusieurs confessions (luthérienne, réformée, etc.) et une « Fédération universelle des associations chrétiennes d'étudiants » (1895). Par ailleurs, les mouvements de « piétisme » et de « Réveil », ainsi que les actions sociales, avaient déjà débordé les frontières confessionnelles.

Ce fut la mission en Afrique et en Asie qui déclencha le mouvement œcuménique à proprement parler, à la Conférence missionnaire mondiale d'Édimbourg en 1910. Il apparaissait de plus en plus évident que la division et la concurrence des chrétiens faisaient obstacle à l'évangélisation, et que les nouvelles Églises n'avaient pas à supporter les anciennes ruptures européennes.

Mais le premier secrétaire général du Conseil œcuménique des Églises, Willem A. Visser't Hooft, précisait en 1960 : « Le mouvement œcuménique ne doit pas son origine à une simple passion pour l'unité. C'est la redécouverte de la nature et de la mission de l'Église du Christ qui a été son point de départ. Il ne fallait rien de moins pour lancer le mouvement. Il ne lui faut rien de moins pour s'étendre. » C'est, bien sûr, ce motif doctrinal qui inspirait la lettre encyclique du patriarche de Constantinople (1920) appelant toutes les Églises à s'unir dans une « communion (*koinônia*) d'Églises ». La même année, les évêques anglicans lancèrent un appel semblable. Ce n'est pas un hasard si en 1920 également s'installait à Genève, terrain neutre, le siège de la Société des Nations créée en 1919 : le souci était commun d'une paix universelle après la Première Guerre mondiale. C'est à Genève aussi que fut établi le Conseil œcuménique des Églises. Il est le résultat de la jonction en 1938 entre deux mouvements représentatifs des deux tendances originelles du mouvement œcuménique : « Vie et activité » (*Life and Work*) fondé en 1925 et « Foi et constitution » (*Faith and Order*) (1927). La Seconde Guerre mondiale retarda jusqu'à 1948 sa première assemblée générale à Amsterdam ; 149 Églises y étaient représentées, surtout protestantes et anglicanes. À la 3e assemblée (New Delhi, 1961) s'y joignirent des orthodoxes et le Conseil international des missions fondé en 1921.

À la 9e assemblée (Porto Alegre, 2006) étaient représentées 348 Églises de 120 pays. L'Église catholique n'en est pas membre. Elle y a des observateurs et elle est officiellement partie prenante, depuis 1967, de la Commission « Foi et constitution ». Bien d'autres Églises et des communautés qui ne se désignent pas de ce nom ne font pas non plus partie du Conseil œcuménique et se tiennent à distance du mouvement qu'il signifie. La portée en est par là limitée, d'autant que plusieurs de ces Églises et mouvements sont aujourd'hui animés d'un grand dynamisme missionnaire, comme les pentecôtistes ou les « évangéliques ».

◼ La position actuelle de l'Église catholique

L'Église catholique, tout en étant naturellement soucieuse de la division des chrétiens, a longtemps boudé le mouvement œcuménique car elle n'envisageait la fin des séparations que comme un retour des individus à la Mère Église. En 1943, le pape Pie XII, dans son encyclique sur *Le corps mystique du Christ*, l'identifiait, en ce monde, avec l'Église catholique romaine, car ce corps, dont le Christ est la Tête invisible, a une tête visible en la personne du pape. Le baptême et l'eucharistie ne suffisent donc pas pour en être membre si l'on n'est pas soumis au pape.

Cet enseignement de Pie XII, réitéré en 1950 dans l'encyclique *Human Generis*, a été délibérément corrigé par le concile de Vatican II, dont un des objectifs voulus par Jean XXIII était de favoriser la réunion des chrétiens. La correction est facile à voir puisqu'elle a été faite en 1964 dans le texte conciliaire de 1962. Ce dernier déclarait solennellement, consacrant l'enseignement de Pie XII, que l'Église romaine étant seule le corps mystique du Christ, « elle seule peut être en droit appelée "Église" ». Le débat conciliaire fit entendre deux objections à cette simplification qui fait prévaloir l'unité de gouvernement sur la communion dans la foi et les sacrements. D'abord la Tradition a une vision plus large du corps du Christ, à partir de la grâce du Christ. Ensuite l'Église romaine a toujours reconnu, et pas seulement dans les mots, les Églises d'Orient comme d'authentiques Églises dont les évêques siégeaient de plein droit au concile de Florence. Quant aux protestants, elle n'a pas cessé de discerner dans leurs communautés des « éléments d'Église ». C'est pourquoi dans *LG* 8, au lieu de dire tout simplement que l'Église du Credo « *est* l'Église catholique », le texte final est ainsi rédigé :

> *Cette Église en tant qu'elle est, en ce monde, constituée et organisée en société, subsiste dans l'Église catholique, gouvernée par le successeur de Pierre et les évêques qui sont en communion avec lui, bien que, en dehors de l'ensemble organique qu'elle forme, se trouvent de nombreux éléments de sanctification et de vérité qui, en tant que dons propres à l'Église du Christ, portent à l'unité catholique.*

La formule est contournée et le terme « subsiste » ambigu. Le concile en a donné lui-même deux interprétations : d'abord en disant que c'est l'unité qui « subsiste dans l'Église catholique » (*UR* 4), ensuite en attribuant cela au fait que seule l'Église catholique garde la « plénitude des moyens de salut » (*UR* 3). En font précisément partie le ministère de primauté de l'évêque de Rome au service de l'unité de l'Église avec le collège des évêques en communion avec lui. C'est cela qui permet à l'Église catholique, comme l'écrit le théologien orthodoxe Olivier Clément, de servir et de signifier « l'incarnation historique de l'Église universelle ».

C'est précisément la correction de *LG* 8 qui permet au concile de reconnaître hors de son sein non seulement des individus de bonne foi chrétiens non catholiques, mais aussi dans les Églises d'Orient de vraies Églises, et dans les communions nées de la Réforme des « Églises et communautés ecclésiales » (*LG* 15). Or cette reconnaissance est le présupposé et la condition du dialogue œcuménique.

Pour aller plus loin, consulter la bibliographie en ligne et p. 314.

Chapitre 10

Droit canonique

Patrick Valdrini

Ancien recteur émérite de l'Institut catholique de Paris
et de Saint-Louis des Français à Rome,
professeur à l'université pontificale du Latran à Rome

Le droit canonique est l'ensemble des règles qui organisent l'activité et la vie interne de l'Église catholique. Il contient l'équivalent de tous les types de droit qui régissent les sociétés modernes, un droit fondamental, un droit administratif, des procédures, un droit de sanctions. Il est aussi à la source d'une jurisprudence.

Mais ce droit comporte une originalité fondamentale : il concerne l'Église catholique, qui affirme n'être pas une société comme les autres. Il est vrai qu'elle n'a pas de territoire à défendre sauf, peut-être, le Vatican – qui n'est qu'un petit terrain de 44 hectares sur lequel l'Église regroupe l'essentiel de ses services. Elle n'a pas de citoyens auxquels elle doit assurer les biens essentiels de l'existence, mais des fidèles à qui elle procure des moyens de sanctification personnelle. Elle est une communauté de plus d'un milliard de croyants qui vivent dans tous les pays du monde, divers par la langue, la culture, l'histoire, les systèmes politiques de référence, mais unis par une même foi, une même liturgie et la reconnaissance d'une même hiérarchie, d'abord le pape, chef spirituel de cette immense communauté.

D'où vient ce droit ? Que contient-il ? Évolue-t-il ? Où peut-on le trouver ?

Deux codes

Le droit canonique universel, c'est-à-dire le droit applicable dans l'Église catholique tout entière, est rassemblé dans deux codes promulgués par le pape Jean-Paul II. Le premier *(Codex iuris canonici)* concerne la partie latine de l'Église catholique, celle qui célèbre la liturgie dans le rite latin, c'est-à-dire la majeure partie de l'Église catholique répartie sur les cinq continents du monde. Le second *(Codex canonum Ecclesiarum orientalium)* concerne la partie orientale de cette même Église, c'est-à-dire vingt et une Églises dites de droit propre, qui sont surtout situées au Proche, Moyen et Extrême-Orient et qui sont généralement désignées par leur rite comme l'Église copte catholique, l'Église maronite, l'Église grecque catholique, etc. Ces deux codes se ressemblent en beaucoup de points. Leurs différences viennent surtout de leur référence à des traditions diverses. Le code latin est le résultat de l'évolution du droit de l'Église catholique en Occident, surtout en Europe, confrontée aux mouvements philosophiques et politiques de sécularisation. En revanche, le code oriental plonge ses racines dans l'expérience de l'Église en Orient, restée extérieure aux mouvements de pensée européens, expérience que les Églises orthodoxes, à leur manière, ont aussi conservée.

Comment se présentent ces codes ? Sur le plan formel, ils ressemblent beaucoup aux codes modernes, code civil, code de droit pénal, code de procédures. Ils rassemblent la législation canonique en la répartissant en petits articles que l'on appelle « canons ». Ce terme vient du mot grec *kanon* voulant dire « règle ». Longtemps, en France, on appelait ces codes « droit canon ». On tend maintenant à dire « droit canonique », traduction fidèle et plus exacte, en tout cas traditionnelle, de l'expression latine *ius canonicum*, qui se distinguait de *ius civile* ou droit organisant les États. Un ensemble de canons forme un livre ou un titre. Le rassemblement des livres ou titres forme un code. Le code latin contient 1 732 canons répartis en 7 livres qui abordent tous les aspects de la vie de l'Église. Le code oriental contient 1 546 canons rassemblés en 30 titres. Les deux codes ont été promulgués en deux temps distincts. Le premier l'a été le 25 janvier 1983, le second le 18 octobre 1990, sept ans plus tard parce que les rédacteurs voulaient avoir en main le premier code au moment de leurs travaux.

Le principe de codification

L'usage par le droit canonique du principe de codification est récent. Il date du début du siècle dernier. L'Église catholique a imité les sociétés du 19e siècle, qui avaient rédigé des codes à l'image de celui de Napoléon qui fut un modèle pour beaucoup de droits étatiques, et qui séduisait par son caractère pratique. Au premier concile du Vatican, en 1870, les évêques s'étaient plaints de ne pouvoir consulter facilement le droit canonique de l'époque. Il était trop abondant, présenté sous diverses formes, seulement accessible à des spécialistes. L'idée de rédiger un code et d'en simplifier la consultation s'imposa. Déjà des codifications privées avaient été rédigées par des experts en droit canonique. Finalement l'Église adopta ce principe et des commissions officielles préparèrent un code pour l'Église latine. Un même projet fut réalisé pour les Orientaux. Le premier code latin, ou *Codex iuris canonici*, rédigé en latin, fut promulgué par le pape Benoît XV le 27 mai 1917. Des parties d'un futur code oriental furent aussi progressivement promulguées à partir de 1949. Dix ans après, l'entreprise n'était toujours pas terminée.

Imposer des codes ne fut pas une œuvre facile. Les canonistes devaient désormais réduire leur champ d'action au code, la seule source du droit. Pourtant, ils étaient habitués à penser en jurisconsultes s'appuyant sur un corpus de droits extrêmement divers. Surtout, ils étaient aptes à puiser dans des sources allant du droit romain au droit le plus récent. Il est vrai que l'expérience de l'Église en matière de création de textes de droit est très riche. Dès les premiers siècles de l'ère chrétienne, de nombreuses collections de textes législatifs furent publiées, organisant le droit selon son ancienneté, selon son importance, selon les matières concernées. L'apport majeur fut celui du Moyen Âge, notamment celui de Gratien au 12e siècle, qui ouvrit la voie au droit canonique futur. On ne compilait plus seulement, on cherchait la concordance entre les différentes lois. Le droit devint alors mieux utilisé par les papes, qui promulguèrent des lois pour l'ensemble de l'Église et, régulièrement, les amendèrent. On finit par tout rassembler en une collection qui prit le nom de *Corpus iuris canonici*, à l'image du corpus de droit romain qui resta longtemps un modèle pour le droit de l'Église. On passait maintenant d'un corpus, ou rassemblement de textes, à un code.

droit canonique

Le code de droit canonique de 1917 avait été pensé pour durer. En fait, il ne résista pas longtemps aux évolutions. Il fut très vite l'objet d'ajouts et montra sa fragilité en certaines de ses parties. À cela s'ajoutait le changement des conditions dans lesquelles l'Église catholique exerçait sa mission. Ainsi, au sortir de la Seconde Guerre mondiale, on prit conscience de la déchristianisation de la France et, déjà, de l'Europe, de la nécessité de mieux répondre à de nouveaux besoins d'encadrement juridique de situations nouvelles ; notamment dans les pays de mission, où les questions posées par les missionnaires ne trouvaient pas de réponse dans le code. Cette situation s'amplifia, enracinant l'idée que le droit canonique ne correspondait plus aux besoins de l'Église confrontée à de nouveaux problèmes. Même le travail constant d'une commission romaine qui donnait des interprétations nouvelles ne suffisait pas à combler le fossé entre le droit et la réalité que vivaient les communautés de l'Église.

Il s'ensuivit une période de désaffection pour le droit canonique, voire de désintérêt, dont le pape Jean XXIII eut conscience. C'est lui qui annonça un même jour, le 25 janvier 1959, la convocation d'un concile et la révision du code de droit canonique de 1917. On arrêta les travaux de codification du droit oriental. Les travaux de refonte du code de 1917 commencèrent à la fin du concile Vatican II. On voulait, en effet, que les textes publiés par le concile inspirent le nouveau droit canonique, tant latin qu'oriental. Comme au début du 20e siècle, on créa des commissions qui réécrirent l'ensemble du code de 1917 et préparèrent le nouveau code aujourd'hui en vigueur. Ces travaux durèrent vingt ans. De même, pour le droit des Églises catholiques orientales, des commissions spéciales furent créées, qui préparèrent le code aujourd'hui en vigueur. Depuis, parce que le contenu des codes a changé, le droit canonique est mieux connu et apprécié. Il a la faveur de milliers d'étudiants dans le monde répartis en de nombreuses facultés de droit canonique et de théologie.

Droits de diverse importance

Au moment de la rédaction du code de 1983, l'idée avait été émise d'un retour à une présentation du droit moins formelle. En effet, l'Église catholique étant universelle, il était difficile de définir des règles qui soient applicables partout. On pouvait alors rédiger une sorte de loi fondamentale contenant les éléments communs à toutes les Églises particulières dispersées dans le monde et qui forment l'Église tout entière. Puis s'ensuivraient des définitions particulières qui pourraient ou non prendre la forme d'une codification. Le projet fut retenu. Diverses moutures d'une future « Loi fondamentale » furent rédigées, mais le projet n'aboutit pas. On ne s'entendait pas facilement sur les éléments à retenir. On craignait de figer des éléments qui pouvaient eux-mêmes évoluer. Bref, le projet, contesté par nombre d'experts, fut différé par le pape – en fait enterré car, depuis cette date, il n'a plus revu le jour.

Dès lors, les deux codes promulgués ne donnent pas de moyen de différencier l'importance diverse des canons qui y sont contenus. Ils se présentent comme un tout. Pourtant, il existe une différence entre les canons : certains sont nécessaires pour définir ce qu'est l'Église catholique, d'autres ne sont que des règles de fonctionnement. Ainsi, le canon qui définit le statut fondamental de baptisé, ouvrant une partie décrivant les devoirs et droits fondamentaux de chaque membre de l'Église, est plus important que celui qui définit l'âge requis pour devenir évêque. Le premier canon peut être dit droit constitutif de l'Église catholique. Le second appartient aux règles que l'Église se donne pour garantir une bonne marche de ses institutions. Le premier correspond à des éléments constituant l'Église et faisant partie de son identité, qu'il serait impossible de changer. Le second peut changer facilement sans que la nature de l'Église catholique en soit atteinte.

Aucun texte officiel ne donne la liste des canons qui forment le droit constitutif de l'Église. Ceux-ci sont rassemblés dans les deux codes sans qu'un élément formel ne donne d'indications sûres permettant de les distinguer. C'est la réflexion qui permet de faire facilement cette opération. D'une part, ce que l'on appelle la doctrine, c'est-à-dire les études de droit canonique faites par des experts, aide à cela. D'autre part, l'autorité est amenée à le faire aussi. Un canon lui donne une clé générale. Il autorise à dispenser de l'application de règles. Il déclare : « Lorsqu'elles déterminent les éléments essentiels et constitutifs des institutions ou des actes juridiques, les lois ne sont pas objet de dispense » (canon 86). Quelquefois le code de droit canonique lui-même indique qu'un canon peut être objet de dispense. Dans d'autres cas, l'autorité qui reçoit cette dispense détermine si le canon concerné est essentiel ou constitutif pour l'institution ecclésiale ou pour l'acte.

Si la personne contestait cette appréciation, elle pourrait recourir dans des conditions définies par le code lui-même permettant d'établir aisément une jurisprudence concernant l'application du droit.

L'égalité entre les fidèles

Le droit canonique définit le statut des diverses catégories de personnes. En premier lieu, il décrit le statut fondamental de fidèle. Est appelé « fidèle » le baptisé dans l'Église catholique qui reçoit par le baptême une participation à la mission que le Christ a confiée à son Église.

C'est à eux que les codes de droit canonique s'adressent. C'est pour eux qu'il établit une législation. Toutefois, il donne un statut aux baptisés qui ne sont pas de l'Église catholique, protestants, orthodoxes, membres d'Églises ou de communautés ecclésiales dont le baptême est retenu valide. Le code considère qu'ils font partie de l'Église du Christ et, à ce titre, sont tenus par les lois que le droit canonique n'a pas créées et que l'Église catholique appelle droit naturel ou encore, quelquefois, droit divin. De plus, ceux qui ne sont pas encore baptisés et qui manifestent leur volonté de devenir chrétiens reçoivent un statut. Lorsque cette demande a pris une forme explicite, ils sont catéchumènes. Ils sont « unis à l'Église qui les considère déjà comme siens » et « leur accorde déjà diverses prérogatives propres aux chrétiens » (canon 206).

La mission reçue dans le baptême est présentée à partir des trois titres du Christ que la Tradition patristique puis théologique postérieure lui a donnés : le Christ prêtre, prophète et roi. Ces trois titres ont été utilisés d'abord par le concile Vatican II puis par le code de droit canonique pour qualifier les trois fonctions essentielles de l'Église catholique, les fonctions de sanctification (prêtre), d'enseignement (prophète) et de gouvernement (roi). Les fidèles participent aux fonctions ainsi décrites. C'est à eux qu'il revient de sanctifier, d'enseigner et de travailler à la réalisation de l'unité du genre humain sous l'autorité du Christ Roi. Cette œuvre de médiation, qui s'inscrit comme une conséquence du baptême et qui est renforcée par le sacrement de confirmation, revient à tous indistinctement et fonde le principe d'égalité entre tous les fidèles que les deux codes tiennent pour l'élément central de l'identité du baptisé.

C'est d'ailleurs ce principe d'égalité qui ouvre la liste des devoirs et droits fondamentaux des baptisés, qui sont tous des modalités d'exercice du droit de coopérer à la mission, liberté de choisir un état de vie, liberté d'opinion, devoir de solidarité, etc. Cette coopération se fait sous forme individuelle ou collective. Parmi les droits fondamentaux reconnus aux fidèles, le code de droit canonique contient une série de canons sur la vie associative dans l'Église, qui développe la manière dont les fidèles peuvent apporter leur contribution à la mission en leur offrant un encadrement juridique. Le droit récent a considérablement développé cet aspect, signe que les éléments de participation se sont développés dans le droit actuel, dépassant une systématique d'organisation juridique très cléricale introduite surtout à l'époque de la Contre-Réforme catholique.

Clercs, laïcs et religieux

Toutefois le canon du code qui traite de l'égalité précise que tous coopèrent à l'édification du corps du Christ « selon la condition et la fonction propre de chacun » (canon 208). Cette incise laisse entendre que des éléments statutaires viennent affecter le principe d'égalité et, partant, l'exercice des devoirs et droits fondamentaux. La mention renvoie à la structuration hiérarchique de l'Église, due surtout au sacrement de l'ordre selon lequel « certains fidèles sont constitués ministres sacrés par le caractère indélébile dont ils sont marqués ; ils sont ainsi consacrés et députés pour être pasteurs du peuple de Dieu, chacun selon son degré, en remplissant en la personne du Christ chef les fonctions d'enseignement, de sanctification et de gouvernement » (canon 1008). Ce sont les évêques, les prêtres et les diacres, que le code qualifie de ministres ordonnés ou clercs. Les deux premiers reçoivent dans l'ordination la capacité à exercer les fonctions de pasteurs des communautés et d'agir en la personne du Christ. Les diacres, selon la Tradition, ne sont pas ordonnés en vue du sacerdoce mais en vue du service du peuple de Dieu.

Cette mention de la hiérarchie dans le canon 208 est apparue à beaucoup comme un élément qualifiant de la conception spécifique de l'égalité dans l'Église catholique. Celle-ci est constitutive du statut fondamental de citoyen dans les sociétés modernes, en fondant la possibilité pour tous d'accéder aux charges publiques qui sont des distinctions d'utilité sociale. En revanche, intégrée dans le droit canonique, l'égalité est comprise différemment. À la fois elle établit de nombreux devoirs et droits fondamentaux qui sont tous, à divers degrés, la mise en œuvre de l'égalité dans la coopération à la mission de l'Église, et elle ne supprime pas la hiérarchie de l'Église. Celle-ci n'a donc pas un caractère fonctionnel. Elle est la traduction institutionnelle de la volonté du Christ de donner, par le moyen du sacrement de l'ordre, des capacités particulières de médiation à certains fidèles dans les trois fonctions. Ils peuvent enseigner, sanctifier (sacrements) et gouverner en la personne du Christ tête du corps qu'est l'Église.

À côté des relations hiérarchiques entre fidèles, généralement décrites comme relations entre clercs et laïcs, il existe une autre catégorie de baptisés que le droit canonique nomme « consacrés à Dieu par la profession des conseils évangéliques au moyen de vœux ou d'autres liens reconnus et approuvés par l'Église » (canon 207 §2). Il s'agit de tous ceux que l'on appelle généralement « religieux ». Ils peuvent être clercs ou laïcs, mais ils ont choisi de suivre le Christ d'une manière particulière. Ils font des vœux ou des promesses de pauvreté, de chasteté et d'obéissance et vivent souvent réunis d'une manière stable dans des institutions que le code de droit canonique nomme « instituts de vie consacrée » ou « sociétés de vie apostolique ». En France, on utilise le nom de « congrégation », qui recouvre tous les aspects, pourtant extrêmement divers, de la vie charismatique de l'Église catholique et qui est une manière de réaliser la mission que le Christ lui a confiée dans l'ordre de la sanctification.

L'exercice de l'autorité

Il y a aussi un droit dans l'Église catholique parce qu'il y a une autorité qui s'y exerce. Qui possède l'autorité ? En premier lieu, le pape qui est le chef suprême de l'Église catholique. Au moment de son élection, il reçoit l'autorité sur l'Église tout entière qu'il exerce au nom du Christ. Elle lui permet de publier deux types de textes. Les premiers textes sont dits « magistériels ». Ils contiennent un enseignement offert à la fois aux membres de l'Église et, plus largement selon les sujets, à toute personne qui ne partage pas nécessairement la foi chrétienne mais est intéressée par les questions qu'ils traitent. Ainsi en est-il des encycliques ou documents solennels signés par les papes sur des sujets touchant au contenu même de la foi chrétienne (la charité, l'espérance…) ou à des problèmes de société (le développement, la paix…). Les seconds textes concernent l'organisation de l'Église et sa vie interne. Ce sont généralement des textes normatifs qui demandent l'adhésion des fidèles de l'Église catholique et orientent leur action. La plupart sont appelés *Motu proprio* car ils émanent du pape qui en décide la publication.

Le pape n'est pas seul à exercer le pouvoir suprême. Les évêques du monde entier peuvent aussi porter un acte collégial, soit dispersés soit réunis en concile avec l'approbation du pape. Les évêques sont les successeurs des apôtres. Ils sont tous ordonnés après avoir été choisis par lui. En dehors de ceux qui exercent des fonctions administratives nécessaires pour le fonctionnement de l'Église catholique, par exemple au sein de la curie romaine, qui aide directement le pape à Rome, ils sont chefs d'Églises particulières, c'est-à-dire de diocèses ou parties de l'Église catholique. L'acte collégial dû aux évêques dispersés demande une consultation à l'échelon universel. En revanche, l'acte collégial conciliaire est porté par tous les évêques réunis en un lieu. Ces deux types d'acte sont rares. Les derniers actes collégiaux solennels ont été ceux du concile Vatican II qui s'est tenu entre 1962 et 1965. L'acte collégial, lui aussi, peut contenir un enseignement ou être une norme s'imposant à tous.

Les évêques exercent aussi une autorité sur les parties de l'Église catholique dont ils sont les pasteurs en tant que successeurs des apôtres. Comme celle du pape, leur autorité s'exerce dans trois domaines : l'enseignement, les sacrements et le gouvernement proprement dit. Ils enseignent et administrent les sacrements dans leur Église au nom du Christ, mais aussi ont le droit de porter des lois diocésaines et de prendre des décisions individuelles touchant des personnes ou des groupes, par exemple nommer des personnes à des charges officielles comme curés de paroisses, aumôniers d'hôpital ou de prison, reconnaître des associations de fidèles, etc. L'exercice de leur autorité est d'abord personnel, mais celle-ci peut aussi s'exercer au sein d'un synode diocésain qui rassemble des membres du diocèse. Du synode émanent des lois diocésaines qui ont un statut particulier car elles ne viennent pas seulement de l'évêque diocésain, même si celui-ci est seul à pouvoir les promulguer. Elles sont le résultat d'une participation de membres du diocèse et acquièrent de la sorte une solennité. Le principe synodal est important dans l'Église catholique. Il est le nom que le droit canonique donne à la participation qui est nécessaire et encouragée pour que l'autorité soit exercée avec le concours de tous.

Une église organisée

Un livre entier est consacré à l'organisation de l'Église. Selon un des principes essentiels de cette organisation, les fidèles sont regroupés dans des communautés toujours placées sous l'autorité d'un pasteur. C'est, comme nous l'avons vu, le cas du diocèse et de l'évêque mis à sa tête, dit évêque diocésain. C'est aussi le cas des parties du diocèse que l'on appelle « paroisses ». Celles-ci sont déterminées à partir de critères objectifs, généralement à partir de critères territoriaux. Les fidèles y appartiennent par leur domicile. Que veut donc l'Église en constituant ces communautés ? Comme pour les diocèses qui, eux aussi, sont toujours définis à partir de critères objectifs et même territoriaux, les paroisses réalisent un but d'ordre ecclésiologique. La communauté créée doit devenir un lieu exprimant la réalité de l'Église du Christ dans laquelle tous les êtres sont réunis comme les membres d'un seul corps. Aussi différents soient-ils, ils deviennent une communauté rassemblée par le Christ qui fait leur unité.

Ce but ecclésiologique explique pourquoi deux éléments d'organisation apparaissent comme indispensables dans la structuration des communautés. Le premier élément est le rôle éminent qu'y jouent les ministres ordonnés. Dans le cas du diocèse, ce rôle revient à l'évêque. Dans le cas de la paroisse, il revient au curé. Les deux ont reçu dans l'ordination sacrée la capacité de présider la vie des communautés au nom du Christ tête du Corps. C'est dans ces deux types de communautés, diocèses et paroisses, qu'ils exercent cette capacité. Ils ont été ordonnés pour cela. Le second élément est la place qu'occupe l'eucharistie dans la vie des communautés placées sous l'autorité d'un pasteur. Dans l'acte eucharistique, le ministre ordonné exerce son rôle éminent de médiation entre le Christ et les fidèles. La Tradition a souvent insisté sur le fait que le ministre à la fois sanctifie la communauté pour laquelle il consacre l'eucharistie, l'enseigne au nom du Christ puisqu'il doit y commenter la parole de Dieu, et la gouverne puisqu'il a, au sein de l'eucharistie, la place de présidence.

En organisant ainsi les communautés, le droit canonique manifeste qu'il ne peut y avoir d'organisation ecclésiastique selon les principes canoniques sans que le ministère ordonné y ait reçu cette place. Toutefois, il prévoit les cas où cette organisation est difficile, voire impossible, en raison de la pénurie de ministres ordonnés. Cela pouvait arriver dans les pays de mission et est devenu le cas des pays de vieille chrétienté comme la France. Il ne peut exister d'Églises particulières ou de diocèses sans évêque. Mais il peut y avoir des paroisses où il soit impossible de nommer un curé. Dans ce cas, le code de droit canonique prévoit que l'on nomme comme participant à l'exercice de la charge pastorale un diacre qui est ordonné mais ne peut célébrer l'eucharistie, une personne ou une communauté de laïcs. Ceux-ci exercent une charge particulière à la tête de la paroisse avec un prêtre qui est nommé modérateur, qui, généralement, a une autre charge et ne peut se consacrer entièrement à un rôle de pasteur de la communauté. Cette figure juridique indique que le droit canonique cherche à concilier deux éléments. D'une part, la réalité de pénurie n'empêche pas que la paroisse soit prise en charge sur le plan pastoral. D'autre part, elle ne pourrait se structurer sans qu'un ministre ordonné n'y exerce ses capacités, notamment celle d'y célébrer l'eucharistie.

Un droit des sacrements dont le mariage

Une partie du droit canonique est consacrée à l'établissement de règles concernant les sept sacrements de l'Église catholique, c'est-à-dire les actes que des ministres réalisent au cours d'une célébration liturgique en tant que médiateurs de l'action du Christ sur des personnes à divers moments ou diverses situations de leur vie. Ces sacrements sont le baptême, l'eucharistie, la confirmation, la pénitence, l'onction des malades, l'ordre (évêque, prêtre et diacre) et le mariage. Prenons l'exemple du mariage, auquel le droit consacre une grande partie de ses canons. Très tôt, l'Église a élaboré une législation sur le mariage entre chrétiens. Les historiens ont montré comment, à partir du 4e siècle, des conciles et des papes ont répondu à des questions que leur posaient les évêques d'Orient et d'Occident. Ainsi, progressivement s'est mis en place un véritable droit canonique du mariage. Dans son évolution, la confrontation avec le droit romain a été décisive. Aujourd'hui, rassemblant l'expérience de siècles de discussions, de controverses, d'abus et de reprises en main, ce droit décrit l'ensemble des règles qui définissent les conditions d'existence et de manifestation d'un vrai consentement entre époux. Celui-ci manifeste la volonté des personnes de participer à la création d'une expression spécifique de l'amour que Dieu porte aux hommes.

C'est pourquoi le droit de l'Église entoure la manifestation de ce consentement de conditions de réalisation, notamment de forme. La finalité de ces règles est d'abord institutionnelle. Il faut que le mariage voulu par des conjoints soit, ainsi que le disait Duns Scot au 14e siècle, « le signe de l'institution divine qui confère la grâce ». Pour cela, le droit de l'Église présente le mariage chrétien comme un contrat. Ce terme s'est imposé à partir du 12e siècle. Les canonistes l'ont emprunté aux romanistes du Moyen Âge. Aujourd'hui, les textes du concile Vatican II et le code actuel de droit canonique parlent plutôt du mariage comme d'un *foedus*, terme latin issu de la Tradition antique chrétienne que l'on traduit habituellement par « alliance ». Par celle-ci, un homme et une femme constituent une communauté de toute la vie *(totius vitae consortium)*. C'est ce *foedus* qui est juridiquement un contrat. Lorsqu'il est valide, l'Église dit qu'il est sacrement du mariage pour les époux.

Comme conséquence de la conception « consensualiste » du mariage entre catholiques, le droit canonique établit une liste de cas où une personne pourrait être empêchée par l'Église de donner son consentement. De cette manière, l'Église entend protéger l'institution du mariage qui serait atteinte si un tel échange de consentement avait lieu dans les cas envisagés et, surtout, protéger les personnes elles-mêmes que l'on laisserait entrer dans une situation ou un statut dont les conséquences pourraient être douloureuses pour elles. Ces empêchements concernent par exemple l'âge où l'on est capable de donner un consentement, l'absence d'un lien matrimonial antécédent ou d'un engagement dans l'ordre sacré, les règles de consanguinité, l'impuissance (qui, en droit canonique, se distingue de la stérilité). Certains de ces empêchements pourraient être levés par l'autorité ecclésiastique quand ils n'atteignent pas les finalités du mariage, comme cela est le cas pour l'un de ces empêchements bien connu, le mariage entre un baptisé dans l'Église catholique et un non-baptisé.

Le mariage contracté peut être déclaré nul. Pour cela, il doit être établi que le consentement a été vicié au point de n'avoir pu être porté validement, c'est-à-dire selon les conditions normales traduisant un acte de volonté ayant pour finalité ce que veut l'Église dans le sacrement de mariage. Le droit établit une liste de vices qui atteignent le consentement et qui touchent surtout la liberté de contracter. Par exemple, un acte d'alliance réciproque conduisant à contracter un mariage serait déclaré invalide s'il était prouvé qu'une des personnes souffrait, au moment de donner son consentement, d'un grave défaut de discernement concernant les droits et devoirs essentiels du mariage à donner et à recevoir mutuellement, ou si des causes de nature psychique l'empêchaient d'assumer les obligations essentielles du mariage. Ce serait le rôle des tribunaux ecclésiastiques d'établir dans chaque cas, et au terme d'une procédure contradictoire, si les conditions d'un véritable échange de consentement étaient réalisées ou non.

Des moyens pour assurer la justice

Le droit canonique, dans ses livres et titres, présente un ensemble d'actes de procédure à suivre, actes quelquefois originaux, quelquefois identiques à ceux que l'on trouve dans tout système judiciaire désireux d'aider celui ou ceux qui prononcent un jugement à dire le juste. Ce droit est issu de textes anciens faits de législations conciliaires, papales, synodales, enrichis de travaux de doctrine dont certains ont marqué l'histoire générale des procédures. Il est consacré à tout type de procès, qu'ils concernent des conflits internes à l'Église, entre personnes ou entre l'autorité et des fidèles, ou des déclarations de faits juridiques comme le serait un mariage nul. C'est, de fait, l'équivalent d'un code de procédure pour des tribunaux ecclésiastiques hiérarchisés, aux compétences diverses, créés dans tous les territoires où l'Église est présente et à Rome où réside le pontife romain dont la primauté trouve, là aussi, une expression.

Le dernier canon du code de l'Église catholique latine ramasse en une formule brève la finalité de l'activité de l'Église, disant que celui qui gouverne doit se référer au principe de l'équité canonique et avoir présent le salut des âmes qui doit être toujours la loi suprême dans l'Église. Or cette dernière, dès les premiers siècles, a appliqué cette règle supérieure, à la fois habitée par le message de communion du

Christ encore vif dans les esprits et très vite gênée par les contraintes de la vie communautaire, les conflits, les requêtes de justice, les décisions contestées, etc. On ne peut oublier en effet des paroles évangéliques sur la défense de juger, l'obligation de pardonner sans limites ou de corriger le frère avant de le contraindre, paroles aussi de jeunes apôtres voulant créer des communautés lieux d'eschatologie en demandant aux membres de transformer leur agir à l'égard des autres.

On sait que Paul l'apôtre avait dû prévoir l'action devant un juge. Au moins demandait-il que l'on traite les problèmes déjà entre chrétiens car il n'est pas bon, disait-il, de porter des différends devant des juges païens (1Co **6** 5–6). Les conflits ne pouvaient se résoudre seulement dans le charisme. C'est pourquoi, dès les premiers temps de l'Église, on vit des évêques exercer un ministère de justice, déjà une juridiction, dans des institutions devant dire le juste et trancher des conflits. Ainsi le montre un des textes canoniques les plus anciens, la Didascalie des apôtres du 2ᵉ siècle après Jésus-Christ, qui décrit comment doit s'exercer le règlement des conflits, une mission donnée par Dieu à l'évêque comme vicaire du Christ. C'est là que commence l'histoire de la justice dans l'Église, devenue très vite justice de l'Église quand les sociétés s'appuyèrent sur elles. De services reconnus en conflits avec les juridictions civiles, l'histoire aujourd'hui nous conduit à ce canon du code (canon 1401) qui détermine le champ d'application de l'activité judiciaire de l'Église : connaître des causes qui regardent les choses spirituelles, de celles qui leur sont connexes et de la violation des lois ecclésiastiques.

Le système judiciaire

La première clé du système judiciaire de l'Église catholique est l'évêque, ajoutons même l'évêque diocésain. Il pourrait exercer sa fonction de juge lui-même ou, éventuellement, en déléguant une personne pour connaître d'une cause. Mais, sauf pour exiguïté d'un diocèse, il est contraint de constituer une fonction officielle de vicaire judiciaire ou, selon le terme utilisé avant le code de 1983, d'official, un prêtre qui juge en son nom. La constitution d'un tel office est obligatoire. Le droit canonique présente une architecture de tribunaux en différentes instances. La sentence d'un tribunal de première instance, diocésain, interdiocésain ou régional peut être appelée devant un tribunal de seconde instance. En général, la seconde instance a son siège dans le diocèse de l'archevêque, mais la sentence du tribunal de l'archevêque peut être contestée en appel devant un autre tribunal diocésain dûment désigné qui devient un tribunal d'appel. De la sorte, sur un territoire défini, par un système circulaire, le système canonique permet qu'un tribunal de première instance juge en appel des sentences prononcées par le tribunal d'un autre diocèse ou d'autres diocèses.

Cette règle s'applique alors que doit être sauf le principe selon lequel on peut, à tout moment, s'adresser au pape pour qu'il connaisse d'une cause juridique en raison de la primauté qu'il reçoit sur l'Église. Dans ce cas, sauf à créer un tribunal spécial, c'est la rote romaine qui connaîtrait de cette cause. Ce tribunal, très ancien, qui a reçu son premier règlement en 1331 du pape Jean XXII, est composé de juges spécialisés qui connaissent en première instance des causes qui leur sont réservées (ainsi les causes qui concernent les évêques ou des causes que lui remet le pontife romain), en deuxième instance des causes qui ont été jugées par des tribunaux inférieurs, et même en troisième instance car le droit canonique connaît le principe suivant : dans les causes touchant le statut des personnes (par exemple les nullités de mariage et d'ordination), d'une part, la chose jugée n'est jamais acquise, d'autre part, il faut obtenir deux sentences conformes pour acquérir une certitude juridique. Enfin à cette architecture de juridiction s'ajoute un tribunal romain singulier appelé la « Signature apostolique », lui aussi très ancien. Il juge au nom du pape à l'image de ce que font le Conseil d'État français et la Cour de cassation.

Quelles causes peut recevoir un tribunal diocésain ? Il existe plusieurs types de causes sur lesquelles il peut porter un jugement. D'abord des causes contentieuses peuvent lui être présentées par des membres du diocèse qui réclament la reconnaissance de leurs droits (réputation, droit au rite, droit de posséder, respect des contrats, etc.) et, éventuellement, une réparation des dommages causés. De tels droits peuvent être protégés devant un tribunal diocésain. Mais, la plupart du temps, les personnes portent leurs causes devant les juridictions civiles. Dès lors, beaucoup de tribunaux diocésains sont spécialisés dans les causes matrimoniales de nullité de mariage ou les déclarations de non-consommation du mariage qui redonnent la liberté de contracter un nouveau mariage ou encore, rarement, les causes de séparation des époux. Concernant la reconnaissance de la nullité du mariage, en

France, cette procédure suit généralement une sentence ayant déjà prononcé un divorce, lequel aura permis de définir les problèmes de garde d'enfants ainsi que les conséquences patrimoniales de la séparation. Une jurisprudence s'est élaborée au sein des tribunaux diocésains qui est en partie publiée mais qui n'a pas de statut particulier, contrairement à la jurisprudence de la rote romaine qui a une fonction régulatrice. Cette jurisprudence dite *rotale* est publiée régulièrement (en latin).

Des procédures spéciales

La procédure suivie pour connaître de causes matrimoniales est dite « spéciale ». Elle s'inspire de la procédure ordinaire, comme le font aussi d'autres procès spéciaux qui conduisent à connaître des causes de nullité d'ordination (il en existe très peu) et des causes pénales (elles touchent généralement des clercs). Ces dernières sont l'application du droit des sanctions contenu dans un livre spécifique du code qui détermine les conséquences de certains actes sur le statut des fidèles à l'intérieur de l'Église catholique, par exemple les cas d'excommunication. Elles peuvent être portées par voie administrative (comme l'a été l'excommunication de Mgr Lefebvre) ou par voie judiciaire. C'est à l'évêque diocésain de choisir une des deux voies après une enquête préalable ou, pour des cas réservés comme les délits contre les mœurs ou les délits concernant le sacrement de pénitence, à la Congrégation pour la doctrine de la foi de la curie romaine. Pour ce dernier cas, la Congrégation peut porter une sentence dans un tribunal spécial qu'elle constitue ou demander à l'évêque de le faire.

Le système judiciaire canonique connaît aussi un système de recours administratifs et une juridiction administrative à l'image des États modernes. C'est le pape Paul VI qui a introduit dans l'Église catholique le système actuel à l'occasion de la grande réforme de la curie romaine qu'il a décidée en 1967. En fait, il a créé un tribunal administratif qui peut recevoir des plaintes contre des actes administratifs singuliers, c'est-à-dire destinés à des personnes physiques et juridiques. Peut lui être soumis tout acte émanant d'une personne titulaire du pouvoir de gouvernement, qu'elle soit à l'échelon particulier comme un évêque ou à l'échelon universel comme une congrégation romaine (par exemple, la révocation d'une personne, clerc ou laïc, d'une charge officielle ou la suppression ou même transformation d'une paroisse). Seuls les actes administratifs portés par le pape ne sont pas soumis à cette juridiction. S'il s'agit d'un acte d'évêque diocésain, avant d'ester auprès de ce tribunal, il est nécessaire de s'être adressé en premier à l'auteur de l'acte pour réexamen puis d'avoir présenté sa plainte auprès d'une congrégation de la curie romaine, la congrégation compétente pour les cas en cause, au moyen d'un recours hiérarchique.

Ainsi, si un évêque diocésain supprime une association de fidèles pour un motif de discipline ou de rapport aux éléments essentiels d'unité de l'Église catholique, cette association aura à suivre la chaîne de ces recours, qui la conduira auprès du Conseil pontifical pour les laïcs dont elle dépend. Si elle a encore un motif de plainte, elle pourra seulement présenter un recours contentieux administratif devant la section de la Signature apostolique. Ce tribunal est composé de cardinaux et donne une décision qui n'est pas soumise à appel. Cette dernière peut soit annuler l'acte administratif soit, si la personne le demande, décider une réparation des dommages causés. Les cas présentés chaque année ne sont pas nombreux. Sans doute le chemin de la plainte est-il long ? Les schémas du code de 1983 avaient prévu la constitution de tribunaux locaux, c'est-à-dire créés à l'échelon de chaque conférence épiscopale, mais cette décision ne fut pas retenue, de sorte que le système ecclésiastique ne comporte qu'un seul tribunal administratif pour toute l'Église catholique universelle.

En réalité, le système canonique cherche à développer les procédures de conciliation ou de médiation entre personnes en les encourageant. La question du maintien du système traditionnel de tribunaux s'était posée au moment où l'on présenta les principes de révision du vieux code de 1917. Bien que le concile Vatican II ait voulu dépasser l'ecclésiologie qui organisait l'Église à l'image des États, celle qui, de fait, avait organisé la pensée juridique de l'Église pendant deux siècles au moins, les évêques ont décidé de conserver la sécurité juridique de procédures qui ont fait leurs preuves durant les siècles passés, en les adaptant aux nécessités d'un monde changé. On pensait que cette manière de faire garantissait une justice tant dans les rapports entre les membres de l'Église qu'entre ceux qui gouvernent et ceux qui appliquent leurs décisions. Ce synode déclarait : il ne suffit pas que règne dans notre droit le principe de la défense des droits. Il faut aussi reconnaître des droits subjectifs véritables sans lesquelles il n'existe pas d'organisation juste d'une société. C'est bien cela le but du droit canonique, permettre à l'Église catholique d'être un lieu où les rapports entre les personnes, le rapport de chaque personne avec l'institution et de l'institution elle-même avec Celui qui l'a voulue soient justes.

Théologie morale

Luc-Thomas Somme, o.p.

Professeur à l'université de Fribourg (Suisse)

*Éthique honorée, morale décriée, l'étude des actions humaines se décline tant en consi-
dération philosophique que théologique. Sous ce second aspect, la réflexion se trouve
située en relation à une foi et à une communauté. La théologie morale chrétienne trouve
dans la Bible, le Dieu-Trinité, le Christ, l'Église, le terreau nourricier d'un discernement
qui n'élude pas la responsabilité parfois dramatiquement solitaire de la conscience
individuelle affrontée à ses choix. Elle se doit d'expliciter son regard sur l'homme et de
l'aider à bien vivre, ici et maintenant, mais dans la conscience vive aussi qu'un bonheur
ultérieur plus plénier, ou pour mieux dire parfait, lui est promis et que sa mission est de
l'y orienter. Les grandes notions fondamentales – béatitude, vertus, passions, liberté, loi,
conscience, péché et grâce - retiennent ainsi son attention non moins que des domaines
particuliers comme la bioéthique et l'éthique sociale.*

La vraie morale se moque de la morale (Pascal, pensée 4)

Le propos du célèbre philosophe n'est pas d'afficher quelque mépris
à l'endroit de la considération des mœurs humaines mais de référer
celle-ci à la finesse plutôt qu'à la géométrie. Si l'on peut convenir sans
trop de peine que le champ de cette matière couvre l'agir humain
en tant que bon ou mauvais, cet apparent consensus vole aussitôt en
éclats par les questions qu'il suscite. La première, qui se cristallise
en autant de systèmes, consiste en la détermination des critères de
cette bonté morale. Dire qu'un acte humain est moral parce qu'il est

bon renvoie inexorablement à la question redoutable : pourquoi est-il bon, c'est-à-dire non seulement comment sait-on qu'il est tel, mais quelle est la nature de cette bonté qui le rend tel ?

■ À la recherche des fondements de la morale

On est ainsi conduit à distinguer deux niveaux : celui des normes établies dans un groupe humain et celui d'un jugement sur le bien-fondé de ces normes. La dualité des termes « éthique » et « morale », pourtant étymologiquement synonymes, peut ici servir à marquer cette indispensable distinction des deux plans, qu'impliquent aussi les différences entre le légal et le moral, entre l'état de fait et l'état de droit, entre le majoritaire et l'impératif. Même si nos sociétés démocratiques, achoppant sur la question du fondement des normes morales, estiment souvent préférable d'élaborer celles-ci par la discussion et l'émergence de consensus, il n'en demeure pas moins que nombre de situations morales délicates, comme la résistance aux totalitarismes, ont montré que la noblesse de la conscience morale n'est pas nécessairement le fait du plus grand nombre : elle s'illustre plutôt parfois par la capacité de quelques personnalités courageuses osant opposer leur dérisoire fragilité au Goliath des pouvoirs apparemment irrésistibles.

La difficulté d'exhumer les fondements de la morale explique la pluralité des systèmes s'employant à en faire la théorie. Il convient toutefois d'observer que tout agir humain libre, volontaire, implique une morale, quand bien même celle-ci ne sait pas se rattacher explicitement à un type déterminé. Pour nombre de nos contemporains, le critère le plus spontané est celui de l'impératif : est bon ce qui est permis, est mal ce qui est défendu. Cette coïncidence souhaitable, souvent démentie par la pratique, suscite cependant la question : est-ce bon parce que permis ou permis parce que bon ? Est-ce mal parce que défendu ou défendu parce que mal ? Qu'il y ait une part de conventionnel dans les lois n'implique pas nécessairement de les y réduire. L'opposition entre la nature (*physis*) et la loi (*nomos*) court au long des siècles, depuis l'Antiquité hellénistique jusqu'à la contemporaine « éthique de la discussion » (Habermas, Apel) en passant par Kant, les théoriciens du droit naturel (Grotius, Pufendorf) et Nietzsche.

Lié à cette question surgit le clivage entre une morale descriptive et une morale prescriptive. S'agit-il d'énoncer ce qui se fait ou d'indiquer ce qui est à faire ? Hume, repris par Moore, critique déjà comme logiquement erroné le passage de la description de ce qui est à la prescription de ce qui doit être. À l'aube du 20e siècle, le positiviste Lévy-Bruhl dénie à l'éthique normative, en raison de cette qualité même, tout caractère scientifique. Le débat est donc aussi récurrent qu'insoluble.

■ Inévitable morale

Si la morale est une science, ce ne peut être que d'une manière large car, comme le remarquait déjà Aristote, son domaine est constitué d'actions humaines libres toujours singulières et contingentes. L'universalité, l'abstraction, si on les suppose caractéristiques de la science, pourront peut-être s'appliquer à cette vie humaine mais elles ne pourront jamais la circonscrire, fort heureusement d'ailleurs. Du reste, la connaissance spéculative sur une matière pratique, ce qui constitue la morale en son versant théorique, n'épuise pas la réalité éthique, et l'on sait bien que le plus grand savoir n'aide souvent que peu et parfois même gêne la prise de décision opportune, qui relève de cette sagesse pratique que les Anciens considéraient comme une vertu principale, « cardinale » : *phronèsis* – la prudence.

Quoi qu'il en soit des débats académiques sur son statut épistémologique, il demeure que de morale il n'est pas loisible de se passer car elle est le nœud obligé de la pensée et de l'action humaines. Elle loue ou elle blâme le passé, elle accompagne la décision présente, elle prépare et dirige l'avenir. Elle s'étend à tout ce champ si vaste que l'époque contemporaine aime à représenter comme celui de la conscience. Ne pas laisser celle-ci s'enfermer dans le subjectivisme et le relativisme constitue l'un des enjeux majeurs de l'encyclique *Veritatis Splendor* (1993) consacrée aux fondements de la morale.

Qu'est-ce que l'homme pour que tu te souviennes de lui ? (Ps 8 5)

Si l'on accorde la possibilité en droit d'une morale, ne serait-ce qu'au nom d'une nécessité de fait, et si l'on concède sans difficulté que, chaque groupe humain disposant de ses propres normes, il peut en valoir ainsi du christianisme, en sorte que l'on peut admettre une morale chrétienne ni plus ni moins qu'une morale confucianiste ou qu'une morale athée, il reste que la légitimité d'une inscription de la morale dans la théologie soulève quelque difficulté.

■ Une morale chrétienne ?

Il n'est pas sans danger de réduire la morale chrétienne à la mise en œuvre par une communauté ecclésiale de normes reçues de Dieu. D'une part, en effet, il n'est pas sûr que le comportement chrétien soit plus exemplaire que tout autre ; d'autre part, le communautarisme et le fondamentalisme peuvent volontiers tirer profit d'une théonomie supposée. Certes le concile Vatican II (*Optatam totius* n° 16) demande que la morale soit davantage mise en correspondance avec l'Écriture et avec la vie chrétienne, mais c'est pour corriger un certain desséchement rationaliste et non pour saper le dialogue avec les autres traditions éthiques.

Le défi de la morale chrétienne d'aujourd'hui consiste à parvenir à la fois à dialoguer et à converger avec d'autres morales dans l'intérêt notamment de la société civile, et par ailleurs à ne pas diminuer ou taire la lumière et les commandements reçus de Dieu. Elle doit, en d'autres termes, être à la fois pleinement humaine et pleinement chrétienne.

■ Une théologie morale ?

Peut-elle en outre être théologique, s'il est vrai que la théologie est une science sur Dieu et la morale une science ou quasi-science sur l'homme ? Sans doute faut-il ici en appeler à une notion plus large, ou mieux plus haute, de la théologie, non seulement science sur Dieu mais science de Dieu. La morale sera théologique dans la mesure où elle empruntera le regard de Dieu sur l'homme qu'elle considère. Ce faisant, elle puisera son fondement anthropologique dans cette mystérieuse identité foncière de l'être créé à l'image et à la ressemblance de Dieu, tel que dévoilé dans le livre de la Genèse. Le *Catéchisme de l'Église catholique* (1992) atteste que cette considération est préalable à la morale chrétienne. Bien en amont de toute reconnaissance juridique internationale, la dignité humaine, les droits de l'homme trouvent ici leur expression plénière. Ce thème de l'image de Dieu, qui, par l'intermédiaire des écrits de sagesse, s'épanouit dans la nouvelle alliance, trouve son achèvement dans l'Image du Dieu invisible, qui n'est autre que le Fils de Dieu, Verbe incarné, en lequel seulement s'éclaire vraiment le mystère de l'homme, selon les fortes paroles de Vatican II (*Gaudium et Spes* n° 22).

Sous peine de ne voir dans la morale chrétienne qu'un idéalisme décevant, il importe de toujours garder à l'esprit cette anthropologie qu'elle suppose : l'homme, créé à l'image de Dieu et appelé à parfaire cette ressemblance en grandissant par grâce dans sa vocation de fils dans le Fils.

Morale et sainteté

Du point de vue de la théologie morale chrétienne, la sainteté, si elle revêt des formes éclatantes et exemplaires chez les personnes canonisées, n'en constitue pas moins la condition commune de ceux qui sont incorporés au Christ. La sainteté de Celui-ci est la leur, en tant qu'Il est la tête de son Corps qu'est l'Église et que toute grâce dérive de Lui en ceux qui Lui sont unis en son Esprit.

À l'exhortation du Lévitique (Lev **19** 2) « Soyez saints car moi, Yahvé votre Dieu, je suis saint », fait écho la parole de Jésus à ses disciples (Mt **5** 48) : « Vous donc, vous serez parfaits comme votre Père céleste est parfait. » Cette injonction, qui fait suite à l'appel à suivre Jésus en portant sa croix, n'entend pas stimuler à puiser dans les seules forces naturelles pour bien agir : il s'agit de vivre conformément à l'exemple du Fils bien-aimé, qui plaît en toute chose à son Père ; bien plus, étant « dans le Christ », le chrétien peut dire comme l'apôtre Paul (Ga **2** 20) : « Ce n'est plus moi qui vis, mais le Christ qui vit en moi. » Ainsi la voie du double commandement de l'amour, de Dieu et du prochain, trouve la possibilité de sa réalisation jusqu'à ce sommet de l'amour et du pardon à l'égard des ennemis. La vie sainte devient ainsi dans sa totalité un culte intérieur, spirituel, rendant gloire à Dieu, dans la ligne de l'exhortation de Rm **12** 1-2 :

Je vous exhorte donc, frères, par la miséricorde de Dieu, à offrir vos personnes en hostie vivante, sainte, agréable à Dieu : c'est là le culte spirituel que vous avez à rendre. Et ne vous modelez pas sur le monde présent ; mais que le renouvellement de votre jugement vous transforme et vous fasse discerner quelle est la volonté de Dieu, ce qui est bon, ce qui lui plaît, ce qui est parfait.

Beaucoup disent : « Qui nous fera voir le bonheur ? » (Ps 4 7)

La morale semble aujourd'hui évoquer pour la plupart de nos contemporains l'obligation et le devoir. Il n'en a pas toujours été ainsi.

Dans l'Antiquité, tant chrétienne que païenne, et jusqu'au moins la grande scolastique du 13e siècle, la question principale au sujet de laquelle sa réponse était attendue consistait dans l'indication de la voie vers un bonheur authentique. L'Écriture elle-même ne cesse de promettre le bonheur à celui qui agit bien, qui est « juste ». Depuis le premier mot du premier psaume jusqu'aux Béatitudes évangéliques (Mt 5), un nombre considérable de passages bibliques en témoigne, même si la réalisation de ce bonheur apparaît sous un jour de plus en plus paradoxal, jusqu'à culminer à la Croix et à l'injonction de perdre sa vie pour la gagner. Si les textes archaïques envisagent le bonheur sous la forme d'une prospérité toute terrestre, il va progressivement être spiritualisé et différé au fur et à mesure de la prise de conscience que la récompense pour le bien et la punition pour le mal ne se réalisent pas toujours dans la vie présente.

Qui ouvre l'*Éthique à Nicomaque* d'Aristote ne manque pas non plus d'être surpris par le fait que la question du bonheur, à laquelle se rattachent celles du plaisir qui lui est apparenté et de l'amitié sans laquelle nul ne saurait être heureux, n'occupe pas moins que le premier et le dernier des dix livres de l'œuvre. Tant Cicéron que saint Augustin n'hésitent pas à consacrer tout un volume à un *De beata vita* – de la vie bienheureuse. Aucune des grandes écoles de philosophie antique – platonisme, aristotélisme, épicurisme, stoïcisme – n'échappe à cette préoccupation commune de permettre la vie heureuse et de la sauver des dangers de la souffrance et du naufrage de la mort, qu'il s'agisse d'emprunter la voie du plaisir, de la vertu, de la modération, de la contemplation.

La *Somme de théologie* de saint Thomas d'Aquin illustre bien comment, en plein Moyen Âge, une telle orientation trouve encore ses lettres de noblesse. Au début de sa deuxième partie (I-II, Q. 1–5), le théologien dominicain montre comment la fin est un critère principal d'évaluation morale des actes humains et comment toutes les fins particulières supposent une fin ultime comme premier moteur de nos actions. Il prouve ensuite que la fin ultime coïncide avec le *Souverain Bien* qu'est Dieu, montrant comment tous les autres biens, depuis le plaisir corporel jusqu'à la vertu elle-même, en passant par la gloire et les honneurs, demeurent insuffisants à combler le désir de l'homme. Dans le sillage d'Aristote, il établit que la saisie de ce *Bien infini* est un acte de l'intelligence : la vision de Dieu ; il donne ainsi un fondement métaphysique au langage biblique exprimant le désir du juste comme le souhait de voir la face, le visage de son Seigneur.

Même si l'on fait la part de la polémique contre l'utilitarisme (Bentham, Stuart Mill), on ne manque pas de noter un virage impressionnant chez le grand philosophe Emmanuel Kant qui voit dans l'éthique centrée sur le bonheur, l'eudémonisme, « l'euthanasie de la morale » (*Métaphysique des mœurs* II, V) et déclare sans ambages que tous les eudémonistes sont « des égoïstes pratiques » (*Anthropologie du point de vue pragmatique* I, I, 2). À une morale « téléologique » (centrée sur la fin) va alors se substituer durablement une morale « déontologique » (centrée sur le devoir).

À la fin du 20e siècle, un renouveau d'une morale du bonheur et de la vertu se manifeste notamment dans la littérature philosophique anglophone (MacIntyre). Le philosophe français Paul Ricœur s'efforce pour sa part de dépasser le clivage entre téléologie et déontologie.

Dans son versant théologique, une évolution similaire de la morale se manifeste depuis le nominalisme du 14e siècle, l'essor intempérant de la casuistique et les frères ennemis et jumeaux du légalisme et de l'antilégalisme qui ont imprégné écrits et mentalités jusqu'à aujourd'hui et largement contribué au discrédit de la morale. Une vue individualiste du bonheur et du salut prête sans doute le flanc à la critique de Kant mais, replacée dans un contexte communautaire et ecclésial, elle peut faire saisir à la fois comment la morale aide à réussir sa vie et comment elle est la voie d'accomplissement d'un dessein bienveillant de Dieu pour ses enfants à qui il promet et communique l'héritage de sa propre vie.

Démêlez la vertu d'avec ses apparences (Molière, *Tartuffe*, acte V, scène 1)

Même si chaque vie humaine comporte certains événements et certains actes exceptionnels, elle constitue avant tout une trame unifiant ceux-ci et rendant compte mieux qu'eux du fond du cœur humain.

■ Une disposition intérieure au bien

Aristote déjà observait que l'on ne peut pas appeler voleur celui qui commet un larcin isolé. Il a volé, peut-être menti, voire tué, mais ce qu'il est ne se résume pas à ce qu'il a fait. En revanche celui dont le vol est devenu loisir ou profession mérite d'être qualifié de voleur, tout comme celui qui n'a de cesse de déguiser ou de feindre mérite d'être appelé hypocrite.

Cette distinction entre l'action et la disposition à l'accomplir joue un rôle considérable dans l'évaluation morale. Il ne s'agit pas simplement d'une question quantitative : accomplir plusieurs fois la même action accroissant son mérite si elle est bonne et son démérite si elle est mauvaise. Une telle représentation des choses serait d'ailleurs chimérique pour les plus grandes actions, celles précisément qui ne se répètent pas. Ce que signifie la prise en compte de la disposition à l'action est que celle-ci manifeste davantage la qualité morale, intérieure, de la personne que les actes extérieurs. Dans le domaine du bien, les deux vont certes ensemble : l'homme de bien fait du bien. Dans le domaine du mal, en revanche, la disjonction est possible : on peut, dit Thomas d'Aquin, pécher en faisant du bien, en donnant par exemple une aumône non par amour du pauvre mais pour favoriser une bonne opinion de soi ; on peut, dit Jankélévitch, dire la vérité pour meurtrir, c'est la « sincérité diabolique » ; on peut, dit Jésus, être homicide ou adultère sans avoir rien fait d'autre de mal que de désirer de manière mauvaise.

Le bien moral n'est donc pas seulement celui d'un acte extérieur dûment répertorié ; il requiert encore la bonté de l'intention, des circonstances et, ultimement, de la personne qui l'accomplit. Même si le mot semble irrémédiablement affligé de désuétude et de soupçon d'hypocrisie, c'est à la vertu que se rapporte tout cet amont trop méconnu de l'action morale. Elle est la disposition à produire avec spontanéité, liberté et joie des actes bons dans un domaine déterminé, de bravoure par exemple pour le courageux, de modération pour le tempérant. Pour Aristote, elle traduit la maîtrise du sage sur ses passions : celui-ci ne pèche à leur sujet ni par excès ni par défaut mais se tient dans un juste milieu, non de médiocrité mais d'excellence. Dans cette optique, la vertu ne suinte ni l'ennui ni la contrainte mais trace un chemin de vraie liberté et de bonheur.

La charité

La foi, l'espérance et la charité constituent l'armature de la vie théologale. Elles sont les plus parfaites des vertus pour disposer l'homme à parvenir à sa béatitude, la priorité appartenant à cet amour d'*agapè* sans lequel le reste n'est rien, au témoignage de l'apôtre Paul (1Co 13), la seule des trois qui demeure au-delà de la mort.

Selon une tradition dont on trouve trace dans la littérature hellénistique (Aristote, livres bibliques sapientiaux) et mise en forme par saint Ambroise, quatre vertus morales principales, dites « cardinales », résument l'accomplissement éthique de l'être humain du point de vue naturel : la prudence ou sagesse pratique, la justice, la force ou courage, la tempérance. Quoique cette thèse ne fasse pas l'objet de consensus (notamment de la part des disciples du bienheureux Duns Scot), l'école thomiste prône l'existence de vertus morales infuses, indiquant ainsi que la grâce ne reste pas hétérogène et extrinsèque au bien naturel mais vient le pénétrer et le surélever. Depuis le *Commentaire du Sermon sur la montagne* de saint Augustin, aux différentes vertus se trouvent associés les dons du Saint-Esprit, énumérés en Is **11**, par lesquels l'homme est mû à agir divinement, par une participation élevante à l'agir même de Dieu.

Cette multiformité des vertus et des dons ne doit pas cacher leur racine commune, qui est donc le principe de la morale chrétienne, à savoir la grâce et la charité de l'Esprit saint. C'est l'amour, à l'égard de Dieu et à l'égard du prochain, selon le double commandement de Jésus qui les réunit en un seul, qui doit demeurer la sève constante de la vie morale du disciple du Christ, cet amour culminant dans le pardon accordé à l'égard des ennemis, à l'exemple du Christ en croix et par la force de son Esprit.

De plus, ce n'est pas simplement la grâce qui constitue le trésor précieux dans lequel s'enracine la vie morale et spirituelle du chrétien, mais la présence de Dieu même, Père, Fils et Esprit, qui divinise son hôte et le rend participant de la nature divine, selon 2 P 1 4, participant, par adoption, à la filiation divine par nature du Verbe. Sans aller jusqu'aux excès de Maître Eckhart niant toute différence entre le fils adoptif et le Fils par nature, il reste que la réalité de notre filiation divine, de l'héritage céleste à laquelle elle nous introduit, de son parachèvement dans la vision de Dieu, avant que d'être un sujet d'admiration des Pères, notamment mais pas exclusivement grecs, met en convergence puissante théologie paulinienne (Rm 8 ; Ga 4 ; Ep 1) et théologie johannique (Jn 1 1 ; Jn 3).

Ni ange ni bête, mais homme (Pascal, Pensée 140)

Corporel, temporel, l'homme, tout raisonnable ou plutôt rationnel qu'il soit, ne saurait méconnaître sans grave préjudice les affections, sentiments et passions qui naissent en lui à son insu et qui peuvent tant le dominer que le servir. En prétendant les éradiquer comme des « maladies de l'âme », le stoïcisme a promu un idéal d'impassibilité qui ne présente pas moins de danger que de grandeur. Mettre le sage à l'abri de la vulnérabilité par rapport à des émotions propres à le troubler n'est pas sans intérêt, mais Cicéron lui-même en marque la limite si la compassion devient une gêne pour soi plutôt qu'un don pour l'autre. Au vrai, l'impassibilité peut vite devenir angélisme ou irréelle prétention.

Plutôt que de nier cette affectivité complexe, avec laquelle les sciences humaines contemporaines mais aussi les nouvelles neurosciences nous apprennent à compter, n'est-il pas plus humain d'apprivoiser, d'éduquer, d'orienter, de soumettre les passions à la raison pour aider la vie morale au lieu de l'entraver? C'est l'affaire de la vertu, de l'éducation, de l'expérience, de l'exemple.

« Mon cœur et ma chair crient de joie vers le Dieu vivant », exprime un psaume (Ps **84** 3), suggérant que la totalité de l'être, corps et âme, a vocation à entrer dans la vie morale et spirituelle. Certes, comme le remarque saint Augustin, les passions ne se soumettront vraiment à la raison que si celle-ci se soumet elle-même à Dieu, ce qui est l'œuvre de la grâce. Il reste que la morale n'est pas condamnée à promouvoir le plaisir à tous crins, comme le fait l'hédonisme, ou à le bannir non moins que le désir, comme y tend le stoïcisme. Elle peut lui trouver un équilibre digne d'un homme qui évite de faire tant l'ange que la bête.

Et si, du point de vue théologique, le Christ est le modèle de l'humanité, il vaut la peine, nonobstant quelques Pères trop marqués par le stoïcisme, de noter dans les Évangiles l'accomplissement de cette véritable sensibilité d'un homme qui désire et qui aime, qui craint et qui compatit, qui exulte et qui souffre. Qui plus est, l'incarnation du Verbe n'anoblit-elle pas les passions, Dieu sortant en quelque sorte de l'impassibilité comme de l'immortalité?

Morale et liberté

◼ La liberté

La libération des mœurs et l'émancipation multiforme qui l'a accompagnée ont-elles sonné le glas de la morale? D'aucuns s'en réjouissent, d'autres le déplorent, conspirant, quoi qu'ils en aient, dans une réponse affirmative. La question est plus difficile qu'il n'y paraît. Elle dépend, en effet, de la signification de ce mot aussi ambigu que répandu : la liberté.

Pour beaucoup de nos contemporains, la morale pose des bornes à la liberté individuelle pour qu'elle n'empiète pas sur celle du voisin, et pour que la société non moins que la relation entre peuples soient sinon paisibles du moins à un niveau de violence acceptable. Ainsi conçue, la liberté se trouve opposée à la loi. La conscience, vue comme autonome, revendique pour sa part la liberté comme attribut.

Selon un de ces mouvements pendulaires qui lui sont coutumiers, l'histoire de la pensée oscille, quant à la liberté, entre une exaltation, dont l'existentialisme constitue la forme philosophique la plus typique, et un déni, dont les déterminismes, qu'ils soient psychologiques, biologiques, culturels… représentent les formes diffuses. En reconnaissant la liberté comme « un signe privilégié en nous de l'image divine » (*Gaudium et Spes* n° 17), le christianisme n'entend pas ignorer les difficultés pesant sur elle. Mieux que d'autres, il connaît notamment la pesanteur du péché qui la tire vers le bas. Mais, connaisseur de « la misère de l'homme sans Dieu », il peut d'autant mieux percevoir et défendre « la grandeur de l'homme avec Dieu ».

L'échec d'une liberté fondatrice est d'autant plus cinglant que le piédestal duquel elle choit avait été superbement dressé.

Théologiquement parlant, la liberté humaine se tient toujours en réponse à un don, une parole, un amour, adressés à l'homme par Dieu. Ce rôle second n'a rien de dévalorisant. Bien au contraire, le consentement au don de Dieu, qu'il soit celui de la création première ou de la recréation par le salut, est la condition du déploiement fécond de cette liberté pour faire le bien et donc préalablement l'aimer et le choisir.

La grandeur de pareille liberté ne tient donc pas dans l'ivresse de pouvoir en toute indépendance dire oui ou non à chaque instant, comme l'imagine l'adolescence. Elle consiste bien plutôt dans la persévérance dans la vie bonne et l'affranchissement par rapport à tout dévoiement. Elle sait dire oui et non, bien sûr, mais pas indifféremment ou arbitrairement. Elle dit oui au bien et non au mal, du moins à ce qu'elle reconnaît comme tel, au risque toujours à prendre dans la vie morale de devoir réviser son jugement premier. Elle peut dire oui au mal ou non au bien, et elle le fait quand l'action est un péché, mais il s'agit alors d'un mésusage dont on ne saurait tirer prétexte pour en définir la finalité.

Saint Thomas d'Aquin souligne l'existence d'inclinations naturelles (I-II, Q. 94, a. 2) en amont de la liberté. En d'autres termes, la liberté n'a pas le pouvoir de récuser les inclinations à la conservation de l'existence, à l'union sexuelle, à la connaissance de la vérité, à la vie en société… Ce serait peine perdue que de vouloir nier ce qui est inscrit dans la nature humaine et qui sera le fondement de cette « loi naturelle » que continue d'affirmer, de défendre et de promouvoir le magistère catholique contemporain. Il ne s'agit pas, au nom d'un objectivisme moral rigide, de limiter l'exercice de la liberté mais de mettre en œuvre celle-ci avec réalisme.

Il y a, cela a été dit, bien des options possibles pour acquérir le bonheur. Chacun est libre du choix du moyen. Nul n'est libre, à moins d'absence de conscience, d'éprouver ou non en soi cette tendance foncière à la sauvegarde et l'accomplissement de son être : « Tous les hommes recherchent d'être heureux ; cela est sans exception… C'est le motif de toutes les actions de tous les hommes, jusqu'à ceux qui vont se pendre » (Pascal, Pensée 425).

■ La loi

La loi, en son sens moral, demande un effort similaire d'interprétation. Le terme est, sinon équivoque, du moins passablement analogique. Il est tout d'abord évident que, relative à des actions humaines libres, elle ne saurait présenter le caractère déterministe d'une loi scientifique. Mais, par ailleurs, son caractère non purement descriptif mais proprement prescriptif, peut conduire à poser la loi comme émanation du législateur, en antagonisme à la liberté de celui qu'elle vient obliger. Cette opposition, aussi courante que non critiquée, rend incompréhensible le sens biblique d'une loi dont les livres sapientiaux ne cessent de louer l'amabilité.

Il importe donc de se demander comment assumer théologiquement cet héritage de l'Écriture, par lequel la Torah, loin d'apparaître oppressive, se présente comme un facteur d'espérance pour le peuple de Dieu. Elle se pense dans le cadre d'une relation d'alliance qui présuppose la conviction d'un dessein bienveillant du Dieu qui en prend l'initiative. L'altérité n'y est donc pas facteur d'antagonisme mais d'amour opérant une union des volontés. À celui qui peut dire à son Père « que ta volonté soit faite », l'autorité, la loi de celui-ci ne sont pas coercitives car c'est librement que le Fils entre alors dans le dessein du Père.

En outre, il n'est pas sûr que l'essence de la loi soit d'être l'expression de la volonté du législateur. Cette conception courante montre sa limite dans le système politique de la démocratie.

L'encyclique *Evangelium Vitae* (1995) prône même un devoir, en conscience, de dissidence, de désobéissance civile, contre certaines lois qui iraient à l'encontre des grands impératifs moraux en matière de respect de la vie humaine. Déjà l'Antigone de Sophocle dressait contre la loi inique du roi Créon lui interdisant de rendre honneur à la dépouille mortelle de son frère, une loi mystérieuse beaucoup plus impérieuse : « Moi, j'ai obéi à une loi, de ces lois que personne n'a écrites, qui existent on ne sait depuis quand et qui sont éternelles. »

La loi au sens moral est donc bien plus que l'expression d'une volonté, qu'elle soit celle d'un homme ou celle d'un peuple. Elle est inscrite dans chaque cœur humain, comme la trace d'une sagesse reçue de Celui qui, mieux que nous, sait quel est notre bien. Pour saint Thomas d'Aquin, la loi est avant tout affaire d'intelligence – *ordo rationis* : un ordre posé par l'intelligence du législateur et lisible par l'intelligence de celui à qui elle s'adresse.

Dans cette optique non volontariste, non positiviste de la loi, l'obéissance n'est pas avant tout l'holocauste d'une volonté propre : il ne s'agit certes pas de scruter et de juger en esprit de supériorité le contenu rationnel de la loi, mais bien d'aller au-delà d'une conformation purement extérieure à ses préceptes jusqu'à la perception intellectuelle de cette sagesse dont elle a vocation à être l'expression.

La conscience

La conscience apparaît comme ce lieu intime où résonne la voix de Dieu, indiquant à chacun le bien à faire et le mal à éviter, et constituant cette indication en une loi à respecter en autrui non moins qu'en soi-même (*cf. Gaudium et Spes* n° 16). Et s'il arrive qu'elle se trompe de bonne foi, elle ne cesse pas de constituer la norme prochaine impérative de la moralité, en sorte que lui désobéir même en ce cas constitue une faute.

Ne pas suivre sa conscience, même erronée, est donc toujours un péché. En revanche, lui obéir quand elle se trompe n'excuse du mal commis ou du bien omis que si l'erreur est en tout point involontaire et elle-même non coupable.

Dans tous les cas, l'autorité de la conscience, si bien mise en valeur par le célèbre toast du cardinal Newman dans sa *Lettre au duc de Norfolk* (« Je boirais à la santé du pape, croyez-le bien, mais à la conscience d'abord, et ensuite au pape » [ch. 5]), ne saurait faire l'économie d'une responsabilité dans sa formation et dans sa rectification. Une éthique de la pure sincérité, faisant fi de l'objectivité d'un contenu moral commun à tous les hommes, illustre ses limites tragiques dans le comportement des fanatiques qui sacrifient, en toute bonne conscience apparemment, les vies innocentes à la justesse supposée de leur terrorisme.

Péché et grâce

Alors que les anciens manuels pouvaient donner l'impression d'une sorte d'obsession des moralistes sur les péchés, surtout sexuels d'ailleurs, l'air du temps milite pour une morale sans péché, permettant ainsi d'enterrer le moralisme culpabilisant. Quoiqu'il puisse y avoir un effet libérateur, voire roboratif, dans un tel projet à court terme, il apparaît rapidement qu'éliminer le péché de la morale théorique n'équivaut pas à l'éradiquer de la morale pratique. Ne pas parler du péché, se refuser à le voir, à le nommer, à le résoudre, ne rend pas les hommes meilleurs ni plus heureux.

Au contraire, le témoignage intérieur de la conscience blâmant le mal commis devient un poids insupportable s'il n'arrive à se dénouer en authentique libération. Il y a une manière morbide et traumatisante de traiter du péché, et ce thème n'est pas le plus important de la morale. D'une certaine manière, celui qui voit le bien et la vertu en sait assez pour connaître l'envers que sont le mal, le vice et le péché.

Mieux vaut donc développer à pleines pages les voies du bien que de décrire ce que l'introspection nous permet suffisamment d'appréhender. Telle est du moins l'optique d'une théologie morale qui reconnaît à la grâce de Dieu son rôle principiel, moteur. Mais si la grâce est première en dignité, le péché est premier existentiellement, comme le souligne le dogme du péché originel (même s'il reste second, tout de même, par rapport à la bonté absolument première de la Création). De fait, ce n'est qu'à la lumière de la grâce et du pardon offert par Dieu que peut se saisir adéquatement la notion du péché.

Sans doute ici, plus qu'ailleurs, la source biblique doit-elle être redécouverte et mise à profit, pour saisir à la fois la gravité du péché comme atteinte à l'alliance et à la communion avec Dieu, et en même temps sa secondarité par rapport à l'amour victorieux de Dieu, offert mais respectueux de notre liberté.

Sans doute aussi la théologie classique, de type scolastique, a-t-elle à se mettre à jour sur ce sujet en tirant bénéfice du progrès des sciences humaines et notamment de la psychologie : la pleine connaissance et le plein consentement qui doivent s'ajouter à la gravité de matière pour constituer le péché mortel, ainsi désigné par son effet qui est d'exclure la vie de Dieu en nous, ne sont peut-être pas si fréquents, compte tenu des différents conditionnements pesant sur la liberté.

Il reste que cette même liberté doit être suffisamment prise au sérieux pour ne pas éluder la possibilité d'un choix lucide et radical de quelque chose nous séparant de Dieu. À cet égard, il ne faut pas s'imaginer que seule l'intention de s'opposer à Dieu puisse atteindre un tel effet. Il suffit, en effet, de choisir quelque chose réellement opposé à Lui pour provoquer une telle rupture de communion. David n'était pas animé de haine contre Dieu lorsqu'il décida de commettre l'adultère avec Bethsabée et pour cela l'homicide de son époux Urie. Son moteur n'était que le désir. Mais en sacrifiant le respect de la loi divine à celui-ci, il méprisait pratiquement le Seigneur qu'il prétendait aimer. Le péché, entendu en son sens absolu le distinguant de l'imperfection et du péché dit « véniel », présente souvent un aspect d'aveuglement qui ne le dédouane pas automatiquement de toute culpabilité, dans la mesure où il peut s'agir d'une mise à l'écart volontaire de la lumière qui retiendrait de pécher.

Au demeurant, si l'intention est un critère principal d'évaluation morale, il n'est pas unique et ne peut pas radicalement métamorphoser un acte mauvais. L'existence d'actes intrinsèquement mauvais, c'est-à-dire que l'on ne peut accomplir en aucune circonstance, appartient à la fois au patrimoine de la morale philosophique (Aristote, Kant, par exemple) et à l'héritage de la Bible et de la Tradition qui comporte des commandements négatifs, des prohibitions absolues.

Un système moral qui donnerait une extension indéfinie et techniciste au principe du moindre mal pour justifier la possibilité d'un mal moral par son accompagnement de bien s'opposerait au principe intangible qu'il n'est pas licite de faire le mal pour qu'il en résulte un bien (Rm 3 8) ou, pour employer une expression populaire, que la fin ne justifie pas les moyens. L'apparente rigidité de la morale catholique sur ce point manifeste la fermeté de la conscience morale par rapport aux ruses extérieures ou intérieures qui pourraient l'intéresser à faire entorse à la vérité. Si, dans cette perspective proportionaliste récusée par l'encyclique *Veritatis Splendor* (n° 74), l'acte mauvais n'est plus regardé comme tel dès lors que l'on parvient à le compenser par une masse suffisante de bonnes raisons, qui ne voit que même la torture ou l'apostasie, par exemple, pourront alors trouver une justification? D'une certaine manière, on peut même avancer que l'excellence morale de l'homme se mesure au courage inflexible de ne pas consentir à la transgression de ces interdits majeurs. Inversement, les génocides de l'ère contemporaine, et singulièrement la Shoah, nous laissent horrifiés non seulement par la cruauté barbare des criminels actifs, mais aussi par la lâche et complice asthénie des « braves gens » sans lesquels ils n'auraient pu avoir lieu.

Par ailleurs, refuser de faire le mal en vue d'un bien ne signifie pas qu'il faille verser dans le purisme d'imaginer que nos actions puissent être totalement exemptes de négativité. Autre chose est d'user de la vie d'un otage innocent pour faire fléchir un ennemi, autre chose d'administrer des antalgiques de manière croissante à un malade en souffrance. L'une et l'autre action pourront bien provoquer la mort, elles seront catégoriquement différentes au plan moral. La première veut directement la mort de l'innocent comme un moyen pour une fin prétendue bonne; la seconde veut directement le soulagement d'une douleur, et l'abrègement de la vie qui en résulte, lors même qu'il est connu et probable voire certain, est effet et non moyen. Il y a ici toute la distance entre un volontaire direct et un volontaire indirect.

Les applications de cette distinction sont délicates et demandent à la fois une bonne connaissance théorique des principes moraux et une finesse de discernement dans les circonstances pratiques, mais elles sont d'un usage considérable dans certains lieux d'éthique appliquée, comme l'éthique biomédicale où les cas de conscience abondent.

Bioéthique

Parmi les champs d'application de l'éthique, outre celui, traditionnel et largement médiatisé, par lequel l'Église entend défendre le sens authentique de l'amour humain en maintenant fermement la nature hétérosexuelle du lien conjugal, l'indissolubilité du mariage, l'impossibilité de séparer l'union de la procréation (contraception), etc., tout ce que l'on pourrait ranger sous le terme d'éthique familiale et sexuelle, un autre domaine, l'éthique biomédicale, a connu depuis quelques décennies un essor considérable.

Un principe de base se trouve mis en avant par la morale chrétienne, à savoir l'égal respect des vies humaines dans leurs différents âges et leurs différentes formes, et le devoir qui en résulte de protection spéciale des plus faibles. L'eugénisme constitue, à cet égard, une tentation d'autant plus préoccupante que masquée dans les sociétés occidentales contemporaines. L'avortement est déjà une réalité légalisée dans une majorité de pays. L'euthanasie est l'objet de campagnes destinées à lui acquérir favorablement les mentalités à partir de l'émotion créée à propos de certains cas tragiques. Les refus opposés par l'Église à ces égards sont bien connus et diversement entendus ou acceptés.

Mais il faut avouer que la clarté théorique des principes perd souvent de sa netteté dans le concret. Prohiber tant l'euthanasie que l'acharnement thérapeutique n'a de simplicité qu'apparente, car l'omission de certains soins (comme l'alimentation ou l'hydratation) est caractérisée par une note du Saint-Siège (2007) comme une euthanasie, tandis que d'autres n'y verront que la décision de laisser passivement la personne à sa fin de vie.

Sur ces questions, il est important et apaisant pour la conscience croyante de vivre son discernement au cœur de la communauté ecclésiale et à l'écoute de ses pasteurs. Sans doute y a-t-il en ce domaine matière à un progrès de l'œcuménisme pour que la docilité à l'Esprit apparaisse comme un bien commun.

Outre les questions relatives au début de vie, à la fin de vie, et au respect des personnes souffrant d'un handicap, d'autres problèmes éthiques surgissent de l'essor scientifique. Ce ne doit certes pas être l'occasion d'un frein obscurantiste à l'éclosion de bienfaits avérés pour l'humanité, notamment en matière sanitaire. Il reste que la louable finalité ne peut dispenser de s'intéresser aux moyens mis en œuvre et de favoriser des alternatives éthiquement légitimes lorsqu'une voie s'engage vers la transgression d'interdits moraux.

Pour cette raison, alors que l'utilisation des cellules souches adultes se fait très prometteuse pour la recherche contre les maladies neuro-dégénératives, il n'est pas possible de cautionner l'expérimentation sur des cellules prélevées sur un embryon procuré par avortement. La pression eugéniste quant à l'utilisation des diagnostics surveillant le déroulement d'une grossesse, les perspectives de clonage reproductif, même légalement encadré, constituent autant de points de vigilance par rapport auxquels l'éthique chrétienne est mise au défi de s'affiner pour ne pas se situer inutilement à la remorque de progrès scientifiques non maîtrisés.

Éthique sociale

■ La doctrine sociale

Un autre pan immense de l'éthique appliquée, encore parfois appelée « morale spéciale », est constitué par l'éthique sociale. Depuis l'encyclique *Rerum novarum* du pape Léon XIII (1891) jusqu'à celle de Jean-Paul II intitulée *Centesimus annus* (1991) qui la commémore à un siècle de distance, un véritable corps de doctrine sociale s'est constitué, qui explore et éclaire les applications sociales, économiques et politiques de la vertu de justice. L'Église s'est risquée à une voix indépendante, tant des États que des courants d'idées, attentive à ne pas verser dans un excès, comme un capitalisme débridé, sous prétexte d'en éviter un autre, comme le communisme marxiste. Presque simultanément avec la parution du *Compendium de la doctrine sociale de l'Église catholique* (2006), le patriarcat orthodoxe russe a diffusé ses *Fondements de la doctrine sociale* (2000, traduction française en 2007).

La promotion de la paix

Dans sa Constitution pastorale *Gaudium et Spes* sur l'Église dans le monde de ce temps (ch. V), le concile Vatican II prête aussi une attention spéciale à une éthique de la paix. Les papes adressent à chaque nouvel an un *message pour la Journée mondiale de prière pour la paix*, qui prend en compte les problèmes du monde dans l'année écoulée et attire l'attention sur les conditions nécessaires d'une paix authentique. L'aréopage insolite de chefs d'État parfois ennemis, lors des obsèques du pape Jean-Paul II, rend hommage, bien plus qu'au statut international de l'État du Vatican, à l'autorité morale indépendante dont jouit la papauté à cet égard (avec d'autres comme le dalaï-lama). Bien consciente que les religions ont pu et peuvent encore alimenter la violence, l'Église s'engage, en évitant tout syncrétisme, dans le chemin d'une coopération des religions en faveur de la paix, notamment par la prière et le respect mutuel.

La sauvegarde de l'environnement

Une autre préoccupation est l'occasion d'une convergence œcuménique stimulante, surtout entre le patriarcat orthodoxe de Constantinople et l'Église catholique romaine : la sauvegarde de l'environnement. L'inquiétude relative à un possible réchauffement climatique aux effets irréversibles prend une dimension planétaire et se trouve maintenant largement médiatisée. Les effets de la déforestation, l'inégalité de l'accès à l'eau, le pillage des énergies fossiles, les monopolisations des biotechnologies ne sont que quelques-uns des thèmes où la responsabilité de l'homme sur la création et par rapport à sa propre survie demande l'attention des grandes instances éthiques, parmi lesquelles la voix des chrétiens, en collaboration avec les autres, ne doit pas faire défaut. De la morale dépend peut-être l'existence même de l'humanité.

Chapitre 12

Théologie mystique

EMMANUEL RENAULT, O.C.D.

Ancien définiteur général des carmes déchaux

La nécessité de faire le point sur la nature de la mystique vient du fait que certains auteurs ont tenté de réduire l'expérience mystique à ses manifestations extérieures extraordinaires.

> *Il ne faut pas s'étonner si des troubles nerveux accompagnent parfois le mysticisme; on en rencontre aussi bien dans d'autres formes du génie, notamment chez les musiciens. Il n'y faut voir que des accidents. Ceux-là ne sont pas plus de la mystique que ceux-ci ne sont de la musique.*
>
> (H. Bergson, Les Deux Sources de la morale et de la religion, *PUF, 1941, p. 243*)

À l'origine, le terme de « mystique » signifiait en grec « ce qui, dans une religion, a trait aux rites secrets réservés aux initiés ». Au cours des siècles, ce terme n'a pas cessé de changer de sens. Il a été appliqué à toutes sortes de réalités, jusqu'à désigner de nos jours une conduite plus passionnelle que raisonnable ou bien, de la part de scientifiques comme les docteurs Charcot et Janet, une sorte de folie religieuse, expression d'une angoisse pathologique.

Tandis que, pour les chrétiens, l'idée de mystique a toujours conservé son sens particulier d'expérience : expérience d'unité et de communion ou de présence de Dieu ou avec Dieu. Par conséquent, le terme de « mystique » traduit bien la compréhension que les spirituels ont de cette expérience, à savoir l'incapacité de préciser ce qui est ineffable.

Nature de la présence divine dans l'expérience mystique

Ce concept de présence a acquis de nos jours une certaine notoriété grâce à son application dans la philosophie d'Emmanuel Mounier, de Maurice Nédoncelle et de Gabriel Marcel.

Cette notion nouvelle est particulière à la philosophie existentialiste ; elle est le fruit non d'une spéculation ou d'une déduction mais d'un contact avec des réalités concrètes, présentes dans la vie de l'homme.

Pour qu'il y ait une présence, il est nécessaire, au minimum, qu'il y ait une conscience personnelle. La présence « est le rapport objectif indéfinissable par lequel mon ami me fait le don de sentir qu'il est avec moi, la présence se révèle immédiatement irréductible dans un regard, un sourire, une phrase, une poignée de main » (R. Troisfontaines, « La notion de Présence chez Gabriel Marcel » in *Existentialisme chrétien*, Plon, 1948, p. 203–267).

Présence, c'est la conscience que quelqu'un est avec moi, pas seulement à côté, matériellement, mais en relation interne, exerçant une influence positive. Car il peut se trouver des cas où deux êtres vivent l'un à côté de l'autre, sans être présents l'un à l'autre. À l'inverse, des personnes qui n'ont jamais été unies matériellement sont présentes l'une à l'autre spirituellement par des relations réciproques conscientes. Le concept de présence s'applique donc de manière spéciale aux relations interpersonnelles. Par conséquent, la présence signifie une influence intérieure qui n'est pas circonscrite à un lieu parce qu'elle est extratemporelle.

C'est pourquoi la présence n'est pas quelque chose de statique, de quantitatif ; elle est activité, dynamisme, influence intérieure. La nature intime de la présence nous transfère dans une zone de mystère, d'ineffabilité. C'est toute la personne qui se trouve concernée, engagée. Lorsque deux personnes se trouvent ainsi présentes l'une à l'autre, des relations nouvelles surgissent. Quand il s'agit de Dieu, ce sont des relations d'amour.

Il est à noter d'ailleurs qu'en ce qui concerne les « phénomènes mystiques » proprement dits, c'est-à-dire les manifestations psycho-somatiques, l'Église s'est toujours abstenue de se prononcer à ce sujet.

Elle s'est même systématiquement refusée à en tenir compte dans des procès de béatification ou de canonisation des serviteurs de Dieu, lorsque les témoignages en faisaient état.

> *Pour les grands mystiques espagnols, les ravissements, les révélations, les extases, les visions, les stigmates etc. ne sont que des accidents et doivent être acceptés avec prudence ; ils s'en méfient et répugnent à en parler. Leur expérience est au-dessus de la nature et de la raison, non à côté.*

(Joseph Pérez, Thérèse d'Avila, *Fayard, 2007, p. 279)*

En effet, comment discerner avec certitude le psychologique de ce qui relève de l'Esprit saint, en un domaine qui se situe aux confins du naturel et du surnaturel, où le spirituel se trouve impliqué dans le psychologique ? Péguy l'avait observé, qui disait que « le spirituel est pétri de charnel » (« Ève », La Pléiade, p. 1041).

Cependant, il est possible et utile de faire ou, tout au moins, d'essayer de faire un peu de lumière en ce domaine, en dégageant quelques vérités ou des règles sûres quant à l'essentiel, en délimitant, au plus près, les contours de la question.

L'expérience de Dieu

Pour commencer, il nous faut recourir au concept général d'*expérience* qui exprime, globalement, la nature de la mystique. Les dictionnaires de philosophie définissent l'expérience comme « une perception immédiate et directe du réel » (J. Jolivet, *Vocabulaire de philosophie*, Vitte, 1942), ce qui implique une *connaissance*, que celle-ci soit d'ordre sensible ou spirituelle, pourvu qu'elle soit *consciente*.

Évidemment, cette sorte de connaissance peut porter sur différents objets, à des degrés variables. C'est ainsi que l'on parlera de l'expérience de l'amitié ou de l'amour, ou de l'expérience de la montagne et de la navigation. Mais lorsque cette perception, que nous avons dite immédiate et directe, concerne Dieu, on dira alors qu'elle est « mystique ». Si bien que l'expérience mystique pourrait se définir « contact expérimental avec Dieu ».

On en conclut aussitôt que tout chrétien, de par sa foi, possède cette capacité de rencontrer Dieu intimement et réellement, selon cette promesse du Christ lui-même : « Si quelqu'un m'aime, il gardera ma Parole et mon Père l'aimera, nous viendrons à lui et nous ferons chez lui notre demeure » (Jn **14** 23).

C'est pourquoi le père Garrigou-Lagrange et le philosophe chrétien Maurice Blondel n'ont pas hésité à affirmer clairement que « toute mystique authentique est en germe dans la seule expérience baptismale : l'expérience du baptême reçue dans la foi » (L. Bouyer, *Mysterion : du mystère à la mystique*, OEIC, 1986, p. 356).

C'est ce qu'enseignait déjà, au 10e siècle, Syméon le Nouveau Théologien. Ainsi, tout chrétien, s'il vit sa foi authentiquement, a la possibilité d'avoir une véritable expérience mystique, car Dieu ne se contente pas de se faire connaître à travers des intermédiaires sensibles, Il se communique lui-même à l'âme, que ce soit d'une manière fugitive à peine perceptible – telle une grâce de consolation spirituelle, de paix intérieure, de lumière – ou d'une manière plus marquée, plus forte – comme une « touche divine », une sorte de « vision de dos » (Moïse à l'Horeb), ou une voix comme une brise légère (Élie au Sinaï), une communication mystérieuse (le songe de Jacob) ou un éclat fulgurant (Isaïe dans le Temple), le feu d'un buisson ardent (Moïse dans le désert) ou encore une voix appelant Marie Madeleine par son nom, la conversation d'un étranger qui rend le cœur tout brûlant (les disciples d'Emmaüs), le déjeuner préparé par un inconnu (au lac de Tibériade), un instant de lumière et de paix (les disciples du Thabor)… On peut trouver toutes sortes d'équivalences de ces grâces d'interventions divines dans la vie des chrétiens d'aujourd'hui. D'ailleurs, le sens commun des fidèles comprend spontanément qu'est « mystique » celui ou celle qui est favorisé d'une connaissance personnelle, disons existentielle, de Dieu dans une relation intime, secrète, qu'il ne peut exprimer parce qu'elle est ineffable.

Ainsi le P. Bouyer a-t-il pu déclarer avec assurance :

Doit être considérée comme « mystique » toute expérience chrétienne où la foi vécue nous livre effectivement à l'action transfigurante du mystère du Christ en nous… que cette expérience, par suite, dans son développement, tende à produire une contemplation avant-courrière de ce que sera la béatitude éternelle, c'est-à-dire une conscience illuminée de ce fait que « ce n'est plus moi qui vis, mais le Christ qui vit en moi », c'est indubitable.

(Op. cit., *p. 356*)

La dimension mystique de la vie chrétienne ordinaire

Ce n'est donc pas parce que ces grâces ne sont pas « extraordinaires » au sens où on l'entend ordinairement, c'est-à-dire qu'elles ne se manifestent pas par des extases, des visions, des lévitations, etc., qu'elles ne sont pas mystiques pour autant. Elles le sont du seul fait qu'elles comportent une expérience vitale, ce contact immédiat et direct, donc conscient avec Dieu.

De sorte que, Edith Stein l'a montré dans son livre *La Science de la Croix*, on doit reconnaître « une authentique expérience mystique chrétienne dans la contemplation et la vie des simples, tout autant que dans les grandes œuvres spéculatives ou psychologiques des grands mystiques de l'Église ». Rien d'étonnant à cela, si l'on reconnaît que *l'expérience mystique appartient au développement normal de la grâce sanctifiante dans une âme de baptisé* qui vit avec fidélité et générosité l'idéal évangélique des Béatitudes.

Évoquons ici ce fait que nous rapporte le saint curé d'Ars. Remarquant un paysan qui demeurait immobile des heures durant dans son église en face du Saint Sacrement, il lui a demandé ce qu'il faisait. Cet homme lui a répondu : « Je L'avise et Il m'avise. »

Par conséquent, on ne peut réduire l'expérience mystique à ses seules manifestations extérieures d'ordre psychosomatiques, ce qui aboutirait à n'admettre d'expérience mystique que dans les cas rares, de privilégiés.

Cette conception restrictive, qui a vu le jour seulement au cours des 14e et 15e siècles, entendait certes souligner le caractère quasi sacré de ces phénomènes extraordinaires mais, ce faisant, les coupait, contradictoirement, de leur source sacrée qui, elle, n'est autre, comme nous l'avons vu, que le mystère même du Christ : « Mystère qui, par sa seule présence active, efficace, détermine ce qui peut légitimement être appelé mystique dans l'expérience chrétienne » (L. Bouyer, *op. cit.*, p. 356). Il y a :

> *une différence considérable entre le christianisme des treize premiers siècles en gros, et celui des siècles suivants : c'est que jamais, jusqu'à ce tournant du 14e siècle, non seulement on n'avait jamais pensé à détacher ces états d'âme de leur objet transcendant (Dieu), mais jamais non plus on n'avait été tenté de penser qu'ils en fussent détachables car on n'avait jamais essayé de les décrire en faisant abstraction de leur source.*

> *(L. Bouyer,* op. cit., *p. 314)*

Mais que les grâces mystiques les plus élevées, avec ou sans leurs effets visibles extérieurement, soient réservées à certaines âmes… rien de plus vrai si l'on observe que, dans certains cas, il s'agit de grâces particulières de Dieu, qu'Il donne en vue d'une mission particulière à remplir dans l'Esprit. Grâces qui relèvent de ce que les théologiens appellent « charisme ». Tel a été le cas de sainte Thérèse d'Avila, comme l'a reconnu saint Jean de la Croix :

> *Dieu, dans ce cas, se plaît à enrichir de ses trésors ceux dont il fait les chefs d'une race, Il met en eux les prémices de l'Esprit, plus ou moins, selon la succession qu'il a besoin de donner à leur doctrine.*

> *(La Vive Flamme d'amour, strophe II, 2)*

◼ Les degrés de l'expérience mystique

Sainte Thérèse d'Avila fait la description des états mystiques de l'âme dans les *Cinquièmes*, *Sixièmes* et *Septièmes Demeures* du *Château de l'âme*. Pour elle, est « surnaturel », « ce qu'on ne peut acquérir par notre explication ou activité personnelle » (*Relation V* de 1576) parce que ce sont de purs dons de Dieu. Elle en donne une liste, à peu près complète, dans une « relation » au père Rodrigo Alvarez, jésuite, en 1576. Elle énumère ainsi :

- « l'oraison de recueillement infus (le premier degré), l'oraison de quiétude », qui peut s'étendre à un « sommeil » que l'on appelle des « puissances » ;
- ensuite, viennent l'« union de toutes les puissances », les « extases et suspensions », les « ravissements », l'« envol de l'esprit », les « transports » et enfin « la blessure de l'âme » ou transverbération.

On peut se demander si la difficulté que l'on éprouve aujourd'hui à admettre une véritable expérience mystique dans la vie des chrétiens ordinaires, pourtant fervents et exemplaires, n'est pas de même nature que celle qui fait que l'on se refuse à reconnaître simplement la sainteté de fidèles, laïcs ou religieux, pourtant admirables de vertus. On en vient donc à distinguer (en simplifiant beaucoup par raison de clarté) trois niveaux ou degrés d'expérience mystique :

- Il y a d'abord ceux que l'on considère ou qui se considèrent comme des fidèles ordinaires et qui se sentent gratifiés, de temps à autre, d'une grâce particulière, en telle ou telle circonstance de leur vie, et dont souvent ils n'ont pas conscience du caractère surnaturel de ce qu'ils éprouvent, sans doute parce que cela est aussi fugitif et exceptionnel. Ils en ressentent pourtant l'effet bénéfique qu'ils ne peuvent attribuer à une cause purement psychologique.

  Il s'agit pourtant d'une grâce de réconfort qui les aide à supporter dans la foi et dans la paix une épreuve, ou bien une lumière qui leur permet de résoudre une difficulté en référence à la volonté de Dieu, une douceur d'amour soudaine au moment de la communion… Ce sont là de brèves expériences de présence et d'amour de Dieu qui sont de réels moments « mystiques ».
- Il y a ensuite ceux (consacrés ou non) qui s'appliquent à suivre et à imiter le maître, en s'engageant avec fidélité et générosité à le servir auprès du prochain et dans la méditation assidue de sa Parole. Ceux-là parviennent aux *Quatrièmes Demeures* décrites par sainte Thérèse. Ils vivent dans une forme de contemplation active ou infuse dans laquelle ils goûtent de manière diffuse de la Présence d'amour de Dieu dans l'âme, selon ce que le Seigneur a proposé à tous ceux qui l'aiment et que les théologiens nomment l'« inhabitation de Dieu » en l'âme, présence plus ou moins vive.
- Enfin, il y a les serviteurs et servantes de Dieu qui se sont avancés dans les voies du renoncement, des souffrances d'amour à l'imitation du Christ, vivant les vertus théologales et morales jusqu'à

l'héroïsme. Ils se voient favorisés des plus hautes grâces mystiques que sont les « fiançailles » et le « mariage spirituel », décrites dans les *Sixièmes* et *Septièmes Demeures* du *Château de l'âme*.

On voit donc que la différence essentielle entre ces trois différents degrés d'expérience mystique ne tient pas à la réalité de l'expérience immédiate et directe de l'âme qui en constitue l'essence, mais : (1) à l'intensité de cette expérience, (2) à sa durée ou sa permanence et (3) à son emprise plus ou moins totale sur la personne.

■ L'union à la Trinité

Il est clair que les uns et les autres, les grands mystiques comme les fidèles fervents, tendent tous à la même fin qui est l'union parfaite de l'âme avec Dieu.

Ce désir d'union est toujours central, à quelque état de vie ou école de spiritualité chrétienne qu'il appartienne, puisque la vie spirituelle consiste essentiellement en la relation personnelle de l'âme avec Dieu.

> *Pour approfondir la question de la spiritualité chrétienne par un exemple, voir* **« La spiritualité carmélitaine »** *p. 261.*

Or toute relation personnelle, lorsqu'elle est entretenue, croît et tend de plus en plus à l'assimilation avec l'Aimé, à la transformation de tout l'être en l'Aimé, autrement dit à l'union parfaite de l'âme avec Dieu dans la conformité de la volonté avec celle de Dieu, jusqu'à tendre vers ce que saint Jean de la Croix a appelé l'« égalité d'amour » entre Dieu et l'âme.

À cet aspect personnel d'union de Personne à personne, s'en ajoute un autre, non moins frappant dans la vie mystique chrétienne, qui est l'*aspect trinitaire* de cette union. De fait, Dieu est une nature en trois Personnes : Père, Fils et Esprit saint. Par conséquent, l'âme qui s'unit à lui entre forcément dans le mystère trinitaire. Le mysticisme chrétien a donc cette caractéristique unique d'être un mysticisme trinitaire. Après Maître Eckhart et Ruysbroeck, saint Jean de la Croix aura la même hardiesse de parler d'une « certaine participation » de l'âme à la génération du Verbe par le Père (voir *Cantique spirituel* B 39, 4)!

Certains auteurs comme Baruzi (le commentateur de Jean de la Croix) ont imaginé que les grands mystiques, parvenus au sommet spirituel, arrivent à dépasser tous les dogmes pour se retrouver, tous ensemble, unis dans une Essence divine commune à toutes les religions. Une telle conclusion n'est guère qu'une élucubration d'intellectuel qui ne tient pas compte des déclarations obvies de saint Jean de la Croix lui-même, pour ne citer que lui.

Il y a, dans l'Église, des spirituels qui ont expérimenté, d'une manière indiscutable, une sorte de participation à la vie trinitaire. Il suffit d'évoquer l'exemple de la bienheureuse Élisabeth de la Trinité avec son hymne admirable à la Sainte Trinité, « Trinité que j'adore ».

■ L'expérience du Christ dans la foi

Qu'une certaine expérience « mystique » de Dieu soit possible ici-bas, est un fait que prouvent de nombreux exemples. Cela dit, on peut se demander si une telle expérience est nécessaire pour qu'une vie soit véritablement chrétienne.

Nous savons que la foi est la certitude de ce dont on n'a pas l'évidence, selon l'épître aux Hébreux (He **11** 1). C'est dire que la Parole de Dieu, rapportée par les évangélistes, selon laquelle le Christ est Fils de Dieu, qu'Il est vivant, constitue le fondement de la foi, laquelle est reçue comme un don gratuit de Dieu et n'est, en aucune manière, le fruit d'une réflexion ou d'une démonstration rationnelle.

Or, cette certitude donnée par Dieu ne devient vivante et opérante que lorsqu'elle se trouve, en quelque sorte, confirmée et éclairée par *une certaine expérience de Dieu*, pour élémentaire qu'elle soit.

Il est bien évident que cette expérience ne constitue pas la foi qui, elle, est fondée sur la Parole de Dieu, mais elle lui permet de s'enraciner dans le cœur et de croître, comme un arbre, « planté au bord des eaux » (Ps **1** 3). Ce que le Christ a affirmé en déclarant qu'Il donnerait lui-même des signes de la réalité de sa Présence et de son action : « Celui qui m'aime, mon Père l'aimera et Moi aussi je l'aimerai et je me manifesterai à lui » (Jn **14** 21).

Car il y a des vérités que Dieu nous a révélées et que nous ne connaissons que par le Christ : « Personne n'a jamais vu Dieu, mais le Fils qui est dans le sein du Père l'a révélé » (Jn **1** 18). Ce que le Christ a dit, nous en avons la certitude dans la foi. Mais le lien entre la certitude intellectuelle des vérités dans la foi et nous-mêmes, existentiellement, c'est la connaissance vivante que nous avons de la personne du Christ, Fils de Dieu et Fils de l'homme.

C'est justement parce que nous aurons fait une certaine expérience de sa Personne, du mystère d'amour et de pardon en nous – en d'autres termes, que nous le connaissons comme notre Dieu, comme notre Sauveur, comme la Vérité et la Vie, plus intérieur en nous que nous-mêmes – que nous pouvons dire que ce qu'Il a déclaré est vrai...

Mais si, dans l'intervalle entre nous et les vérités qu'Il a révélées, il n'y a pas d'expérience personnelle, de relation vivante avec le Christ, alors il manque un chaînon et nous répétons des mots vides, des phrases qui elles-mêmes peuvent être vraies mais qui n'auront aucune prise sur notre vie, auxquelles nous ne nous sentirons pas liés intimement.

Pour que les mystères de notre foi théologale aient une force dynamique, un pouvoir transformant dans notre vie, il faut que l'on en ait, en quelque sorte, expérimenté la vérité, goûté la bonté, la douceur, la sagesse, la beauté, la profondeur – en d'autres termes, que l'on ait éprouvé la réalité de l'amour du Christ pour soi–, et cela ne se produit que par et dans une relation personnelle d'amitié avec le Christ. « Goûtez et voyez comme est bon le Seigneur » (1P **2** 3).

Cette expérience vivante du mystère du Christ est traditionnelle dans l'Église depuis les origines. Son premier témoin en est l'apôtre Paul, que l'on ne peut soupçonner d'individualisme ni d'illuminisme, et qui a déclaré avec force et une sorte de fierté : « Le Christ m'a aimé et Il s'est livré pour moi » (Ga **2** 20). Peut-être est-ce ce qu'un Père de l'Église, Syméon le Nouveau Théologien, voulait dire en déclarant :

Ceux qui n'ont rien su de la Résurrection du Christ et de ses conséquences dans notre vie en ce monde, n'ont aucune raison d'espérer qu'ils les connaîtront dans l'autre, car il ne suffit pas d'être mort pour posséder la vie éternelle.

En vérité, comment un chrétien pourrait-il vivre pleinement sa foi, y demeurer fidèle tout au long de sa vie, à travers les inévitables épreuves qui affectent toute existence humaine, s'il n'a pas fait, d'une manière ou d'une autre, plus ou moins profondément, ou tout au moins quelquefois, l'expérience vivante de l'amour du Christ pour lui personnellement, de sa Présence d'amour et de pardon, malgré ou plutôt en dépit et au milieu de ses faiblesses ?

Si cette expérience d'amitié personnelle, de contact vivant avec le Christ, représente le cœur secret de la vie chrétienne et constitue une garantie de persévérance, c'est qu'elle répond à l'aspiration la plus profonde et universelle de l'homme, de tout homme à quelque race ou religion qu'il appartienne, à savoir le désir de Dieu, d'un bonheur qui ne soit pas soumis aux vicissitudes de la vie et du temps.

Ce vœu du cœur humain n'est donc pas particulier aux grands saints, aux mystiques, puisque toute âme chrétienne fidèle à la grâce de son baptême y aspire consciemment ou sans en avoir pleinement conscience.

C'est ainsi que nous en trouvons un exemple même dans *L'Imitation de Jésus-Christ* dont l'auteur se montre pourtant si méfiant vis-à-vis de tout ce qui dépasse la mesure commune, aussi bien dans l'ordre intellectuel et ascétique que mystique. Son livre est en effet traversé, de bout en bout, par ce désir de l'expérience de l'union de l'âme avec Dieu.

Tous les auteurs sont d'accord pour reconnaître que la vie spirituelle, de son point de départ à son terme ultime, tend vers l'union à Dieu. C'est ainsi que l'on constate, à travers toute la littérature spirituelle, que les états supérieurs sont toujours caractérisés, avec des variantes, par les termes de « vie unitive », d'« union à Dieu ».

■ La dimension nuptiale de l'expérience mystique

Demandons-nous maintenant comment se manifeste cette expérience de Dieu sur le plan psychologique.

Nous savons que l'union à Dieu est toujours comprise, quelle que soit la manière dont on la considère, comme une union d'amour.

La première observation que nous pouvons faire à ce sujet, conformément à l'enseignement de l'Évangile et à toute la Tradition chrétienne, c'est que l'union de l'âme avec Dieu est conçue, dans l'ordre de la charité, comme un amour réciproque. Il s'ensuit que la relation de l'âme avec Dieu est vécue, psychologiquement, comme un état amoureux.

Cet aspect amoureux de l'union avec Dieu, très frappant dans toute la littérature spirituelle, est exprimé de manière très variée selon les personnes ; mais, fait remarquable, toutes celles qui parviennent aux degrés supérieurs mystiques ne trouvent pas d'autre manière de décrire ce qu'elles éprouvent que de recourir au vocabulaire nuptial. Ce qu'elles vivent est si intime et si profond, ineffable, qu'elles n'ont pas de meilleure comparaison que celle du mariage, des noces spirituelles. Par exemple, sainte Thérèse écrit :

> *Vous avez, c'est probable, souvent entendu dire que Dieu épouse les âmes spirituellement. [...] Et bien que la comparaison soit grossière, je ne trouve rien de mieux que le sacrement du mariage pour me faire comprendre. C'est fort différent, dans ce dont nous parlons tout est spirituel.*

(Cinquièmes Demeures IV, 3)

Cette manière de s'exprimer symboliquement remonte très loin dans la vie de l'Église. On la trouve, par exemple, pour les plus connus, dans le commentaire du Cantique des Cantiques de saint Bernard, dans l'*Ornement des noces spirituelles* de Ruysbroeck, dans le *Livre des Demeures* de sainte Thérèse d'Avila (comme nous venons de le voir), chez saint Jean de la Croix dans le *Cantique spirituel B...*

Mais les uns et les autres, particulièrement les deux docteurs du Carmel, montrent que ce suprême degré des « fiançailles » et du « mariage spirituel » n'est atteint qu'au terme d'un long cheminement au cours duquel l'union avec Dieu se fait progressivement, selon la grâce donnée et le libre consentement de l'âme.

Il nous faut cependant noter une précieuse observation de sainte Thérèse. Elle affirme, en effet, que ces hautes faveurs extraordinaires ne sont nullement nécessaires pour parvenir à la perfection de l'amour de Dieu :

> *C'est là un don de Dieu ; et puisque ce n'est pas nécessaire à notre salut, et qu'il ne l'exige pas de nous par-dessus tout le reste, [celle qui n'est pas contemplative] ne doit point imaginer qu'on le demandera d'elle ; [...] son mérite en sera peut-être accru, car elle se donnera plus de mal ; le Seigneur la traite en personne forte, et réserve les jouissances qu'elle n'a pas ici-bas pour les lui donner toutes ensemble.*

(Le Chemin de la perfection XVII, *2*)

■ Aspects physiologiques

Sainte Thérèse prend soin d'avertir ses filles qu'il y a différentes manières d'être unie à Dieu (*Autobiographie* XVII, 5), selon les différents degrés de l'emprise divine sur l'âme, soit que l'une ou l'autre faculté (intelligence, volonté, imagination et mémoire) ou toutes ensemble se trouvent « suspendues », comme « enchantées » par l'action divine, soit encore que cette union s'empare de tout l'être et devienne finalement si habituelle que la personne en arrive à vaquer à ses occupations sans cesser de goûter la présence de Dieu.

À ce stade très élevé de l'union mystique, action et contemplation n'apparaissent pas opposées. « Marthe et Marie vont ensemble » (*Le Chemin de la perfection* XXXI, 4–5 ; *Autobiographie* XVII, 4 ; *Septièmes Demeures* IV, 12 ; *Pensées sur l'amour de Dieu* VII, 3 ; *Relation IV* de 1575…).

L'harmonie entre l'esprit et le corps, désormais totalement soumis à l'esprit, fait que la personne ne souffre plus d'extases qui la rendaient, quelques instants, étrangère au monde. Cet état nous est décrit, par exemple, dans la vie de Marie de l'Incarnation, l'ursuline surnommée par Bossuet « la Thérèse du Canada ».

Le témoignage de sainte Thérèse d'Avila est aussi très précieux pour clarifier deux points importants concernant les phénomènes psycho-somatiques auxquels sont généralement sujettes les personnes parvenues à ces états mystiques supérieurs.

Tout d'abord, et à son grand étonnement, sainte Thérèse a constaté que les âmes parvenues au « mariage spirituel » ne sont plus sujettes, sinon rarement, à ces phénomènes extraordinaires que sont les « ravissements », « extases », « vols d'esprit » qui accompagnaient auparavant ces grâces mystiques :

> *Pour moi, je suis étonnée de voir que l'âme, une fois parvenue à cet état, n'a plus de ravissements (j'entends en particulier ces pertes de sens), si ce n'est de temps en temps, et encore ces ravissements ne sont pas accompagnés d'extases ou de vol d'esprit ; de plus ces circonstances sont très rares et n'arrivent jamais en public.*

(Septièmes Demeures III, *12*)

En marge de son manuscrit, la sainte avait précisé, dans une note qui n'est habituellement pas traduite, que

> *ces ravissements disparaissent quant à ces effets extérieurs où l'on perd les sens et la chaleur, qui ne sont, à ce qu'on m'a dit, que des accidents des ravissements, tandis que l'intérieur de l'âme se fortifie.*

(Obras completas, *Burgos, 1971, p. 1011 note 16*)

Elle avoue ne pas « en savoir la cause » et pourtant elle en donne l'explication qui paraît proche de la vérité en ajoutant tout simplement :

> *Dans cette demeure où [notre Seigneur] l'introduit, elle voit disparaître cette faiblesse extrême qui lui était si pénible et dont elle n'était pas encore délivrée.*

(Septièmes Demeures III, *12*)

Ce qui lui était pénible, ce n'est pas de se sentir absorbée en Dieu et comme abstraite de son environnement, en état cataleptique donc, mais c'est que ces « faveurs », ces manifestations extérieures, avaient lieu en public.

Ce qu'il faut retenir, ce qui est le plus important, dans cette observation de la « faiblesse extrême » de son corps, c'est qu'elle l'attribue à son incapacité naturelle, physique, à supporter les communications divines faites à l'âme, c'est-à-dire à l'esprit, tandis que le corps y demeure étranger. Si l'on interprète correctement cette observation, on dira que la « dysharmonie » entre l'esprit et la chair fait que le corps, en cessant partiellement d'être animé par l'âme dont toutes les forces sont saisies et absorbées par l'attraction du « géant » qu'est Dieu, se trouve étranger, délaissé, littéralement « sans âme » – d'où une certaine rigidité physique. Une accoutumance se produit alors, petit à petit, comparable à un apprivoisement. Le corps aura été mis au diapason des réalités spirituelles élevées vécues par l'âme. En d'autres termes, le corps se sera « spiritualisé ». C'est ce qui arrive au temps du mariage spirituel : le hiatus entre l'esprit et la chair sera comblé, l'harmonie originelle sera rétablie et, de ce fait, les phénomènes visibles disparaissent.

Ajoutons que les apôtres n'ont jamais observé dans le Christ, même en ces longues nuits qu'il consacrait à la prière, aucune extase le rendant absent au monde. Pourquoi ? Simplement parce que ses sublimes communications avec son Père étaient partagées par sa nature humaine, dont l'harmonie entre son âme et son corps était parfaite, comme au commencement de la création d'Adam et Ève. L'unité de son être était réalisée dès sa conception et sa naissance.

La spécificité de la mystique chrétienne

Notre étude sur l'expérience mystique ne serait pas complète, sous l'angle de l'union avec Dieu, si nous omettions de signaler que le symbolisme des noces n'a pas suffi aux mystiques parvenus à ce haut degré d'union avec Dieu. Poussant plus loin leur comparaison, ils n'ont pas hésité à utiliser d'autres métaphores pour exprimer l'intimité très étroite de leur communion avec Dieu.

Une fois de plus, sainte Thérèse d'Avila nous en donne un exemple remarquable :

> *On peut comparer l'union à deux cierges de cire qui s'uniraient si étroitement que leurs lumières ne feraient qu'une, ou que la mèche et la lumière et la cire ne sont qu'une même chose. On peut toutefois séparer les cierges l'un de l'autre, et il reste deux cierges, comme on peut séparer la mèche de la cire. [...] C'est peut-être ce que dit saint Paul à propos de ce sublime mariage supposant que Sa Majesté se rapproche de l'âme par l'union. « Celui qui s'unit au Seigneur ne fait qu'un esprit avec lui. »*

(Septièmes Demeures II, 4-5)

Ce témoignage de valeur indiscutable, compte tenu de la personnalité du docteur d'Avila, est d'une importance capitale dans la question débattue de la comparaison entre la mystique chrétienne et les mystiques des autres religions.

Selon une opinion répandue, même dans les milieux catholiques les plus orthodoxes, il est trop facilement admis

> *que non seulement il puisse y avoir des mystiques authentiques autres que la mystique chrétienne, mais que toutes ces mystiques, en fin de compte, se rejoignent dans des expériences, sinon tout à fait semblables, au moins apparentées.*

(Bouyer, op. cit., *p. 331)*

Des auteurs pratiquement agnostiques comme Rudolf Otto ont constaté, au terme de recherches strictement scientifiques, qu'il s'agit d'expériences spirituelles radicalement différentes, aussi bien dans leur contenu effectif que dans leurs orientations, pour conclure à la « spécificité irréductible de la mystique chrétienne » (*ibid.*).

Il n'est pas possible de soutenir que toutes les expériences dites « mystiques » se valent plus ou moins et qu'elles ont un contenu équivalent. Pour preuve, il suffira de n'en retenir qu'un exemple, parmi d'autres, en rappelant la doctrine spirituelle traditionnelle de l'Église, fondée sur l'Écriture. L'âme parvenue à la perfection de la charité, autrement dit à l'union parfaite d'amour avec Dieu, accomplit la personne ; et celle-ci ne peut être davantage elle-même, pleinement elle-même, que dans cette gloire divine où, tout en étant comme absorbée en Dieu, elle reste distincte, recevant un nom nouveau connu d'elle seule (Ap **2** 17).

C'est ce qu'illustre clairement la description thérésienne des deux cierges « si étroitement unis que leurs lumières n'en font qu'une, ou que la mèche et la lumière et la cire sont une même chose ». Mais là où l'on s'attendrait qu'elle conclue par une fusion des deux parties indistinctes, la sainte note au contraire nettement : « On peut toutefois séparer les cierges l'un de l'autre et il reste deux cierges ! » C'est dire que, dans l'union totale de l'âme avec Dieu, celle-ci ne perd pas son identité propre mais qu'au contraire elle la voit affirmée et comme renforcée.

Il n'en va pas de même, mais tout le contraire, dans la théorie platonicienne ou plotinienne de l'union, comme dans la mystique hindoue où l'âme, l'« esprit », en rejoignant le Principe originel dont elle est émanée, se fond, se perd en fusionnant avec celui-ci, disparaissant dans le grand tout illimité de l'Esprit universel, dans l'état du « nirvana », qui peut être considéré comme un anéantissement, une fusion de l'âme individuelle dans l'âme collective.

Nous ne pouvons traiter plus avant cette question fort complexe. Cependant, selon le philosophe russe Vladimir Soloviev, on peut reconnaître dans toutes ces mystiques de l'Inde, des approches lointaines de l'expérience mystique chrétienne, en quelque sorte des pressentiments de la seule mystique véritable, comme des appels de l'Esprit saint attirant vers le Verbe tout homme venu en ce monde.

L'union à la volonté de Dieu

Toutefois, il faut noter que, si l'union parfaite d'amour avec Dieu n'aboutit pas à une fusion de tout l'être en Dieu, à la disparition de la personne dans le Tout de Dieu, cependant les mystiques chrétiens font état d'une union dans laquelle une partie de leur être semble se fondre en Dieu : la volonté. Nous devons à Thérèse d'Avila (et Jean de la Croix) une précision éclairante en disant que « l'union véritable consiste à obtenir que ma volonté soit une avec celle de Dieu » (*Le Livre des Fondations* V, 13 ; voir aussi *Cinquièmes Demeures* III, 3) ou, plus clairement encore, « s'unir à la volonté de Dieu, pour qu'il n'y ait pas de séparation entre Lui et elle, mais une seule volonté » (*Pensées sur l'amour de Dieu* III, 1).

C'est donc au niveau de la faculté de l'âme qui est reconnue comme la puissance d'amour : la volonté, que s'opère cette union recherchée et réalisée par la mystique chrétienne…

Il s'agira donc d'une union des volontés, en sorte que la volonté humaine soit entièrement transformée en celle de Dieu. C'est ce que les Pères grecs appelleront la « divinisation de l'âme » et que Jean de la Croix, de manière heureuse parce que théologiquement précise, appelle la « transformation » en Dieu.

Tout en restant elle-même, la personne peut dire comme saint Paul : « Ce n'est plus moi qui vis, c'est le Christ qui vit en moi! » (Ga **2** 20)

théologie mystique

La spiritualité carmélitaine

■ Les caractéristiques essentielles de toute spiritualité

Une spiritualité n'est pas un système abstrait, une théorie élaborée *a priori* pour une certaine catégorie de fidèles dans l'Église. C'est une doctrine de vie, une certaine manière particulière de comprendre et de vivre l'Évangile, réalisée d'abord par des personnalités marquantes suscitées dans l'Église par l'Esprit saint et dont la tradition se perpétue de manière vivante à travers des disciples.

> *La spiritualité est la science de l'application de l'Évangile à la vie du chrétien, à la fois sur le plan intellectuel, sur le plan ascétique et sur le plan proprement mystique.*
>
> (F. Vandenbroucke, « Spiritualité et spirituels », Concilium *n° 9, p. 47*)

Toute spiritualité, pour être authentique, doit intégrer les éléments essentiels de ce que l'on pourrait appeler la spiritualité catholique : la recherche de l'union à Dieu par l'imitation de la personne du Christ, l'ascèse, la prière mentale et la prière liturgique, les sacrements, la pratique des vertus et l'apostolat. Mais ces divers éléments se trouvent ordonnés de façon différente ou avec des accentuations variées par le fait qu'ils ont été incarnés providentiellement par la personnalité du saint qui les a vécus à une époque donnée, et par les apports successifs d'une « véritable tradition expérimentale parallèle en quelque sorte à la Tradition dogmatique » (Vandenbroucke, *op. cit.*, p. 51).

C'est dire que toute spiritualité a une histoire. C'est pourquoi, avant d'exposer les traits caractéristiques de la spiritualité carmélitaine, il nous faut brièvement évoquer quelques faits de l'histoire du Carmel.

■ Le Carmel

L'ordre des Carmes doit son nom à la célèbre montagne du Carmel en Palestine où il a pris naissance. C'est là que, d'après l'Ancien

Testament, Élie le prophète offrit son sacrifice, et là que, d'après la Tradition, il se retirait dans une grotte près d'une source qui porte toujours son nom (2 Rois 2 25). Des inscriptions anciennes attestent que les Byzantins venaient y vénérer le prophète, comme de nos jours encore le font les Arabes. Quand des ermites se sont-ils groupés sur ce haut lieu ? On ne sait au juste. Un pèlerin qui visita les Lieux saints en 1163 rapporte qu'il y a vu deux chevaliers, Aymeric et Berthold, retirés là avec quelques autres venus dans la région à l'occasion des croisades. Un moine grec, Jean Phocas, confirme ce témoignage vers 1177. Ce n'est que plus tard, en 1209, que le prieur Brocard demanda à l'évêque de Jérusalem, Albert Avogadro, de confirmer officiellement leur règle. Nous verrons comment ces origines de l'ordre du Carmel marquent profondément sa spiritualité.

Peu après l'approbation officielle de leur règle par l'Église en 1209, les ermites du mont Carmel durent émigrer en Europe pour ne pas être massacrés par les Sarrasins qui avaient reconquis la Palestine. Ils s'installèrent en particulier en Angleterre et en France. Mais ce changement de lieu comportait une adaptation, imposée du reste par le pape Innocent IV : d'ermites, les carmes devinrent mendiants, c'est-à-dire que la part plutôt minime d'apostolat qu'ils accomplissaient en Palestine se trouvait élargie en activité apostolique permanente et définie dans l'Église. C'est en 1453 que les carmélites ont été officiellement fondées par le bienheureux Jean Soreth, prieur de l'ordre, avec l'approbation de Nicolas V.

Passons rapidement sur les péripéties communes à tous les ordres religieux et à la chrétienté, et vécues par le Carmel au Moyen Âge, jusqu'au moment où, au 16e siècle en Espagne, sainte Thérèse d'Avila réforma l'ordre en revenant à la ferveur des origines, aidée pour la branche masculine par saint Jean de la Croix. Depuis lors, le Carmel compte deux branches : les carmes dits de l'ancienne observance, ou grands carmes, et les déchaussés. C'est à propos de la réforme thérésienne que l'on peut reprendre le mot évocateur d'un auteur contemporain :

> *Le Carmel est une lampe orientale où brûle une flamme espagnole.*

> (A. Frossard, Le sel de la terre, *Fayard, 1969, p. 107*)

Car il y a une continuité vitale entre les origines orientales – on peut dire bibliques – du Carmel et sa vitalité actuelle. Une spiritualité est une doctrine de vie, une tradition vivante d'Église qui ne se laisse pas aisément saisir de l'extérieur. On la comprend d'autant mieux que l'on en vit réellement. Toutefois, elle s'exprime à travers des textes qui permettent d'en dessiner les traits principaux : la règle primitive, les textes anciens, et surtout sainte Thérèse d'Avila, saint Jean de la Croix et sainte Thérèse de Lisieux, qui en ont si admirablement montré la valeur et l'efficacité par leur propre vie.

Nous relèverons quatre traits caractéristiques : l'orientation contemplative, le sens de l'Absolu, la note prophétique, l'empreinte mariale.

■ Orientation contemplative

Le premier trait le plus général et le plus marquant qui caractérise la spiritualité carmélitaine est son orientation contemplative. Il est devenu classique de désigner dans l'Église les deux attitudes fondamentales de la vie chrétienne en présence du mystère du Christ, en se référant à la scène de l'Évangile où Marthe représente la vie active et Marie la vie contemplative. En réalité, en forçant trop cette distinction, on a parfois faussé ou dénaturé la vérité qu'elle recouvre. L'Église, Épouse du Christ, ne peut séparer sa fonction d'adoration et de louange de sa mission de servante du Seigneur. Puisque chaque chrétien individualise en lui l'Église (Notre-Dame en est la personnalisation parfaite), chacun, qu'il soit laïc, prêtre ou religieux, doit donc incarner dans sa vie ces deux aspects inséparables du visage de l'Église. La grâce chrétienne en sa racine est contemplative car elle nous prépare à voir Dieu, à Le connaître comme on est connu de Lui, à être transformé en Lui. Le dosage de la prépondérance de l'une et l'autre fonction variera selon la vocation propre, sans jamais que l'une puisse être exclusive de l'autre. Le Carmel est un ordre dit mixte, dont la mission contemplative est la part la plus importante.

Cela apparaît dans sa spiritualité, d'abord dans le fait constant depuis les origines jusqu'à nos jours que l'objet principal, la préoccupation majeure des développements, des explications, des recherches auxquels les textes carmélitains invitent leurs lecteurs, est la considération du mystère de Dieu, la contemplation de la Personne du Christ, la méditation et l'écoute de sa Parole, de façon gratuite pourrait-on dire, c'est-à-dire à cause de sa Beauté, de sa Majesté, de sa Bonté, pour Lui-même, parce qu'Il en est digne infiniment. Le regarder et L'écouter, L'aimer, non dans un but ultérieur d'apostolat ou d'étude, mais d'abord à cause de Lui, pour Lui, en un mot parce que Dieu est Dieu.

Il faudrait citer ici des pages admirables de saint Jean de la Croix sur la Beauté divine. Thérèse d'Avila exprimera en maintes formules (par exemple : « Dieu seul suffit ») cette visée première, profonde, du regard contemplatif carmélitain sur Dieu seul. Il convient de préciser immédiatement que cette contemplation ne se veut ni métaphysique ni même à proprement parler théologique ; qu'elle ne se préoccupe aucunement de spéculation à la manière d'un Denys l'Aréopagite ou des spirituels rhéno-flamands. La contemplation proposée, bien qu'évidemment n'excluant pas tout caractère intellectuel, est typiquement affective. Selon l'expression des auteurs du Carmel, il s'agit toujours d'une contemplation amoureuse. Comme le dira excellemment Thérèse d'Avila, ce qui importe n'est pas tant de « beaucoup penser mais de beaucoup aimer ». Sans doute parce que femme et non théologienne, elle décrira surtout les aspects psychologiques de l'attitude de l'âme en prière et enrichira la spiritualité du Carmel et le trésor de l'Église d'analyses intéressantes, tandis que Jean de la Croix, beaucoup plus sobre sur le point de la psychologie et plus dogmatique, n'en insistera pas moins – que les deux Thérèse du Carmel – sur le caractère pratique, l'engagement de volonté, la rencontre personnelle avec Dieu.

Si le mystère de Dieu dans son ensemble, si la Personne du Christ se trouve si intensément et exclusivement contemplée dans l'école carmélitaine, c'est que la fin, le but qu'elle propose à ses disciples est *l'union intime avec Dieu*, l'union d'amour par une parfaite conformité à la volonté divine. Ceci apparaît pour ainsi dire à chaque page des écrits de nos auteurs. Mais, dira-t-on, cela n'est pas particulier au Carmel, comme le concile l'a rappelé ; ce sont, non seulement les religieux, mais les prêtres séculiers et tous les chrétiens qui sont appelés à cette union intime avec le Seigneur dès ici-bas. En réalité, ce qui est spécifique à la spiritualité carmélitaine, c'est la recherche de l'union à Dieu : (1) par la pratique de l'oraison ; (2) en se disposant au don de la contemplation infuse.

L'oraison

La première particularité est de proposer l'oraison comme moyen principal pour réaliser l'union à Dieu ; l'oraison, ou plutôt la vie d'oraison, englobant non seulement les moments réservés à la prière proprement dite, privée ou publique, mais la recherche continuelle d'un contact vivant, personnel, affectueux avec le Christ, dans et par toutes les occupations ordinaires de la vie du chrétien. Tous nos auteurs, surtout Thérèse d'Avila, recommandent l'oraison et en célèbrent la vertu bienfaisante et toute-puissante pour tout chrétien, quels que soient son degré de spiritualité, sa profession, sa formation culturelle, son état de vie. L'oraison est, pourrait-on dire, l'âme du Carmel, sa biosphère spirituelle, sa raison d'être dans l'Église, tant dans le cœur de celle-ci comme prière cachée, que dans son apostolat qui consistera substantiellement à enseigner les voies de la prière, à en faire l'expérience.

De fait, le précepte central de la Règle, exprimé avec force et simplicité, est celui-ci :

> *Que chacun demeure seul dans sa cellule ou près d'elle, méditant jour et nuit la loi du Seigneur et veillant dans la prière.*

Il est impossible d'évoquer ici tous les textes rappelant ce principe premier qui exprime l'essence même du Carmel. Entrer dans la profondeur de la Parole de Dieu, dans son Être, dans ses desseins, par la pratique assidue, multiforme de l'oraison, est bien la mission essentielle du Carmel. Cela revient, selon l'expression d'un théologien moderne, à « entretenir dans l'Église un haut esprit d'oraison ». Les papes, Léon XIII entre autres, l'ont souvent proclamé : « Sans l'oraison, le Carmel ne serait plus rien. »

Signalons, en passant seulement (il y faudrait de longs développements), l'importance considérable donnée à la méditation de l'Écriture pour éclairer, nourrir et prolonger l'oraison. Il est remarquable déjà que la Règle, dont le texte est l'un des plus courts qui existent dans le genre, soit constituée presque entièrement de citations ou d'allusions à l'Écriture, aussi bien à l'Ancien qu'au Nouveau Testament. Plus tard, en un temps où la lecture de la Bible était étroitement contrôlée et même interdite en langue vivante, saint Jean de la Croix en a littéralement tissé ses écrits pour permettre

théologie mystique

à ses lecteurs, disent certains, de lire le texte sacré à la barbe et au nez de l'Inquisition. Citons de lui un passage qui d'ailleurs résume bien les diverses nuances du caractère contemplatif de la spiritualité carmélitaine :

> *Dieu nous a tout dit en son Fils, en nous donnant ce Tout qu'est son Fils. Voilà pourquoi celui qui voudrait maintenant l'interroger, ou désirerait une vision ou une révélation, non seulement ferait une folie, mais ferait injure à Dieu, en ne jetant pas les yeux uniquement sur le Christ, sans chercher autre chose ou quelque nouveauté. Dieu pourrait en effet lui répondre de la sorte : « Si je t'ai déjà tout dit dans ma parole, qui est mon Fils, je n'ai maintenant plus rien à te révéler ou à te répondre qui soit plus que Lui. Fixe ton regard uniquement sur Lui ; c'est en Lui que j'ai tout déposé, paroles et révélations ; en Lui tu trouveras même plus que tu ne demandes et que tu ne désires. [...] Il est toute ma Parole, toute ma réponse, toute ma vision, toute ma révélation. Or, je te l'ai déjà dit, répondu, manifesté, révélé, quand je te l'ai donné pour frère, pour maître, pour compagnon, pour rançon, pour récompense. Le jour où je suis descendu avec mon Esprit sur Lui au Thabor, j'ai dit : Celui-ci est mon Fils bien-aimé en qui j'ai mis mes complaisances, écoutez-le. » [...] Ainsi donc nous devons nous guider en tout d'après la doctrine du Christ Notre-Seigneur, fait Homme pour nous, de son Église, de ses ministres qui nous parlent d'une manière humaine et visible.*

(La montée du Carmel II, 20)

La contemplation infuse

La deuxième particularité de cette spiritualité contemplative est d'inciter tous ses disciples à tendre au don de la contemplation infuse. Ceci est proposé très clairement dans ce manuel très ancien, daté du 13e siècle et dénommé *Institution des premiers moines*, qui décrit la vie spirituelle des ermites du Carmel.

> *Cette vie a une double fin : nous acquérons la première par notre travail et notre effort vertueux, la grâce divine aidant. Elle consiste à offrir à Dieu un cœur saint, exempt de toute tache actuelle du péché. Nous atteignons cette fin quand nous sommes parfaits et dans Carith, ce qui veut dire cachés dans*

> *la charité [allusion au passage de l'Écriture qui montre Élie se retirant dans la solitude au torrent de Carith, 1R 17 3]... L'autre fin de cette vie nous est communiquée par un pur don de Dieu ; j'entends non seulement après la mort, mais en cette vie mortelle, goûter déjà en quelque sorte dans son cœur et expérimenter dans son esprit les forces de la divine présence et la douceur de la gloire d'en-Haut.*

(F. de Sainte-Marie, Les plus vieux textes du Carmel, *Seuil, 1961, p. 113)*

Il existe une sorte de recueillement intérieur appelé, maladroitement d'ailleurs, « contemplation acquise », qu'il est au pouvoir de tout chrétien d'atteindre, la grâce aidant, bien sûr. Pour cela, il suffit de s'appliquer généreusement et fidèlement à l'oraison et à la pratique de la charité. La doctrine carmélitaine vise plus haut. Elle insiste fortement pour que l'on ne borne pas ses ambitions à cette contemplation dite acquise, mais que, humblement, on aspire et on se dispose au don supérieur de la contemplation dite infuse ou mystique.

> *De nos jours, semblable désir apparaît à la fois extravagant, suspect et inutile. Précisons rapidement en quel sens cette aspiration est présentée et conseillée par les auteurs carmélitains.*
>
> *Répondant à l'objection que nous venons de signaler, déjà présentée à son époque, Thérèse d'Avila montre que ce n'est pas une folle prétention, mais proprement répondre à l'invitation du Seigneur lui-même.*
>
> *Considérez que le Seigneur nous convie tous. [...] Si cette invitation n'était pas générale, le Seigneur ne nous appellerait point tous, et même s'Il nous appelait, Il ne dirait pas : « Je vous donnerai à boire. » Il pourrait dire : « Venez tous, car, enfin, vous n'avez rien à perdre ; et je donnerai à boire à ceux à qui me semblera bon. » Mais puisqu'Il a dit, sans restriction, qu'Il nous appelle tous, je tiens pour certain que tous ceux qui ne resteront pas en chemin ne manqueront pas de cette eau vive.*

(Le chemin de la perfection XIX, 15)

C'est que, en fait, la contemplation infuse expérimentée dans tous les états de vie sous des formes très variables (souvent de façon obscure et non consciente) n'est pas une grâce extraordinaire, d'ordre plus ou moins miraculeux, du genre extases, visions ou autres. Elle n'est, nous dit saint Jean de la Croix, qu'une certaine plénitude de la vie spirituelle, un épanouissement des germes surnaturels déposés en nous par la grâce sanctifiante. C'est une actualisation des vertus théologales, rendues plus pénétrantes par l'action des dons du Saint Esprit. C'est pourquoi il est légitime d'y tendre. Saint Jean de la Croix affirme même :

> *C'est une très pure charité que de désirer communier plus immédiatement, plus parfaitement à Dieu.*

> (La vive flamme d'amour, *strophe I, vers 5 « Acaba »*)

Mais bien que conaturelle à l'état de grâce du chrétien et extrêmement efficace pour réaliser l'union à Dieu, la contemplation infuse n'est nullement nécessaire à la perfection. Sainte Thérèse affirme clairement qu'on peut être saint sans cela. Elle loue même Marthe et exalte son mérite parce qu'elle s'occupait de nourrir le Seigneur, tandis que sa sœur, absorbée dans sa contemplation, n'y pensait pas (*cf. Le Chemin de la perfection* XVII, 5). À noter que l'on peut jouir de cette contemplation surnaturelle au milieu des travaux les plus accaparants, comme en témoignent de nombreux exemples, entre autres ceux de Marie de l'Incarnation, l'ursuline, et d'Anne-Marie Taïgi, toutes deux mères de famille. Du reste, c'est un don de Dieu que l'on ne peut prétendre mériter, même en ayant fait tout pour le recevoir. Dieu sait mieux que nous ce qui nous convient. Toutefois, ainsi que le remarque saint Jean de la Croix, le seul fait de douter qu'un tel don soit possible et désirable et ne pas l'attendre, détourne Dieu de le donner. Et puis, dit encore le saint, en revanche, « on obtient de Dieu autant qu'on en espère ».

Aussi, la doctrine spirituelle du Carmel invite-t-elle à désirer ce don supérieur, dans l'humilité et l'abandon au bon plaisir de Dieu, donc à se disposer au mieux à le recevoir.

En conséquence de ce que nous venons de dire, on ne s'étonnera pas de trouver dans les écrits des auteurs du Carmel, outre les conseils et descriptions concernant les étapes premières de l'union à Dieu, tous les degrés des étapes ultérieures jusqu'au plus haut de l'union mystique. Ni non plus la description des divers phénomènes qui interviennent parfois dans la vie spirituelle des âmes parfaites, et même des autres encore imparfaites, non pour y prendre quelque complaisance et les recommander, mais pour permettre de discerner les vraies manifestations divines des fausses qui s'y glissent très facilement, et surtout pour montrer que l'essentiel de la perfection n'est pas là, mais partout et toujours dans la conformité de notre volonté avec celle de Dieu, en quoi consiste la charité parfaite.

Sens de l'Absolu

Après son caractère contemplatif, le deuxième trait qui frappe le plus dans la spiritualité carmélitaine est ce que nous appellerons son sens de l'Absolu. Celui-ci se remarque tout d'abord dans sa conception de Dieu – Absolu de Dieu. C'est avec une insistance notable qu'au Carmel, Dieu est contemplé, non exclusivement mais avec prédilection, comme le « Tout-Autre », celui dont l'Être infini et les perfections débordent tout ce que l'esprit de l'homme peut imaginer et son cœur embrasser. L'incompréhensibilité ou le mystère de son Être, sa Grandeur, sa Majesté, l'éclat de son ineffable Beauté, la profondeur incommensurable de son Amour sont chantés avec une admiration, une sorte d'ivresse par les auteurs carmélitains. On saisit là une trace incontestable des origines orientales du Carmel. On sait que la piété orientale est tout imprégnée de la gloire divine et combien elle se complaît à en contempler le mystère. Peut-être aussi la persistance de cette préférence doit-elle être attribuée au fait que le Carmel, à travers les siècles depuis ses origines, considère le prophète Élie comme son fondateur, plus exactement comme son père spirituel. Élie avait un sens très aigu de la Transcendance divine et il l'a communiqué à ses fils spirituels. Plus personne ne retient le schéma simpliste selon lequel le Dieu de l'Ancien Testament avait le visage sévère — le soi-disant « Dieu de colère » — tandis que dans le Nouveau Testament, Il se révèle comme le Père, l'Ami intime. Que cette image soit caricaturale, nous en avons pour preuve l'exemple d'Élie qui éprouva dans sa fameuse vision de l'Horeb la douceur de Yahweh dans la brise légère signalant sa Présence. Au reste, toute la vie du prophète était exprimée dans ce cri traduisant son expérience profonde : « Il est vivant, Yahweh en présence de qui je me tiens. »

Le Carmel, à son tour, vit de cette présence qui constitue le principe fondamental de sa vie d'oraison. Présence du Dieu vivant, un en trois Personnes, révélé dans le Nouveau Testament, dont la vie est communiquée au sein de l'Église dans ses sacrements, particulièrement dans l'eucharistie. Dans le Carmel réformé, une place particulière est faite à l'humanité du Christ et à sa présence dans l'intimité de l'âme.

Vivre en cette Présence du Seigneur, la découvrir en toute chose… la littérature carmélitaine est pleine de cette vérité. Il suffit pour s'en rendre compte de feuilleter les auteurs, grands ou petits, du début à nos jours et d'explorer quelques titres : *Présence à Dieu et à soi-même, L'expérience de la présence de Dieu, La vie cachée en Dieu*, etc.

C'est le Dieu-Trinité, à la fois intime et transcendant, tout proche et Très-Haut, qu'il faut contempler et rencontrer avec le maximum d'intensité et le plus directement possible. C'est ainsi qu'à cette perception de l'Absolu de Dieu, correspond un Absolu de l'amour, c'est-à-dire la recherche de la plus haute perfection possible ici-bas, « l'union d'amour la plus intime possible en cette vie » (saint Jean de la Croix, *La montée du Carmel*, Prologue).

La même ambition anime tous les auteurs du Carmel jusqu'à sainte Thérèse de Lisieux et la bienheureuse Élisabeth de la Trinité. Cette soif d'absolu est une des caractéristiques des âmes attirées par le Carmel, dans et hors de l'ordre lui-même. Elle entraîne par voie de conséquence une sorte d'absolu dans l'ascèse choisie et pratiquée pour atteindre le but, car qui veut la fin, veut les moyens. L'Absolu de l'amour de Dieu implique nécessairement une ascèse rigoureuse, une intransigeance apparemment inhumaine à l'égard de tout ce qui est contraire à cet amour parfait. Pour arriver au Tout de Dieu, il faut consentir à passer par le rien. C'est le fameux binôme « *todo-nada* », exposé par saint Jean de la Croix et qui effraie au premier abord. Les exigences « totalitaires », pourrait-on dire, de l'ascèse carmélitaine ne font que reprendre les exigences de l'Évangile en les poussant à leur ultime conséquence. Citant la Parole du Seigneur : « Quiconque veut être mon disciple, qu'il se renonce soi-même », saint Jean de la Croix commente :

> *Oh ! Qui pourrait faire entendre, pratiquer et goûter ce qu'est ce conseil que nous donne ici notre Sauveur, de renoncer à nous-même. [...] La doctrine que le Fils de Dieu est venu enseigner a été le mépris de toutes choses afin de recevoir le prix de l'Esprit de Dieu en soi.*

(La montée du Carmel *I, 5*)

Au premier plan des moyens proposés, on remarque l'insistance sur la recherche du silence et de la solitude, et sur la pauvreté. Ceci est tout à fait dans la ligne de l'érémitisme originel. Ces mortifications sont envisagées sous leur angle spirituel en tant qu'amenant l'âme au dépouillement intérieur le plus total, en permettant le recueillement de l'âme. Il est question donc de silence intérieur, de solitude intérieure, de pauvreté spirituelle. Il faut que l'âme soit libre d'aimer et de servir Dieu, qu'elle ne garde donc aucune attache volontaire déréglée.

Tel est le sens des multiples recommandations des écrits carmélitains, qu'ils appartiennent à l'Ancienne Observance ou au Carmel réformé. Ainsi :

> *Pour le carme, la solitude est l'expression du détachement du monde et de l'appartenance à Dieu. La pauvreté a de même une signification qui diffère du sens que lui attachent par exemple les franciscains : tandis que les Mineurs la regardent surtout comme une imitation du Christ et une opposition au monde, les carmes l'envisagent principalement comme une conséquence de leur adhésion à Dieu dans la contemplation des choses célestes.*

(Titus Brandsma, article « Carmes », D.sp.162)

Et le texte de saint Jean de la Croix :

> *Si l'âme s'attache à quelque imperfection que Dieu ne veut pas, elle n'est pas encore arrivée à avoir une seule volonté avec celle de Dieu. Elle voudrait en effet une chose que Dieu ne voudrait pas. Il est donc clair que pour s'unir à Dieu par l'amour et par la volonté, l'âme doit maîtriser ses tendances volontaires, si petites qu'elles soient.*

(La montée du Carmel *I, 11*)

Aussi, passant aux directives concrètes, il conseille :

> *Recherche plutôt ce qu'il y a d'amer en Dieu que le savoureux et incline plutôt à pâtir qu'à être consolé ; plutôt à être privé de tout bien pour Dieu qu'à le posséder ; plutôt aux aridités et aux afflictions qu'aux douces communications, sachant que cela est suivre le Christ et renoncer à soi-même.*

(La montée du Carmel *II, 6*)

D'une manière moins abrupte mais tout aussi ferme, c'est le même dépouillement total que Thérèse d'Avila propose à ses filles :

> *Nous toutes qui portons l'habit sacré du Carmel, nous sommes appelées à l'oraison et à la contemplation. Ce fut là notre première institution, et nous descendons de cette lignée, de ces saints pères du mont Carmel qui, dans une si grande solitude et avec tant de mépris du monde, cherchaient ce trésor, cette perle précieuse dont nous parlons. [...] Béni soit notre grand Dieu ! Mais remarquez-le, pour en arriver là, Il veut que vous ne vous réserviez rien. Peu ou beaucoup, Il veut tout pour Lui et conformément à ce que vous Lui aurez donné, Il vous donnera des grâces plus ou moins grandes.*

(Cinquièmes Demeures *I, 2-3*)

La petite Thérèse, avec son air enjoué, n'a pas fait autre chose dans sa courte vie.

Il faut se hâter d'ajouter que ces directives ne doivent pas être appliquées sans discernement. Le docteur du Carmel remarque qu'il convient de les suivre avec « ordre et discrétion ». Il est encore plus important de noter que ce « rien » ne vaut pas par lui-même, ou plutôt, vivre une telle abnégation en toutes choses ne conduirait qu'à l'annihilation ou l'appauvrissement de la personne. Il ne peut être conçu et entrepris que comme l'envers du mouvement de don total de soi à Dieu, la condition nécessaire, en l'état actuel de l'humanité, pour s'unir à Dieu dans l'authenticité. Selon l'expression du saint, le renoncement doit être vécu dans une « lumière d'amour ». On est du reste frappé par l'humanisme qui enveloppe une si grande austérité. C'est qu'elle repose en définitive sur l'exercice des trois vertus théologales, ce que saint Jean de la Croix appelle « marcher en foi ». En effet, la foi animée par la charité est pour lui le « seul moyen propre et proportionné pour s'unir à Dieu ». Pour lui, le dynamisme de la charité est si intimement lié au renoncement de soi, qu'il en vient à définir l'un par l'autre :

> *Aimer, c'est se dépouiller pour Dieu de tout ce qui n'est pas Dieu.*

(La montée du Carmel *II, 4*)

ou encore :

> *Aimer, ce n'est pas éprouver de grandes choses, c'est connaître un grand dénuement et une grande souffrance pour l'Aimé.*

(Avis et maximes, *123*)

Tout ceci se trouve schématisé dans le célèbre croquis de la montagne du Carmel représentant un sentier à pic conduisant au sommet, tandis qu'un autre ne parvient au même point qu'après de longs détours et des risques d'erreurs. Tel est le sens de l'« absolutisme » des directives que l'on trouve dans la spiritualité carmélitaine.

■ Note prophétique

De caractère contemplatif et absolu, la spiritualité carmélitaine a, comme autre trait particulier, celui d'être de style prophétique. Qu'est-ce à dire ?

Il n'est pas question évidemment de prétention à des prophéties ou à des révélations à la manière des écrits de sainte Brigitte. Rien de plus opposé, de plus contraire à l'esprit du Carmel. Le prophétisme qui anime de son souffle toute sa doctrine n'est qu'une manifestation d'un charisme permanent dans l'Église et inséparable de sa mission : la fonction prophétique par laquelle

> *elle connaît et fait connaître Dieu et son propos de grâce dans la condition d'itinérance qui est la sienne présentement.*

(Y. Congar, Jalons pour une théologie du laïcat, *Cerf, 1953, p. 367*)

théologie mystique

C'est une notion, ou plutôt une réalité qui a toujours été présente au cœur de l'Église, mais semble-t-il assez estompée dans la conscience de l'ensemble des chrétiens. À la faveur du renouveau, le concile Vatican II l'a rappelé en attribuant aux fidèles eux-mêmes une certaine fonction prophétique, participation de celle du Christ qui l'accomplit

> *non seulement par le moyen de la hiérarchie qui enseigne en son nom et en vertu de son pouvoir, mais aussi par le moyen des laïcs dont il fait aussi ses témoins et qu'il remplit du sens de la foi et du don de sa parole.*

> (Constitution dogmatique « Lumen Gentium »
> sur l'Église, *n° 35)*

Car il faut préciser que le prophète, dans l'Ancien comme dans le Nouveau Testament, n'est pas tant celui qui prédit l'avenir que celui qui, selon le mot de saint Paul, « édifie, exhorte, console » (1 Co 14 3). Mais ce qu'il y a de plus essentiel dans le prophétisme, c'est de rendre témoignage à la Présence vivante et toute-puissante de Yahweh.

> *Le prophète apparaît comme l'homme de Dieu, mû par cet Esprit, il est le témoignage vivant de la présence agissante de Dieu au milieu du Peuple élu.*

> *(M. Michel, « Un prophétisme dans l'Église »,*
> *in* Élie, *t. II, p. 15)*

Les saints, à travers l'histoire de l'Église, remplissent cette mission prophétique de témoins de l'Esprit agissant sans cesse pour manifester la force et l'éternelle jeunesse de l'Évangile. Les contemplatifs, de manière moins visible, rendent témoignage au Dieu vivant et transcendant. Le contemplatif authentique, qu'il soit religieux ou non, est une sorte de prophète. Dieu lui parle et la parole qu'Il lui dit et qu'Il est Lui-même, en transformant sa vie tout entière, ne peut pas ne pas retentir aux oreilles des témoins de cette vie. Le contemplatif « prophétise » dans l'Église parce qu'il vit à l'ébauche la vie dont les derniers temps inaugureront la plénitude.

De cette fonction prophétique, le Carmel a tout spécialement conscience, du fait de son culte de la Parole de Dieu et aussi de sa filiation élianique. Le recours à l'exemple d'Élie, totalement dévoré,

« habité » par la Présence divine, est constant dans la spiritualité carmélitaine. C'est surtout l'aspect personnel, absolu, immédiat du contact du prophète avec Yahweh qui est mis en lumière. En un mot, c'est la réalité d'une expérience de la Réalité divine, du mystère divin, qui est retenue comme l'exemple fondamental donné par Élie. Dieu n'est pas celui dont on parle, sur qui ou à propos de qui l'on médite, mais essentiellement celui à qui l'on parle, avec qui l'on dialogue, dans l'intimité et le contact duquel on vit, on s'entretient familièrement, à la fois comme avec un Ami et cependant Seigneur. C'est ce caractère expérimental de la Présence divine qui donne aux écrits du Carmel cette note de « vécu », d'existentiel dirions-nous aujourd'hui, qui frappe les lecteurs.

La note prophétique du Carmel ne se manifeste pas seulement à propos du témoignage d'une expérience divine en elle-même. Parce que, et dans la mesure même où cette expérience, cette intimité divine, est authentique, elle tend irrésistiblement à désirer être partagée, à embrasser réellement tous les intérêts du Royaume de Dieu. Les ermites du mont Carmel, nous disent les chroniqueurs, descendaient de temps en temps de la sainte montagne pour évangéliser les alentours. Comme leur père Élie, ils étaient dévorés par le zèle de la maison de Dieu. Car le prophète n'est pas seulement pour le Carmel l'homme qui vit selon l'Absolu de Dieu, c'est aussi le témoin dévoré de zèle pour la cause du Seigneur. Thérèse d'Avila a vécu elle-même cet itinéraire typiquement contemplatif : Dieu, les âmes. Jean de la Croix et la petite Thérèse ont fait de même. L'apostolat, au Carmel, dont les œuvres écrites des auteurs sont déjà une preuve, a pour but essentiel d'enseigner les voies qui conduisent à l'union à Dieu par les chemins de la prière sous toutes ses formes. Et ceci, comme nous l'avons déjà dit, avec un cachet personnel d'expérience propre, de vécu.

■ Empreinte mariale

Cette caractéristique, si elle n'est pas la plus importante, est du moins très réelle. Elle n'apparaît pas aussi nettement que les autres, c'est pourquoi nous parlons d'empreinte. Ceux qui considèrent du dehors l'ordre de Notre-Dame du mont Carmel, sont assez étonnés d'y voir si peu nombreuses les pratiques ou exercices en l'honneur de celle qui en est la patronne. Messe votive, chant du Salve chaque samedi, litanies chaque jour, solennité le 16 juillet, vœux de religion faits entre ses mains, c'est tout… extérieurement ! Mais cette discrétion, cette sobriété, ne doit pas faire illusion. La piété mariale du Carmel est si profonde que l'on a pu dire : « *Totus marianus est.* » De fait, les premiers ermites établis auprès de la grotte d'Élie ont édifié là, au témoignage de documents sûrs, une chapelle dédiée à Notre-Dame, la première que l'on connaisse, vers 1220. Cela leur valut d'être appelés les « frères de Notre-Dame ». Ils se proposaient très spécialement, ainsi que les plus anciennes Constitutions le portent, « de se dévouer au culte de Notre-Dame », qu'ils considéraient comme leur mère, sœur, modèle et patronne. En Occident, la priorité de ce culte marial et le titre même de « frères de Notre-Dame » furent contestés par d'autres ordres, au point que les carmes obtinrent des papes et des évêques des indulgences pour ceux qui les appelaient « frères de Notre-Dame » !

Signalons encore, en rapport avec la mentalité du Moyen Âge et significatif de la piété mariale du Carmel, la vision de saint Simon Stock (historique ou non, peu importe ici), dans laquelle la Vierge lui aurait remis en signe de protection le scapulaire qui, depuis lors, fut adopté partout.

Ce qui est à retenir est que la piété, ou plutôt la présence mariale, est partout diffuse dans la spiritualité carmélitaine. Si elle n'apparaît pas aussi marquée que dans d'autres ordres, elle y est cependant très profonde et vivante, de l'ordre de l'esprit. Peut-être lui doit-on aussi l'orientation mystique du Carmel, car la Vierge est considérée surtout comme modèle d'union à Dieu et de dévouement caché à l'Église. Jean de la Croix dira d'elle :

> *Élevée dès le premier moment de son existence à ce haut état (d'union), Marie n'eut jamais dans son âme impression de créature qui la mût à l'action ; toujours au contraire, elle fut mue par l'Esprit saint.*

(La montée du Carmel *III, 1*)

■ Conclusion

Nous disions en commençant que toute spiritualité, pour être catholique, c'est-à-dire authentique, doit intégrer les éléments essentiels de la spiritualité de l'Église, autrement dit de la doctrine évangélique. Généralement, les grandes doctrines de spiritualité qui animent le

Corps de l'Église en nourrissant les âmes selon leurs affinités particulières, ont reçu une approbation officielle de la part du Magistère. C'est bien entendu le cas de la spiritualité carmélitaine qui a été maintes fois recommandée par les papes (Jean de la Croix et les deux saintes Thérèse sont docteurs de l'Église).

Mais la preuve de l'authenticité d'une doctrine de vie se mesure à sa vitalité et à ses fruits. Vitalité manifestée par sa permanence à travers les siècles en dépit de la caducité inévitable de certains de ses éléments accessoires marqués par le temps. Il est facile, après tout ce que nous venons de dire, de saisir en quoi la spiritualité carmélitaine est demeurée actuelle et quelle aide elle peut toujours apporter à l'Église dans l'accomplissement de sa mission de salut.

Elle répond en effet admirablement au besoin des chrétiens du 20e siècle, avides d'une prière vraie, personnelle, nourrie de la Parole de Dieu, centrée sur la Personne du Christ. Elle permet de réaliser ce vœu profond de tant de nos contemporains d'une rencontre et d'une amitié intime avec le Seigneur en mettant au premier plan l'importance d'une vie spirituelle authentique, réalisée dans la foi et la charité au-delà de tout formalisme, de toute sentimentalité, d'une pure spéculation ou dissertation sur Dieu. Elle propose pour cela un sens très vif de la Présence du Seigneur, du Dieu vivant, au cœur des hommes et du monde.

En revanche, les hommes de notre époque ont quelque difficulté à accepter d'emblée l'affirmation faite avec tant de force par le Carmel de l'Absolu de Dieu, de sa Transcendance. Peut-être cette doctrine offre-t-elle au monde moderne la possibilité d'une vue mieux équilibrée, plus réelle de la situation de l'homme dans l'univers ? Il est à noter que les considérations faites sur les choses et sur le monde dans cette spiritualité portent la marque de leur temps, tout au moins dans leur formulation, en minimisant parfois le rôle et la valeur des actions humaines. En réalité, sous l'enveloppe des mots, il convient de saisir la substance de la pensée exprimée dans la perspective de la plus haute lumière de Dieu.

Cela dit, terminons en reconnaissant que la spiritualité carmélitaine est d'une grande élévation. Dans un mouvement de totale générosité, elle entraîne les âmes à la fois vers l'ascèse la plus énergique et vers les sommets de l'union parfaite à Dieu. C'est une doctrine équilibrée.

Avec un grand sens humain et surnaturel, elle concentre toute la préoccupation de l'âme sur l'acquisition de cette charité parfaite, toute pratique qui consiste dans la pleine conformité de l'âme avec la volonté divine ; mais elle soutient en même temps son courage en lui rappelant sans cesse que Dieu, dès cette Terre, introduit ses amis dans son intimité, à des degrés variables selon sa Sagesse ; et que l'on ne perd jamais à s'y essayer de toutes ses forces.

théologie mystique

ANNEXES

Textes du chapitre 1

Texte 1 : Les chrétiens dans le monde

« Les chrétiens ne se distinguent des autres hommes ni par le pays, ni par le langage, ni par les vêtements. [...] Ils se conforment aux usages locaux pour les vêtements, la nourriture et la manière de vivre, tout en manifestant les lois extraordinaires et vraiment paradoxales de leur république spirituelle. [...] Ils se marient comme tout le monde, ils ont des enfants, mais ils n'abandonnent pas leurs nouveau-nés. Ils partagent tous la même table mais non la même couche. [...] Ils passent leur vie sur Terre, mais sont citoyens du ciel. [...] Ce que l'âme est dans le corps, les chrétiens le sont dans le monde. »

À Diognète (vers 200)

Texte 2 : L'Église répandue dans tout le monde partage la même foi

« Cette prédication qu'elle a reçue des apôtres et de leurs disciples, et cette foi, l'Église bien que répandue dans le monde entier les garde avec soin comme si elle habitait une seule maison : et de même, elle croit à toutes ces choses comme si elle n'avait qu'une âme et qu'un cœur, et elle les annonce, les enseigne et les transmet d'une seule voix, comme si elle ne possédait qu'une seule bouche. Si les langues que l'on parle dans le monde sont diverses, la force de la tradition est une et toujours la même. Ni les églises qui ont été établies en Germanie n'ont d'autre foi et d'autre tradition, ni celles qui sont en Espagne, ni celles qui sont en Gaule, ni celles qui sont en Orient, en

Égypte, en Libye, ni celles qui sont au milieu du monde. Mais de même qu'il n'y a dans tout le monde qu'un seul et même soleil, créé par Dieu, de même la prédication de la vérité brille partout et illumine tous les hommes qui veulent parvenir à la connaissance de la vérité. „

Irénée de Lyon, *Contre les hérésies*, I, 10, 2-3 (vers 190)

Texte 3 : Fin d'une époque, nouvelle église

« Qui sait? Peut-être les Barbares n'ont-ils pu pénétrer dans l'Empire romain qu'afin que partout, en Orient et en Occident, les églises du Christ fussent pleines de Huns, de Suèves, de Vandales, de Burgondes et d'autres peuples innombrables de croyants. Ne faudrait-il pas louer et célébrer la miséricorde divine puisque, grâce à notre ruine, tant de nations ont eu connaissance de la vérité avec laquelle elles n'auraient pas été en contact autrement? „

Orose, *Histoire contre les païens* (417)

Texte 4 : La religion d'un humanisme

« Ce à quoi il faut appliquer toute notre énergie, c'est de guérir notre âme des passions : envie, haine, orgueil, avarice, concupiscence. Si je n'ai pas le cœur pur, je ne verrai pas Dieu. Si je ne pardonne pas à mon frère, Dieu ne me pardonnera pas… On ne sera pas condamné pour ignorer si le principe de l'Esprit saint est simple ou double; mais on n'évitera pas la damnation si l'on ne s'efforce pas de posséder les fruits de l'Esprit, qui sont amour, joie, patience, bonté, douceur, modestie, continence. […] L'essence de notre religion, c'est paix et concorde. […] Ce qu'on ne peut aisément maintenir qu'à la condition de ne définir qu'un tout petit nombre de points dogmatiques et de laisser à chacun la liberté de se former son propre jugement sur la plupart des problèmes. „

Érasme, *Lettre à Carondelet* (1523)

Texte 5 : Où est l'Église ?

Voilà d'où nous avons l'Église visible. Car partout où nous voyons la Parole de Dieu être purement prêchée et écoutée, les sacrements être administrés selon l'institution de Christ, là il ne faut nullement douter qu'il y ait Église (Ep 2 20) d'autant que la promesse qu'il nous a baillée ne peut faillir : "partout où deux ou trois sont assemblés en mon Nom ; je serai au milieu d'eux" (Mt 18 20).

Calvin, *Institution chrétienne* (1541)

Texte 6 : Le malheur de deux continents

Je ne sais pas si le café et le sucre sont nécessaires au bonheur de l'Europe. Mais je sais bien que ces deux végétaux ont fait le malheur de deux parties du monde. On a dépeuplé l'Amérique afin d'avoir une terre pour les planter ; on dépeuple l'Afrique afin d'avoir une nation pour les cultiver.

Bernardin de Saint-Pierre (fin du 18ᵉ siècle)

Texte 7 : La religion chrétienne convient à toutes les nations du monde

Tous les êtres humains sont des hommes ; tous possèdent entendement et volonté, les cinq sens extérieurs et les quatre sens intérieurs, et sont poussés à les satisfaire ; tous aiment le bien, jouissent du bon et du beau, réprouvent et abhorrent le mal. […] Notre religion chrétienne convient à toutes les nations du monde, elle est ouverte à toutes de la même façon – et n'ôtant à aucune sa liberté et souveraineté, elle n'en met aucune en état de servitude.

Bartolomé de Las Casas (vers 1550)

Texte 8 : Il faut distinguer la foi de la civilisation européenne

Ne mettez aucun zèle, n'avancez aucun argument pour convaincre ces peuples de changer leurs rites, leurs coutumes et leurs mœurs, à moins qu'elles ne soient évidemment contraires à la religion et à la morale. Quoi de plus absurde de transporter chez les Chinois la France, l'Espagne, l'Italie ou quelque autre pays d'Europe ? N'introduisez pas chez eux nos pays mais la foi, cette foi qui ne repousse ni ne blesse les rites ni les usages d'aucun peuple pourvu qu'ils ne soient pas détestables. [...] Ne mettez donc jamais en parallèle les usages de ces peuples avec ceux de l'Europe ; bien au contraire, empressez-vous de vous y habituer.

Congrégation de la propagande,
Instruction à l'usage des vicaires apostoliques (1659)

Texte 9 : La peine de mort a été abrogée sur la Croix du Christ

La vie n'appartient qu'à Dieu, et c'est pourquoi il est écrit : « Vous ne tuerez point. » Quand la loi tue, elle n'inflige pas un châtiment, elle commet un meurtre. [...] L'amour domine la justice même, et le propre de l'amour est de se dévouer à celui qu'on aime, de se sacrifier à lui volontairement. Le frère ne dit point à son frère : donne-moi ta vie ; il lui donne la sienne. La peine de mort fut abrogée, il y a dix-huit siècles, sur la Croix du Christ.

Lamennais, *Le livre du peuple* (1837)

Texte 10 : La conférence missionnaire mondiale d'Édimbourg, 1910

« Vous nous avez envoyé des missionnaires qui nous ont fait connaître Jésus-Christ et nous vous en remercions. Mais vous nous avez apporté aussi vos distinctions : les uns nous prêchent le méthodisme, d'autres le luthéranisme, le congrégationalisme ou l'épiscopalisme. Nous vous demandons de nous prêcher l'Évangile et de laisser Jésus-Christ susciter lui-même du sein de nos peuples, par l'action de son Esprit, l'Église conforme à ses exigences, conforme aussi au génie de notre race, qui sera l'Église du Christ en Chine, l'Église du Christ dans l'Inde, délivrée de tous les « ismes » dont vous affectez la prédication de l'Évangile parmi nous. »

Déclaration d'un délégué chinois

Texte 11 : Liberté religieuse

« Le concile du Vatican déclare que la personne humaine a droit à la liberté religieuse. Cette liberté consiste en ce que tous les hommes doivent être soustraits à toute contrainte de la part soit des individus, soit des groupes sociaux et de quelque pouvoir humain que ce soit, de telle sorte qu'en matière religieuse nul ne soit forcé d'agir contre sa conscience, ni empêché d'agir, dans de justes limites, selon sa conscience, en privé comme en public, seul ou associé à d'autres. »

Concile Vatican II, *Déclaration sur la liberté religieuse*, 1965

textes du chapitre 1

Texte 12 : La mission aujourd'hui par un supérieur de congrégation missionnaire

« Aujourd'hui les chrétiens ne regardent plus le christianisme comme une religion exclusive, soucieuse de protéger et d'étendre ses sphères de puissance et d'influence. [...] Nous parlons plus de révélation de Dieu et de ce qui doit être notre réponse, que d'institutions et de lois. Nous sommes prêts à admettre que l'Église n'a pas toutes les réponses, mais qu'elle cherche à trouver, avec toutes les religions et tous les peuples, les réponses aux problèmes d'aujourd'hui. [...] Au lieu d'insister sur des dogmes et des lois rigides, nous développons ainsi une théologie orientée vers une fin. [...] Nous regardons le monde comme un immense village fait de toutes sortes de groupes, incluant les différentes religions qui dépendent de très près les unes des autres. Nous savons que, tout comme la Chine a importé le bouddhisme de l'Inde et l'a fait devenir chinois, le christianisme doit de son côté permettre que tout ce qui est bon dans la société chinoise la façonne et la rende parfaitement chinoise. »

P. William M. Boteler, supérieur général de la congrégation de Maryknoll (Missions étrangères des États-Unis), 1988

Où est l'Église ?

Quand y a-t-il Église ?

L'Église, pour se manifester comme telle, doit signifier qu'elle est rassemblée par Celui qui est mort et ressuscité non pour quelques-uns à l'exclusion des autres, encore moins pour quelques-uns contre les autres, mais réellement pour tous. Il faut donc que l'Église soit reconnaissable comme Église de Dieu en Jésus-Christ et dans son accueil des dons du Christ qui la constituent, grâce à l'Esprit saint, et dans sa mission, qui est le sens de son existence, d'anticiper en ce monde la fraternité des enfants de Dieu à laquelle tend l'histoire des civilisations. Le concile de Vatican II a compris que telle est la vision grandiose qui doit inspirer et orienter la réforme des institutions et des mœurs ecclésiales (*ad intra*), et celle des relations de l'Église catholique avec les autres (*ad extra*). Ces deux orientations peuvent être retenues comme les critères selon lesquels sont à considérer les différentes formes d'Église : elles méritent d'être plus ou moins reconnues comme Églises, suivant que la nature et la mission de l'Église y sont plus ou moins socialement réalisées.

■ L'Église de base : L'Église particulière, de type diocésain, démultipliée en paroisses

Le concile de Vatican II a fortement remis en valeur les Églises dites « particulières », qui, chacune en son lieu humain (lequel est aussi, mais pas toujours, un territoire), sont pleinement Églises, tout en ne pouvant l'être qu'en communion et communication avec les autres Églises du même ordre. C'est ainsi que saint Paul s'adresse aux Corinthiens : « À l'Église de Dieu qui est à Corinthe, à ceux qui ont été sanctifiés en Christ Jésus, appelés à être saints avec tous ceux qui en tout lieu invoquent le nom de Jésus-Christ, notre Seigneur, le leur et le vôtre » (1 Co 1 2).

La constitution conciliaire sur l'Église *Lumen Gentium* met en relief la réalisation première et fondamentale de l'Église qu'est l'Église particulièrement locale :

> *Cette Église du Christ est vraiment présente dans toutes les légitimes assemblées locales des fidèles qui, étroitement unies à leurs pasteurs, sont appelées, elles aussi, Églises dans le Nouveau Testament. Elles sont, chacune en son lieu, le Peuple nouveau, appelé par Dieu, dans l'Esprit saint et dans une pleine assurance (1 Th 15). En elles, les fidèles sont rassemblés par la proclamation de l'Évangile du Christ et se célèbre le mystère de la Cène du Seigneur, pour que par la chair et le sang du Seigneur soit resserrée toute la fraternité du Corps. [...] Dans ces communautés, même si souvent elles sont petites et pauvres ou vivent dans la dispersion, est présent le Christ, par la vertu duquel l'Église une, sainte, catholique et apostolique, s'assemble.*
>
> *(LG III 26)*

L'Église de base dont parle avec tant de ferveur ce texte conciliaire est à la fois ce que nous appelons aujourd'hui le diocèse et la paroisse. La paroisse est, à proximité des gens, comme une démultiplication nécessaire du diocèse. Ainsi, « d'une certaine manière, elle représente l'Église visible constituée dans l'univers » (*Constitution sur la liturgie* 42). Le concile de Vatican II définit ainsi le diocèse :

> *La portion du peuple de Dieu confiée à un évêque pour que, avec la coopération du* presbyterium *[il faudrait ajouter : et des diacres], il en soit le pasteur, de telle sorte que, dans l'adhésion à son pasteur et rassemblé par lui dans l'Esprit saint par le moyen de l'Évangile et de l'eucharistie, il constitue une Église particulière dans laquelle soit vraiment présente et agissante l'Église du Christ, une, sainte, catholique et apostolique.*
>
> *(Décret sur la charge pastorale des évêques*
> *Christus Dominus 11).*

> *Cette définition est reprise dans le Code de droit canonique de l'Église latine (c. 369) et dans celui des Églises orientales sous le nom, également grec, d'« éparchie » (c. 177). Cette définition détermine un champ d'action de l'évêque et des autres ministres, dans ce qui est présenté non comme une partie d'un tout mais comme une portion, c'est-à-dire, selon l'étymologie du mot, une « ration »*

raisonnablement proportionnée. À qui ? À l'évêque, bien sûr, et à ses collaborateurs, mais aussi à la possibilité concrète pour les baptisés catholiques de participer activement à la vie de la communauté et de la mission de l'Église.

Autres niveaux de réalisation de la *Catholica*

Quand le code de droit canonique parle du diocèse comme de la forme typique d'une Église particulière, la particularité ainsi évoquée se comprend d'abord par rapport à l'Église tout entière, même si, nous l'avons vu, il n'en est pas une partie mais une « portion ». Ce sont les mêmes dons qui font l'Église tout court – « une, sainte, catholique et apostolique » – qui constituent aussi l'Église particulière, où ils sont localement reçus et célébrés. Même l'eucharistie à laquelle participent un ou des millions de personnes est encore locale. Aussi conviendrait-il peut-être mieux de parler d'Église locale, ou de l'Église en un lieu. Puisque c'est localement que sont reçus les dons universels qui constituent l'Église, en particulier les sacrements, le concile dit d'une part que « l'Église une et unique existe dans les Églises particulières et à partir d'elles » et que, d'autre part, « elles sont formées à l'image de l'Église universelle » (*LG* 23).

*C'est d'une autre particularité qu'il s'agit quand le concile parle des « Églises particulières autochtones », qui sont « implantées dans les peuples ou groupes humains », « modelées, jusqu'à un certain point, sur la culture locale » (décret **Ad Gentes** 6 et 19). La particularité est alors celle de cette culture, de ce « territoire socioculturel » (AG 22). Il en va de même pour les Églises orientales définies par leur patrimoine particulier que résume pour chacune leur rite propre, qu'elles soient ou non en communion avec le Siège apostolique romain (cf. le décret sur l'œcuménisme Unitatis Reintegratio 14 à 18, et celui sur les Églises orientales Orientalium Ecclesiarum, passim). Ces Églises historiquement et culturellement particulières, au premier rang desquelles sont les « Églises patriarcales », sont vues par le concile comme des « groupes d'Églises (diocésaines) organiquement réunis.*

(LG 23).

Cette corrélation aventurée et critique avec un « territoire sociocultu-rel » se fait à divers niveaux : celui des provinces, sous la vigilance de l'évêque métropolitain et du concile provincial ; celui des nations et des ensembles multinationaux, avec les conférences correspondantes des évêques, les conciles particuliers, d'éventuels primats prévus pour chaque nation par le 34e canon apostolique (3e-4e siècles), les patriarcats et leurs synodes ; enfin le niveau de l'Église mondiale, « œcuménique », avec le collège des évêques, le concile œcuménique et le ministère de primauté de l'évêque de Rome, premier Siège apos-tolique, fondé sur la prédication et le martyre de saint Pierre et de saint Paul.

Ce ministère de primauté de l'évêque de Rome (le « pontife romain » dans les textes officiels) est une des formes d'exercice du ministère épiscopal, et c'est comme évêque de Rome qu'il l'exerce. Il ne peut donc pas être considéré seulement comme un primat d'honneur, ce qui serait d'ailleurs fort peu évangélique car, selon Jésus, il n'y a parmi ses disciples aucune supériorité qui ne soit un humble service. C'est un service de l'unité de l'épiscopat pour la communion des Églises, dans la fidélité à garder et à transmettre l'authentique doctrine de la foi apostolique et dans le « labeur de la charité » (1 Th 1 3), qui, seule (et pas l'orthodoxie sans elle !), « construit » l'Église (1 Co 8 1). L'exercice de ce ministère de primauté s'est développé en Occident, depuis le début du deuxième millénaire, sous la forme d'une centra-lisation administrative de l'Église romaine. Elle a entraîné une vision dite « universelle » de l'Église comme d'un unique peuple dirigé par un unique chef, le pape, vicaire visible de Jésus-Christ comme chef et Tête de l'Église.

Cette ecclésiologie a porté beaucoup de fruits, d'abord dans les réformes internes de l'Église puis dans ses initiatives missionnaires au-delà de l'ancienne chrétienté européenne. Le concile de Vatican II a été lui-même une expression de cette vision de l'Église dans son enseignement sur le collège des évêques. Mais cette vision de l'Église, outre qu'elle n'est pas partagée à ce point par les chrétiens d'Orient, avait réduit l'importance et la compétence des Églises particulières et locales.

Autres formes d'Église : les communautés dans l'Église

Les communautés que nous venons d'étudier sont officiellement appelées Églises parce qu'elles rendent présente à tous l'Église dans l'essentiel de ce qui la constitue « hiérarchiquement », c'est-à-dire à partir de son origine sacrée qui est Dieu, Père, Fils et Saint-Esprit. On pourrait donc aussi bien les appeler des communautés « constitutives » de l'Église.

Différentes sont les communautés qui, habituellement, ne sont pas érigées ou modifiées par l'autorité hiérarchique, mais qui sont de libres associations, nées d'initiatives de fidèles du Christ pour mieux répondre à l'appel du Christ selon un charisme particulier : soit pour une manière d'être un chrétien et une fraternité chrétienne, soit pour telle ou telle dimension de la mission d'évangélisation en paroles et en actes.

De par leur origine et leur charisme particulier, de telles associations, si nombreuses et influentes qu'elles puissent être, ne sont pas des Églises au plein sens du mot, pas plus un grand ordre religieux qu'un mouvement apostolique international ou un service caritatif mondial. Mais elles ont montré, montrent et montreront par leurs fruits qu'elles sont vitales pour l'Église. Il ne suffit pas, en effet, que l'Église comme telle soit localisée quelque part pour que la Parole de Dieu y soit effectivement reçue dans une conversion à l'Évangile et que les sacrements y soient féconds de fraternité nouvelle.

Parmi les innombrables associations de fidèles, dont beaucoup sont tellement d'actualité qu'elles sont éphémères, la Tradition et la législation de l'Église reconnaissent une place très importante aux « instituts de vie consacrée par la profession des conseils évangéliques », c'est-à-dire les communautés religieuses et celles qui leur sont plus ou moins justement apparentées.

Chronologie de l'histoire du christianisme

vers 30
Crucifixion de Jésus
Naissance de l'Église à la Pentecôte

vers 49
Assemblée de Jérusalem : il n'est plus nécessaire de pratiquer la religion juive pour devenir chrétien

64
Persécution de Néron (mort de Pierre et de Paul ?)

70
Ruine de Jérusalem

177
Persécution des chrétiens de Lyon et de Vienne

250
Persécution de Dèce

303–313
Grande persécution de Dioclétien

313
Édit de tolérance dit « de Milan » : l'empereur Constantin accorde la liberté au christianisme comme aux religions traditionnelles

325 et 381
Conciles œcuméniques de Nicée et de Constantinople : affirmation de la Trinité (un seul Dieu en trois personnes); élaboration du Symbole proclamé plus tard au cours de l'Eucharistie du dimanche

431 et 451
Conciles œcuméniques d'Éphèse et de Chalcédoine : Jésus Vrai Dieu et vrai homme en une seule personne
Premières Églises séparées ; monophysite et nestorienne

vers 500
Baptême de Clovis roi des Francs : l'Église s'étend vers le nord de l'Europe

527-565
Règne de Justinien à Constantinople : la basilique de Sainte-Sophie et le code de droit romain

553
Deuxième concile de Constantinople (5e œcuménique)

622–632
Naissance de l'Islam en Arabie : les plus anciennes régions chrétiennes (Moyen-Orient, Afrique du Nord) tombent sous la domination arabo-musulmane

681
Troisième concile de Constantinople (6e œcuménique)

711
Conquête de l'Espagne par les Arabo-Berbères musulmans

756
Naissance de l'État pontifical, à l'initiative de Pépin le Bref

787
Septième concile œcuménique de Nicée II (7e œcuménique) : le culte des images est légitime

800
Charlemagne couronné empereur par le pape à Rome

vers 860
Début de l'évangélisation des Slaves

870 et 879
Quatrième et cinquième conciles de Constantinople (8e œcuménique)
Affaire Photius

910
Fondation de l'abbaye de Cluny

963
Fondation du premier monastère du mont Athos au nord de la Grèce

1054
Rupture entre chrétiens latins et chrétiens grecs (orthodoxes)

1059
Concile de Rome : le pape sera désormais élu par les cardinaux

1077
Canossa : l'empereur Henri IV se soumet au pape Grégoire VII

1095-1099
Première croisade

1090-1153
Bernard de Clairvaux

1123
Premier concile du Latran (9e œcuménique) : fin de la querelle des
Investitures

1139
Deuxième concile du Latran (10e œcuménique) : discipline du clergé,
célibat des prêtres

1173
Pierre Valdo (Vaudès) et les pauvres de Lyon

1179
Troisième concile du Latran (11e œcuménique) : règles des nomina-
tions du pape et des évêques

chronologie de l'histoire du christianisme

1181-1226
François d'Assise ou le retour à l'Évangile

1170-1221
Dominique, fondateur des Frères prêcheurs

1215
Quatrième concile du Latran (12e œcuménique) convoqué par le pape Innocent III : administration des diocèses, discipline des sacrements (confession)

1232
Naissance de l'Inquisition pontificale : la papauté prend en charge la répression des hérétiques

1245
Premier concile de Lyon (13e œcuménique) : déposition de l'empereur Frédéric II

1274
Deuxième concile de Lyon (14e œcuménique) : essai de réconciliation entre Église romaine et Église grecque

1300
Première année sainte (Boniface VIII)

1305-1377
La papauté en France en Avignon

1307
Jean de Monte Corvino, franciscain, archevêque de Khanbaliq (Pékin)

1378-1417
Le Grand Schisme, deux puis trois papes
Le concile de Constance (16e œcuménique) rétablit l'unité de l'Église après avoir brûlé Jean Hus (1415)

1439
Concile de Florence (17e œcuménique) : essai de réconciliation entre l'Église romaine et l'Église grecque

chronologie de l'histoire du christianisme

vers 1450
Naissance de l'imprimerie avec la Bible de Gutenberg à Mayence

1453
Prise de Constantinople par les Turcs : fin de l'Empire romain byzantin

1492
Découverte de l'Amérique par Christophe Colomb : début de l'évangélisation mondiale

1511
Éloge de la folie d'Érasme

1512-1517
Cinquième concile du Latran (18e œcuménique) : réforme de l'Église

1517
Protestation de Luther contre les indulgences : point de départ de la Réforme protestante

1530
Confession luthérienne d'Augsbourg

1536
L'Institution chrétienne de Calvin

1534
Henri VIII se proclame chef de l'Église d'Angleterre

1540
Fondation de la Compagnie de Jésus par Ignace de Loyola

1545-1563
Concile de Trente (19e œcuménique) : réforme de l'Église romaine

1555
Paix de religion d'Augsbourg pour les États allemands

1598
Édit de Nantes signé par Henri IV au terme des guerres de religion en France

1608
Fondation de Québec par Champlain et début de l'évangélisation du Canada

1622
À Rome, fondation de la Congrégation de la propagande pour diriger les missions

1633
Condamnation de Galilée qui affirme que la Terre tourne autour du Soleil

1704
Première condamnation officielle des rites chinois et malabars par le pape

1789
Révolution française : conflit entre le nouveau régime politique et l'Église avec essai de « déchristianisation » en 1793–1794

1814–1815
Fin de l'Empire napoléonien ; Restauration de l'ordre ancien

1822
Naissance de l'Association de la propagation de la foi (catholique) et de la Société des missions évangéliques de Paris (protestante) pour la relance de l'évangélisation mondiale

1832–1834
Condamnation de Lamennais (*Paroles d'un croyant*)

1864
Syllabus de Pie IX : condamnation de quatre-vingts erreurs modernes

1854
Définition du dogme de l'Immaculée Conception par Pie IX

1870
Premier concile du Vatican (20ᵉ œcuménique) : définition du dogme de l'infaillibilité pontificale
Fin de l'État pontifical

1891

Encyclique *Rerum novarum* de Léon XIII sur la question sociale

1893

À Chicago, Parlement mondial des religions

1905

En France, séparation des Églises et de l'État

1907

Condamnation du modernisme par le pape Pie X

1910

Conférence missionnaire mondiale protestante d'Édimbourg

1914-1918

Première Guerre mondiale : la haine entre chrétiens plus forte que la foi

1917

Révolution russe : début de la persécution des chrétiens dans le monde communiste

1919

Encyclique *Maximum illud* du pape Benoît XV sur les missions, contre le nationalisme des missionnaires

1926

Consécration d'un évêque indien et de six évêques chinois par le pape Pie XI

1929

Accords du Latran : naissance de la Cité du Vatican

1931

Condamnation du fascisme italien

1937

Condamnation du communisme et du nazisme par le pape Pie XI

Chronologie de l'histoire du christianisme

1939-1945
Seconde Guerre mondiale : génocides (Shoah)
Partage du monde (Yalta, 1945)
Extension de l'emprise communiste sur l'Europe

1948
Fondation du Conseil œcuménique des Églises : étape dans la marche
vers l'unité des chrétiens

1949
Naissance de la République populaire de Chine

1962-1965
Concile de Vatican II (21e œcuménique) convoqué par Jean XXIII,
continué et achevé par Paul VI

1968
Conférence des évêques latino-américains à Medellin : naissance de
la théologie de la libération
Encyclique *Humanae vitae*

1978
Année des trois papes : avènement de Jean-Paul II, le pape des voyages
et des grands rassemblements

1986
Premier rassemblement des religions mondiales à Assise autour de
Jean-Paul II

1989
Chute du mur de Berlin : fin du communisme politique en Europe et
début de la montée des nationalismes, des intégrismes et du libéralisme économique forcené

1992
Conférence des évêques latino-américains à Saint-Domingue pour
le cinquième centenaire de la découverte, conquête, évangélisation
de l'Amérique

2000
Année sainte ou Grand Jubilé

2001
11 septembre : destruction du World Trade Center à New York

2005
Mort du pape Jean-Paul II ; avènement de Benoît XVI

2013
Renonciation de Benoît XVI
Élection du pape François

Bibliographie

Chapitre 1

Guides bibliographiques

D. Moulinet, *Guide bibliographique des sciences religieuses*, Paris, Salvator, 2000, particulièrement p. 163-193.

D. Moulinet, Sources et méthodes en histoire religieuse, Lyon Profac, 2000.

Quelques manuels en un volume

J. Comby, *L'histoire de l'Église*, Paris, Cerf, 2003.

J. Comby, *Deux mille ans d'évangélisation*, Paris-Tournai, Desclée de Brouwer, 1992 et 2008.

J.-B. Duroselle, *Histoire du catholicisme*, (coll. « Que sais-je ? » 365), 8e éd. 1996.

J. Bauberot, *Histoire du protestantisme* (coll. « Que sais-je ? » 427) 5e éd. 1998.

X. de Montclos, *Histoire religieuse de la France* (coll. « Que sais-je ? » 2428), 3e éd. 1997.

P. Christophe, *Deux mille ans d'histoire de l'Église*, Paris, Droguet-Ardant, 2000.

F. Lebrun (dir.), *Les grandes dates du christianisme*, Paris, Larousse, 1989.

Histoires générales du christianisme

R. Aubert, M. D. Knowles et L. J. Rogier (dir.) *Nouvelle Histoire de l'Église*, Paris, Seuil, 1963-1975, 5 vol.

A. Fliche et V. Martin (dir.), *Histoire de l'Église depuis les origines jusqu'à nos jours*, Paris, Bloud et Gay, 1934-1963, inachevée, 20 volumes parus.

J.-M. Mayeur, Ch. et L. Pietri, A. Vauchez et M. Venard, (dir.) *Histoire du christianisme des origines à nos jours*, Paris, Desclée de Brouwer, 1990-2001, 14 vol.

J. Le Goff et R. Rémond, *Histoire de la France religieuse*, 4 volumes, Paris, Seuil, 1988-1992.

B. Sesboüé (dir.). *Histoire des dogmes*, 4 vol. Paris-Tournai, Desclée de Brouwer, 1994-1996.

G. Cholvy et Y.-M. Hilaire, *Histoire religieuse de la France contemporaine (1800-1988)*, 3 vol., Privat, Toulouse, 1985-1988.

G. Cholvy et Y.-M. Hilaire, *Le fait religieux aujourd'hui en France, les trente dernières années (1974-2004)*, Paris, Cerf, 2004.

E.-G. Léonard, *Histoire générale du protestantisme*, 3 vol., PUF, dernière édition 1988.

Histoire des conciles

G. Dumeige (dir.), *Histoire des conciles œcuméniques*, Paris, Éditions de l'Orante, 1962-1981, 2006-2007, 12 vol.

G. Alberigo (éd.), *Les conciles œcuméniques*, tome 1, *L'histoire* ; tome 2, *Les décrets*, Paris, Cerf, 1994, 2 tomes en 3 vol.

Dictionnaires et encyclopédies

Catholicisme, Paris, Letouzey, 1948-2007, 15 vol. + 2 vol. de tables.

Dictionnaire d'archéologie chrétienne et de liturgie (DACL), Paris, Letouzey, 1907–1953, 28 vol.

Dictionnaire d'histoire et de géographie ecclésiastiques (DHGE), Paris, Letouzey, depuis 1912, 26 vol. (lettre L).

Dictionnaire de spiritualité, ascétique et mystique (DS), Paris, Beauchesne, 1932–1994, 20 vol. + 1 vol. de tables, 1996.

Dictionnaire de théologie catholique (DTC), Paris, 1899–1950, 15 vol. + 3 vol. de tables et compléments (1951–1972); un certain nombre d'articles sont périmés.

Ph. Levillain (dir.), *Dictionnaire historique de la papauté*, Paris, Fayard, 1994.

N. Lemaître, M. T. Quinson, V. Sot, *Dictionnaire culturel du christianisme*, Paris, Cerf, Nathan, 1994.

Atlas

F. Van der Meer et C. Mohrmann, *Atlas de l'Antiquité chrétienne*, Paris, Bruxelles, Sequoia, 1960.

H. Jedin, K. S. Latourette et J. Martin, *Atlas d'histoire de l'Église*, Turnhout, Brepols, 1990, 257 cartes commentées.

H. Chadwick et G. R. Evans, *Atlas du christianisme*, Turnhout, Brepols, 1987.

Chapitre 4

Israël Finkelstein et Neil Asher Silberman, *The Bible unearthed*, Free Press, 2001, traduction française *La Bible dévoilée*, coll. « Folio Histoire » 127.

Paul Beauchamp, *L'un et l'autre Testament*, I & II, Paris, Seuil, 1977, 1990.

Paul Beauchamp, *Parler d'Écritures saintes*, Paris, Seuil, 1987.

Paul Beauchamp, *Cinquante portraits bibliques*, Paris, Seuil, 2000.

Philippe LEFEBVRE, *Livres de Samuel et récits de résurrection*, Paris, coll. « Lectio divina » 196, Cerf, 2004.

André WÉNIN, *D'Adam à Abraham ou les errances de l'humain*, Paris, coll. « Lire la Bible » 148, Cerf, 2007.

■ Bibliographie générale

Quelques synthèses en résonance avec le chapitre

Pierre GIBERT, *Petite histoire de l'exégèse biblique*, Paris, coll. « Lire la Bible », Cerf, 1992.

Jean-Michel POFFET, *Les chrétiens et la Bible*, Paris, coll. « Histoire du christianisme », Cerf, 1998.

Robert M. GRANT, *L'interprétation de la Bible, des origines chrétiennes à nos jours*, Paris, Seuil, 1967 (épuisé).

Un ouvrage plus récent offre une magistrale synthèse des travaux et problèmes contemporains, sous la signature d'un philosophe spécialiste d'herméneutique :

Jean GREISCH, *Entendre d'une autre oreille, Les enjeux philosophiques de l'herméneutique biblique*, Paris, Bayard, 2006.

Sous la signature de l'auteur du chapitre, Anne-Marie Pelletier

D'âge en âge les Écritures, La Bible et l'herméneutique contemporaine, Bruxelles, coll. « Le livre et le rouleau » 18, Lessius, 2005.

« Patience du sens. Petit plaidoyer pour une exégèse de la durée », *Mémoires d'Écriture, Hommage à Pierre Gibert*, Philippe Abadie (dir.), Bruxelles, coll. « Le livre et le rouleau » 25, Lessius, 2006.

Lectures bibliques, Paris Nathan Université/Cerf, 1995, nouvelle édition Cerf 2005.

Pour approfondir des points précis

Le Grand Siècle et la Bible, coll. « Bible de tous les temps », volume 6, Beauchesne, Paris, 1989 (voir en particulier la première partie intitulée « Étudier » p. 33-293).

Le Siècle des lumières et la Bible, Paris, coll. « Bible de tous les temps », volume 8, Beauchesne, 1986.

Voir en particulier les parties intitulées « Le livre et sa science », « Le livre et ses sens multiples », « La Bible et ses lectures » et « Quelques lecteurs de la Bible », cette dernière rubrique proposant de bons articles en particulier sur la Bible de Voltaire ou de Kant.

Naissance de la méthode critique, Colloque du centenaire de l'École biblique et archéologique française de Jérusalem, coll. « Patrimoines », Paris, Cerf, 1992.

François LAPLANCHE, *La Bible en France entre mythe et critique*, XVIe-XIXe *siècle*, Paris, Albin Michel, 1994.

François LAPLANCHE, *La crise de l'origine, La science catholique des Évangiles et l'histoire du* XXe *siècle*, Paris, Albin Michel, 1994 et 2006.

Paul RICŒUR, André LACOQUE, *Penser la Bible*, Paris, Seuil, 1998. Lectures croisées et en dialogue de textes bibliques, par un exégète et un philosophe contemporains.

Chapitre 5

PLATON, *La République* (379a), traduction Georges Leroux, Paris, Garnier-Flammarion, p. 154 ; voir note 110, p. 563-564.

Eusèbe DE CÉSARÉE, *Histoire ecclésiastique*, I, 1, 7 ; traduction G. Bardy, « Sources chrétiennes » 31, Paris, Cerf, 1952, p. 5.

ORIGÈNE, *Traité des principes*, traduction H. Crouzel et M. Simonetti, Paris , coll. « Sources chrétiennes » 252 (1978), 254 (1978), 268 (1980) et 269 (1980), Cerf.

Thomas d'Aquin, *Somme théologique*, tr. Les Éditions du Cerf, 4 volumes, 1999.

À titre d'introduction, on peut se reporter à : Jean-Pierre Torrell, *La « Somme » de saint Thomas*, Paris, Cerf, 1998.

P. Colin, *L'audace et le soupçon. La crise du modernisme dans le catholicisme français. 1893-1914*, Paris, Desclée de Brouwer, 1997.

E. Fouilloux, *Une Église en quête de liberté. La pensée catholique française entre modernisme et Vatican II*, Paris, Desclée de Brouwer, 1998.

Histoire du concile Vatican II, sous la direction d'E. Fouilloux, Éditions du Cerf.

Christoph Theobald, *Introduction à Vatican II. L'intégrale*, Paris, Bayard, 2002, en particulier p. XXV.

K. Rahner et H. Vorgrimler, *Petit dictionnaire de théologie catholique*, Seuil, 1970, p. 466-467.

K. Barth, *Introduction à la théologie évangélique*, tr. fr. Ryser, Genève, Labor et Fides, 1962, p. 146.

M. Corbin, *L'inouï de Dieu*, Paris, Desclée de Brouwer, 1981.

K. Rahner, *Traité fondamental de la foi. Introduction au concept de christianisme*, tr. fr. G. Jarczyk, Paris, Le Centurion, 1983, p. 15.

Christoph Theobald, *La révélation*, Paris, coll. « Tout simplement » 31, l'Atelier, 2001, p. 27.

Justin, *Apologie pour les chrétiens*, tr. fr. Ch. Munier, Paris, coll. « Sources chrétiennes » 507, Cerf, 2006.

À Diognète, V, 8 ; tr. H.-I. Marrou, Paris, coll. « Sources chrétiennes » 33bis, Cerf, 1965.

K. Rahner, « Dignité et liberté de l'homme », *Écrits théologiques*, tome 5, Paris, Desclée de Brouwer, 1966, p. 180.

bibliographie

A. Gesché, *Dieu pour penser. L'homme*, Paris, Cerf, 1993, p. 87.

Joseph Moingt, *Dieu qui vient à l'homme*, 3 vol., Paris, Cerf, 2002-2007.

A. Gesché, *Dieu pour penser. III. Dieu*, Paris, Cerf, 1994, p. 58, 77.

K. Rahner, *Dieu Trinité. Fondement transcendant de l'histoire du salut*, Paris, Cerf, 1999, p. 27, 112, 107.

Grégoire de Nysse, *Commentaire du Cantique*, II ; tr. Ch. Bouchet *et al.*, Paris, coll. « Les Pères dans la foi », Migne, 1992, p. 74.

P. Hadot, *Le voile d'Isis*, Paris, Seuil, 2004, p. 142.

I. Barbour, *Nature, Human Nature and God*, Minneapolis, Fortress Press, 2002

A. Gesché, *Dieu pour penser. IV. Le cosmos*, Paris, Cerf, 1994, p. 9, 197.

P. Gisel, *La Création. Essai sur la liberté et la nécessité, l'histoire et la loi, l'homme, le mal et Dieu*, Genève, Labor et Fides, 1987, p. 127.

H. Jonas, *Le concept de Dieu après Auschwitz*, Paris, Payot, 1994.

P. Ricœur, *Le mal : un défi à la philosophie et à la théologie*, Genève, Labor et Fides, 1996.

■ Bibliographie générale

Théologie fondamentale

H. U. von Balthasar, *La gloire et la Croix. Les aspects esthétiques de la Révélation I. Apparition*, Paris, Aubier-Montaigne, 1965.

H. Bouillard, *Vérité du christianisme*, Desclée de Brouwer, Paris, 1989.

J.-B. Metz, *La foi dans l'histoire et la société. Essai de théologie fondamentale pratique*, Paris, Cerf, 1979.

K. Rahner, *Traité fondamental de la foi. Introduction au concept de christianisme*, Paris, Le Centurion, 1983.

E. SCHILLEBEECKX, *L'histoire des hommes, récit de Dieu*, Paris, Cerf, 1992.

B. SESBOÜÉ et Ch. THEOBALD, *Histoire des dogmes. IV. La parole du salut*, Paris, Desclée de Brouwer, 1996.

Ch. THEOBALD, *La révélation*, Paris, coll. « Tout simplement » 31, L'Atelier, 2001.

Trinité

E. JÜNGEL, *Dieu mystère du monde 2 vol.*, Paris, Cerf, 1983.

W. KASPER, *Le Dieu des chrétiens*, Paris, Cerf, 1985.

J. MOINGT, *Dieu qui vient à l'homme (3 vol.)*, Paris, Cerf, 2002-2007.

J. MOLTMANN, *Trinité et Royaume de Dieu*, Paris, Cerf, 1984.

K. RAHNER, *Dieu Trinité. Fondement transcendant de l'histoire du salut*, Paris, Cerf, 1999.

B. SESBOÜÉ et J. WOLINSKI, *Histoire des dogmes. I. Le Dieu du salut*, Paris, Desclée de Brouwer, 1994.

Création et salut

A. GESCHÉ, *Dieu pour penser. IV. Le cosmos*, Paris, Cerf, 1994.

Dieu pour penser. V. La destinée, Paris, Cerf, 1995.

P. GISEL, *La Création. Essai sur la liberté et la nécessité, l'histoire et la loi, l'homme, le mal et Dieu*, Genève, Labor et Fides, 1987.

J. MOLTMANN, *Dieu dans la création. Traité écologique de la création*, Paris, Cerf, 1988.

B. SESBOÜÉ, *Histoire des dogmes. II. L'homme et son salut*, Paris, Desclée de Brouwer, 1995.

bibliographie

Chapitre 6

Chemins de la christologie africaine, nouvelle édition revue et complétée (sous la responsabilité de François Kabasélé, Joseph Doré et René Luneau), Desclée de Brouwer, Paris, 2001.

Jésus et la libération en Amérique latine (collectif), éd. Jacques Van Nieuwenhove, Desclée de Brouwer, Paris, 1986.

Michel FÉDOU, *Regards asiatiques sur le Christ*, Desclée de Brouwer, Paris, 1998.

Adolphe GESCHÉ, *Dieu pour penser. VI. Le Christ*, Cerf, Paris, 2001.

Walter KASPER, *Jésus le Christ*, trad. de l'allemand, Cerf, Paris, 1976.

John P. MEIER, *Un certain Juif, Jésus. Les données de l'histoire*, trad. de l'anglais, t. I, II et III, Cerf, Paris, 2005.

Joseph MOINGT, *L'homme qui venait de Dieu*, Cerf, Paris, 1993.

Charles PERROT, *Jésus et l'histoire*, Desclée de Brouwer, Paris, 1979.

Charles PERROT, *Jésus, Christ et Seigneur des premiers chrétiens*, Desclée de Brouwer, Paris, 1997.

Michel QUESNEL, *Jésus, l'homme et le Fils de Dieu*, Flammarion, Paris, 2004.

Bernard SESBOÜÉ, *Jésus-Christ dans la tradition de l'Église. Pour une actualisation de la christologie de Chalcédoine*, Desclée de Brouwer, Paris, 1982 (2ᵉ éd. 2000).

Chapitre 8

Jean-Marc AVELINE, *L'enjeu christologique en théologie des religions*, Paris, coll. « Cogitatio Fidei » 227, Cerf, 2003.

Geneviève Comeau, *Grâce à l'autre*, Paris, L'Atelier, 2004.

Jacques Dupuis, *Vers une théologie chrétienne du pluralisme religieux*, Paris, coll. « Cogitatio Fidei » 200, Cerf, 1997.

Jacques Dupuis, *La rencontre du christianisme et des religions. De l'affrontement au dialogue*, Paris, Cerf, 2002.

Christian Duquoc, *L'unique Christ. La symphonie différée*, Paris, Cerf, 2002.

Michael Fitzgerald, *Dieu rêve d'unité. Quarante ans de dialogue interreligieux.* Entretiens avec Annie Laurent, Paris, Bayard, 2005.

Claude Geffré, *De Babel à Pentecôte. Essais de théologie interreligieuse*, Paris, coll. « Cogitatio Fidei » 247, Cerf, 2006.

Chapitre 9

Concile œcuménique Vatican II (Constitutions, décrets, déclarations, messages), Le Centurion.
Voir : http://www.vatican.va/archive/hist_councils/ii_vatican_council/index_fr.htm

B. Bobrinskoy, *Le mystère de L'Église*, Cerf, Paris, 2003.
Cours de théologie dogmatique orthodoxe.

L. Bouyer, *L'Église de Dieu*, Cerf, Paris, 1970.
Le meilleur traité en théologie catholique.

H. Danet et C. Royon, *L'Église… tout simplement*, Éditions ouvrières, Paris, 1992. Ouvrage de vulgarisation.

J. Moltmann, *L'Église dans la force de l'Esprit*, tr. fr. Cerf, Paris, 1980.
Un bon exemple de théologie protestante.

M. Vidal, *L'Église peuple de Dieu dans l'histoire des hommes*, Le Centurion, Paris, 1975. Ouvrage de réflexion.

Table des matières

ANNEXES

L'éditeur remercie Catherine Hogenhuis et Claude-Henry du Bord pour leurs conseils précieux et leur soutien lors de la conception de cet ouvrage.

Pascal **BONIFACE**

LE GRAND LIVRE DE LA
GÉOPOLITIQUE

Les relations internationales depuis 1945

Défis | **Conflits** | **Tendances** | **Problématiques**

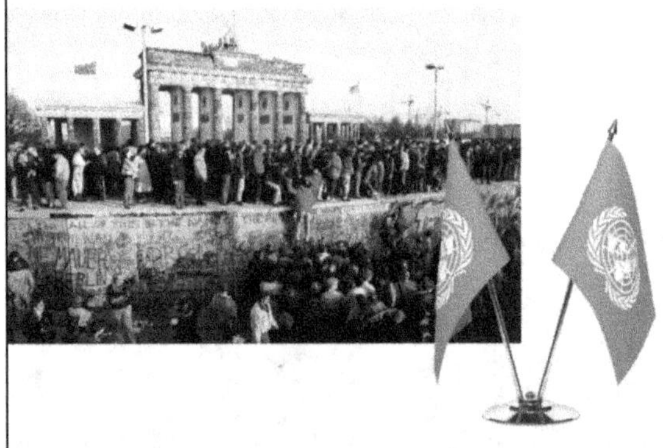
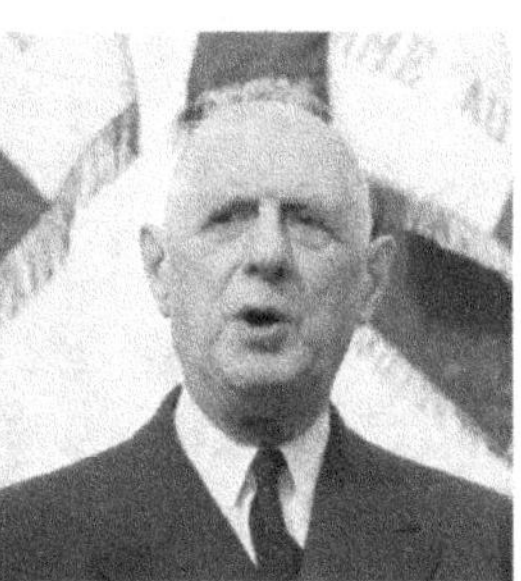
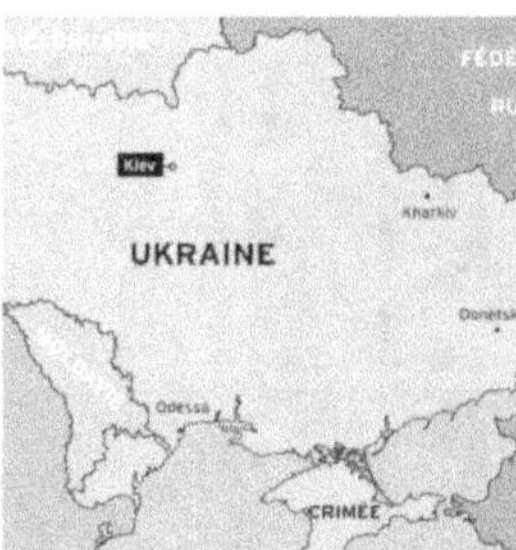

L'essentiel pour savoir, comprendre et réfléchir

EYROLLES

Luc **FRITSCH**

LE GRAND LIVRE DU
THÉÂTRE

Histoire et société | **Genres et institutions** | **Auteurs et comédiens** | **Mise en scène et dramaturgie**

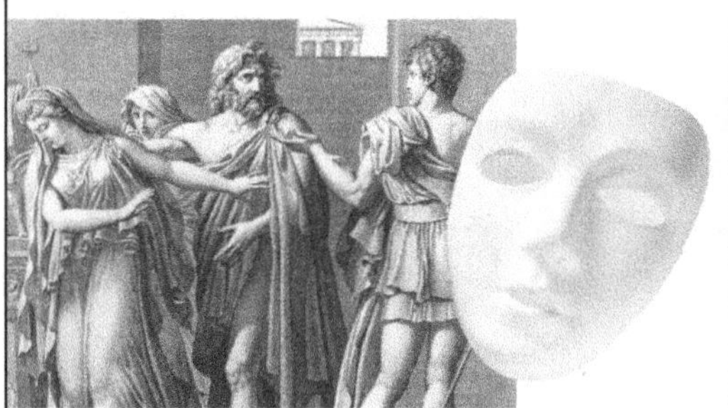
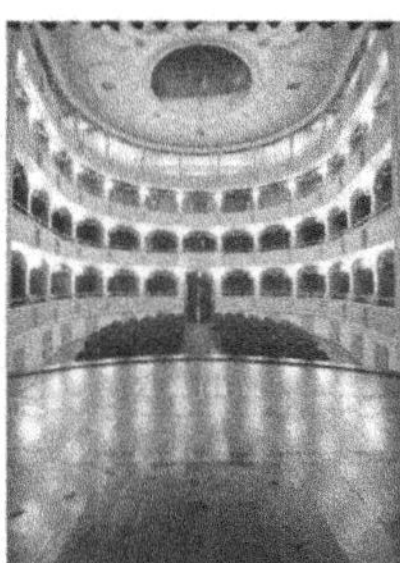
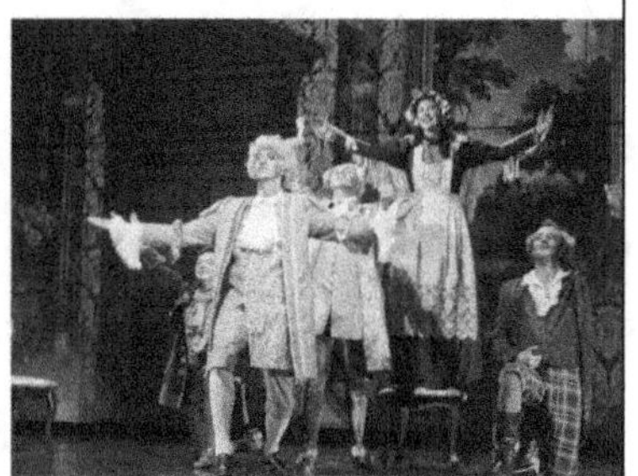

EYROLLES

Dépôt légal : novembre 2014
N° d'éditeur : 5018
Imprimé en Allemagne par BoD